U0882983

Diagnostics and
Therapeutics of
Perthes Disease

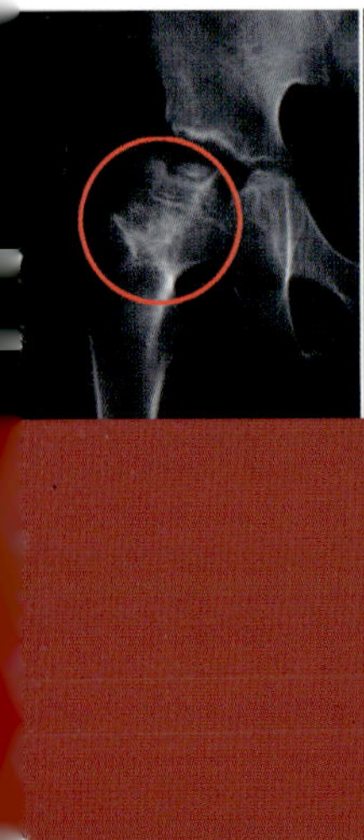

Diagnostics and Therapeutics of Perthes Disease

Diagnostics and Therapeutics of Perthes Disease

Diagnostics and Therapeutics of Perthes Disease

Diagnostics and Therapeutics of Perthes Disease

儿童股骨头缺血性坏死的诊断与治疗

Diagnostics and Therapeutics of Perthes Disease

主编　赵德伟

参编人员

于晓兵　王本杰　田丰德　刘保一　张　耀

杨　磊　郭　林　崔大平　傅维民　颜景涛

主编助理　张　捷

人民卫生出版社

PEOPLE'S MEDICAL PUBLISHING HOUSE

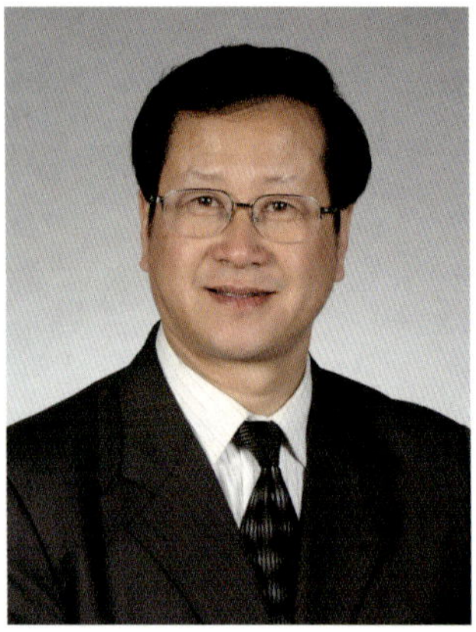

主编简介

赵德伟　第一军医大学医学博士。现任大连大学附属中山医院院长，教授，博士研究生导师。任国际华裔骨科学会理事，华裔骨科学会关节外科分会理事，亚太人工关节协会中国分会理事，国际骨坏死学会亚洲委员，中华骨科分关节学组委员，中国医师协会常务理事，中华医学会辽宁省分会副主任委员，中国康复协会肢残委员会创伤骨科学组副组长。《中华医学杂志》编委、《中华显微外科杂志》、《中国临床解剖学杂志》副主编，《中国骨与关节损伤杂志》、《中国骨肿瘤骨病杂志》副总编。

从事骨科及显微外科工作近30年，主攻研究方向为髋关节疾病的治疗，在股骨头缺血性坏死的治疗方面，以动物实验及解剖学研究为基础，独创了针对成人及儿童股骨头缺血性坏死的系列治疗方法十余种，适用于股骨头缺血性坏死的各期病变，现已治疗病人3000余例，患者遍布全国各地，优良率达90%。系列治疗方法已在全国应用，为完善股骨头缺血性坏死的治疗做出了贡献。曾先后应邀到美国、日本、韩国等地学术交流，受到国际著名专家的广泛关注。在多年临床实践中研制了中成药制剂韦氏活骨I号胶囊，治疗早期股骨头缺血性坏死病变，并配合手术促进晚期病例重建股骨头血运。该成果获国家专利。

主持研究的在研课题“骨髓基质细胞体外修饰关节镜下自体回植治疗股骨头缺血性坏死研究”、

"股骨头再造、关节软骨化生的实验研究及其三维有限元分析"列为国家自然科学基金项目；"SARS治疗后并发股骨头缺血性坏死修复与重建的研究"列为辽宁省科技厅科研计划项目；"纳米人工骨结合自体骨髓基质细胞治疗股骨头缺血性坏死的研究"列为辽宁省科学技术基金项目。

主持研究的主要科研成果"带血管蒂大转子骨瓣治疗股骨头无菌性坏死"、"带血管蒂骨膜、骨瓣和血管束植入修复骨不连骨缺损"、"带血管蒂大转子骨瓣联合髂骨（膜）瓣转移治疗股骨头坏死系列研究"、"血管束植入长段神经损伤修复后的实验和临床研究"、"带血管蒂髂骨和大转子骨瓣逆行转移治疗股骨中下段骨不连的研究"，以及股骨头缺血性坏死的系列研究成果，先后获得省科技进步一等奖两项，二、三等奖两项，中华医学科技进步二等奖一项，市科技进步一等奖两项，二等奖两项，部科技进步三等奖一项，四等奖一项。享受国务院政府特殊津贴。

自1990年以来，在国家级核心期刊发表学术论文120余篇，其中多篇被SCI收录。主编《股骨头缺血性坏死的修复与再造》（第1、2版）、《骨坏死》、《周围神经外科手术图解》、《外科护理》、《骨科进修医师指导手册》；副主编《现代临床实用骨科学》；参编《现代骨科手术学》、《现代显微外科学（增补本）》、《股骨头缺血性坏死诊疗学》、《显微外科进展（第三卷）》、《现代周围神经外科学》、《显微外科学》等专著。

前　言

儿童股骨头缺血性坏死，也称legg–Calve–Perthes综合征，简称Perthes病。是致残率较高的一种自限性骨软骨病。其病因、病理较复杂，确切的发病机制和病理过程仍不明确，但近年来儿童先天性发育缺陷、激素的广泛应用及人们对该病的认识不足等原因，使该病的发病率仍呈逐年上升的趋势。自1910年Legg–Calve–Perthes 等首先报道本病至今已96年，目前采用的治疗方法多种多样，治疗观点也不尽相同。本书的编写介绍了作者从事小儿股骨头缺血性坏死治疗20余年的经验。内容涵盖了儿童股骨头缺血性坏死基础和临床及护理康复的最新研究进展，对儿童股骨头缺血性坏死诊断及治疗极具指导意义，使本病的治疗更加规范化。

本书共九章，首先概述儿童股骨头缺血性坏死的基础与治疗现状。在儿童髋关节的解剖与生理学一章中，我们根据儿童股骨头的发育特点，分不同时期进行介绍，使之更有针对性。在儿童股骨头缺血性坏死的病因学中，我们从局部和全身因素入手，对儿童股骨头缺血性坏死的各种病因进行详尽的阐述和分析。在病理生理学的撰写中，我们结合大量的病理切片资料着重描述儿童股骨头的生理发展变化、骨龄动态变化对股骨头缺血性坏死的意义及本病发生发展过程以及病理分期，并对动物模型的研究进行总结分析。在影像学方面，我们从X线、CT、MRI、DSA及超声检查等入手，其中囊括临床中各种检查手段，对其利弊分别进行分析。同时我们还融会了国内外学者最新研究成果，力争全面系统地为读者呈现股骨头坏死的放射线征象。在诊断与鉴别诊断一章中，我们根据症状体征、结合髓芯活检、骨组织内压测定和髋关节镜检查等进行综合分析，总结了Catterall 四分法、Herring 分型法、Saiter 和Thompson 分型、Stulberg 分类等国内外不同的分型方法，对其优缺点进行详细阐述；并将其与本病易混淆的髋关节短暂性滑膜炎、髋关节结核等疾病分别进行鉴别，以使大家在临床工作中能够熟悉他们之间的鉴别治疗要点。儿童股骨头缺血性坏死的治疗学是本书的核心内容，我们从保守治疗和手术治疗两方面进行阐述，并将目前国内外的最新治疗手段纳入其中，配有手术示意图和病例资料，全面叙述了不同的治疗方法及适应症，给临床医生以丰富的经验参考。在护理与康复学中，我们根据儿童股骨头缺血性坏死的特点，分别介绍了围手术期各项工作和康复要点，极具实用性和指导意义。在本书中还附有5个典型病例介绍，更增加了本书的直观性和科学性。

近年来，儿童股骨头缺血性坏死的基础及临床研究领域知识在不断更新，本书在编写过程中也有失全面之处，恳请广大读者提出宝贵意见。

2009年4月

目　录

第一章 儿童股骨头缺血性坏死的基础和治疗现状

儿童股骨头缺血性坏死是一种自限性疾病，它的特征是股骨头缺血及不同程度骨坏死，而骨的坏死与修复同时进行。1910 年由 Legg（美国），Calvé（法国）和 Perthes（德国）发现并相继报道，故又称 Legg-Calvé-Perthes 病（简称 Perthes 病或 Legg-Perthes 病），是一种儿童期特发的股骨头坏死的病症。

1910 年 Legg 阐述了本病的主要特点：发病年龄为 5 ~ 8 岁、曾有外伤史、无痛性跛行和患肢短缩。Calvé 提出：受累的肢体肌肉萎缩，但无关节肿胀的证据。Perthes 最初认为本病是成人退行性关节病变在青少年的不同改变，但后来定义为：本病是一种自限性、非炎症性疾病，是受累的股骨头骨骺核变性、再生以及修复的过程。

本病的发病率尚不十分清楚，不同学者报道的数据也各异，Moolloy 及 Mac-Mahan 报道为 1/1200，男性 1/740，女性 1/3700，Helbo 报道为 1/2300，大约 80% 病人是在 4 ~ 9 岁年龄段发病。多为单侧发病，双侧病变只占 12% 左右。流行病学资料表明日本、蒙古因纽特人及中欧等国家和地区儿童的发病率明显高于其他国家和地区。而黑色人种儿童又明显的比同地区的白色人种儿童发病率低。

一、病　因

目前病因尚未完全明了，因此治疗上也存在着较大争议。其有关的病因与病理研究颇多，观点也不尽相同。最初 Perthes 认为其基本病理组织学改变是软骨炎，然而其后许多学者并未见到软骨炎。1922 年，Waldenstrom 就首先发现该病坏死股骨头出现的软骨下骨折征，所以许多学者认为外伤是该病的原因，但是 1966 年 Salter 等证明了这种呈新月形的骨折属于病理性骨折，亦即骨坏死在先而骨折在后。而一些学者认为该病与遗传有关，Catterall 在 1971 年则认为该病与体质因素有关。不少学者指出该病合并其他畸形高于正常人群，而且该病身高较之正常者矮小，骨龄发育也延迟。Salter 通过动物模型（幼猪）的实验性研究发现，骨坏死在前，而骨折在后。1973 年 Kemp 在幼犬实验中，用人工方法提高髋关节囊内压阻塞股骨头血管，造成典型的 Perthes 病模型，因此认为髋关节囊内压力增高是其原因。Green 等在 1982 测量股骨上段髓腔内压力及造影研究，发现骨髓腔内存在高压状态，国内刘尚礼、马承宣也有类似报道，但究竟是动脉阻塞或静脉梗阻仍是争论不下，且原因不明。Neveloes(1976)报道 Perthes 病，病儿血中的 IgG 浓度明显升高，Tanakmotokawa 等报道 Perthes 病患儿血浆中生长素介质浓度明显低于同龄儿童，最近国内李旭东等提出儿童股骨头坏死病变组织局部细胞免疫平衡。

近年来，血管栓塞和血液黏度升高被认为是引起该病的潜在因素，Gregosiewicz 等检测早期 Perthes 病患儿血浆，发现 α_1-抗膜蛋白酶明显高于对照组，提示纤维蛋白溶解作用降低，增加了血管内栓塞的危险性，可能诱发本病。Perthes 病与内分泌特别是甲状腺素紊乱的关系研究表明，Perthes 病患儿虽然甲状腺功能正常，但游离甲状腺素和游离三碘甲腺原氨酸(T_3)明显升高，而且股骨头受累程度与血浆游离甲状腺素水平呈正比，但这些改变是引起本病的原因还是后果仍然不明。

Ponsei 用组织化学方法观察骺板和骨骺软骨，发现软骨增厚，骺板结构紊乱，使股骨头骨骺周围血管长入困难，从而诱发或加重缺血。Catterall 等发现患儿健侧髋关节软骨增厚，骺板变薄，细胞不规则，提示 Perthes 病有易感性(表 1-0-1)。

表 1-0-1 与 Legg-Calvé-Perthes 病病因相关因素

蛋白 C 和 S 受累所导致的凝血异常(某些病例血管内凝血块的异常溶解是主要原因)
股骨头血液供应分布情况(血供减少导致多发性梗死和缺血性坏死)
股骨头和股骨颈静脉回流异常
生长发育异常(骨龄与生理年龄延迟、生长激素异常)
外伤，尤其是儿童
多动或注意力缺陷病
遗传倾向
环境因素，尤其是营养问题
滑膜炎后遗症，滑膜炎可能为本病的首发症状

二、发病机制

(一) 外伤引起股骨头动脉缺血

此为传统的看法，但 1974 年 Mckibbin 指出动脉缺血所致股骨头坏死一般在几个月内修复，而本病则需要几年，说明尚有其他因素干扰其修复。刘尚礼利用^{99m}Tc-MDP 动态骨显像表明，患侧股骨头确有轻度动脉供血不全表现，但差异不显著，难以认为动脉缺血为其主要因素，目前尚无肯定证据说明外伤为本病的直接原因。

(二) 填塞学说

Tachajian 用硅胶填塞幼狗髋关节腔复制了股骨头坏死以后，填塞学说为一些作者接受，即一过性滑膜炎引起关节腔内压力增高，阻断了部分股骨头血流，这实际上也是缺血性坏死的原因，但是从一些学者对一过性滑膜炎与 Perthes 病关系的设计，以及 Gershumi 采用血液注入关节腔后未能引起兔的股骨头坏死等，都使这一学说产生疑问。

(三) 股骨头颈静脉回流障碍与骨内压增高

1974 年 Suramo 证实 Legg-Calvé-Perthes 病患者存在着明显的髋静脉回流障碍，1982

年 Green 指出 Legg-Perthes 病股骨颈基部的骨内压潜在性增高，认为静脉回流障碍是股骨头坏死的主要原因。刘尚礼经研究后认为静脉回流障碍与骨内压增高在 Legg-Calvé-Perthes 病股骨头坏死的机制中起着关键作用。

三、病　　理

病理过程包括骨质坏死，继之死骨吸收和新骨形成，以及股骨头重新塑形等一系列病理变化。病理研究揭示 Perthes 病是多次缺血梗死的结果，表现在同一病灶中既有骨坏死又有骨修复。此特点显示它完全不同于其他骨坏死疾患，至今实验研究亦未能制作出如此的动物模型，所以它是一种儿童期特有的独立疾病。病理改变通常分为四期：①初期或滑膜炎阶段；②缺血性坏死期；③碎裂期或恢复期；④愈合期或末期（图 1-0-1）。

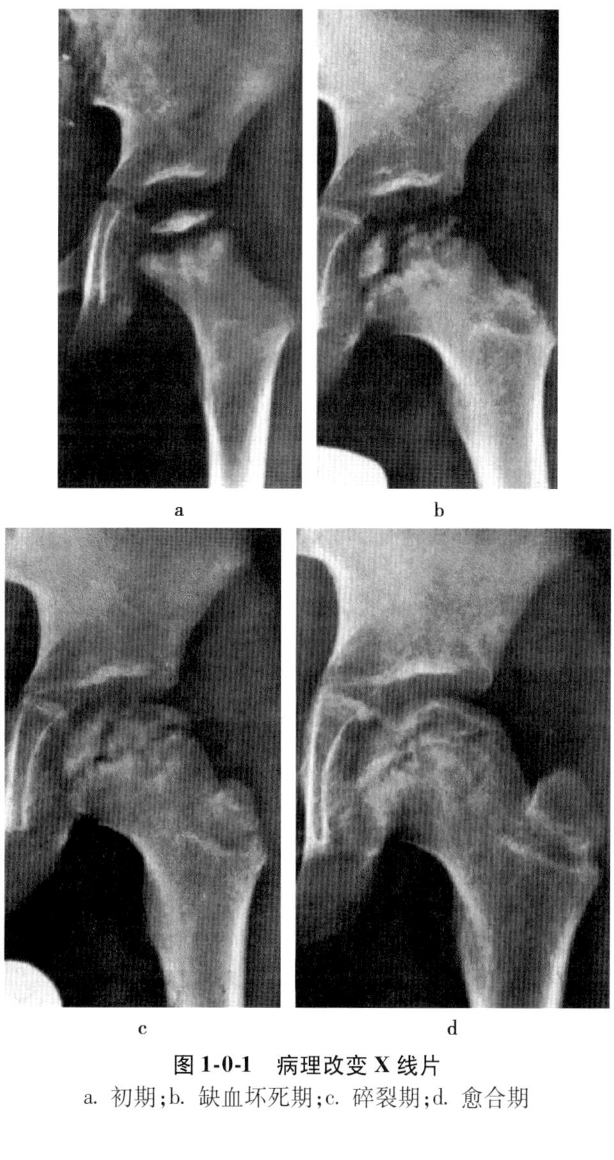

a　　b　　c　　d

图 1-0-1　病理改变 X 线片

a. 初期；b. 缺血坏死期；c. 碎裂期；d. 愈合期

四、动物模型的研究

为了深入研究 Perthes 病，国内外学者曾尝试使用手术切断血供、增高髋关节内压或股骨近端髓内压、微栓栓塞等方法建立动物模型，其中以手术方法成功率较高。被普遍用于制作股骨头缺血性坏死模型的液氮冷冻法和股骨颈截断法，因其致缺血机制与 Perthes 病差距太大未被采用。

Kemp（1973）在幼犬实验中，用人工方法提高髋关节囊内压力，阻碍供应股骨头的血循环，造成典型 Perthes 病的动物模型。也有学者通过向幼犬股骨颈中央注射医用 TH 胶，制作静脉回流受阻导致的 Perthes 病的动物模型。也有学者利用手术切断血供法制作兔 Perthes 病模型。

五、分　　型

文献介绍的儿童股骨头缺血性坏死的分型方法有多种，如 Catterall、Lioyd-Roberts、Salamon、Salter-Thompson 及 Herring 等。分型的目的是为了了解病变程度、选择治疗方法，无论哪种方法都是通过影像学所见来判断股骨头受累的范围及程度，现简要介绍如下。

（一）Catterall 分型

1971 年 Catterall 将 X 线表现和预后结合起来，将 Legg-Calvé-Perthes 病分为四型。

Ⅰ型：正位片显示骨骺呈轻度囊样变，骨骺不塌陷，无死骨形成，无软骨下骨折线，无干骺端变化，侧位 X 线片仅累及骨骺的前面部分（图 1-0-2）。

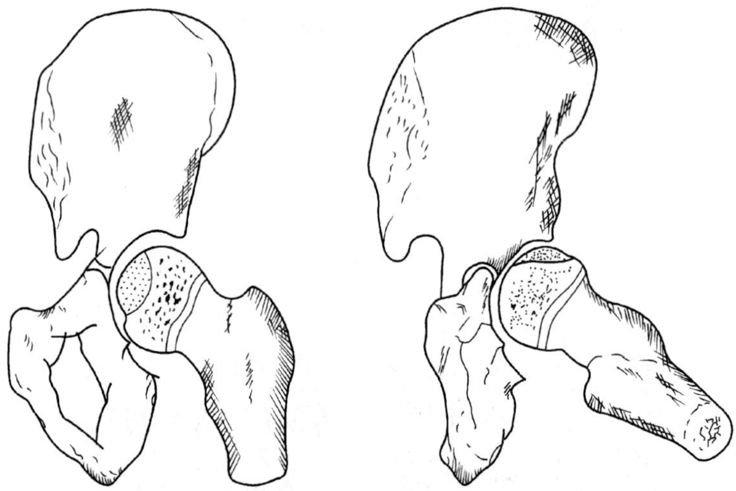

图 1-0-2　Catterall Ⅰ型

Ⅱ型：正位片显示有中央致密椭圆形团块，其内外侧均有存活的骨片，干骺端变化不明显，侧位片骨骺前方的侵袭范围增大，死骨碎片与后方的存活区有一 V 形透亮区相隔（图 1-0-3）。

Ⅲ型：只有骨骺后方和侧方有一小部分无死骨形成，早期可有头内头现象，后期则有中央死骨形成，并伴有内外侧新生骨片，干骺端呈中度或重度变化，股骨颈增宽（图 1-0-4）。

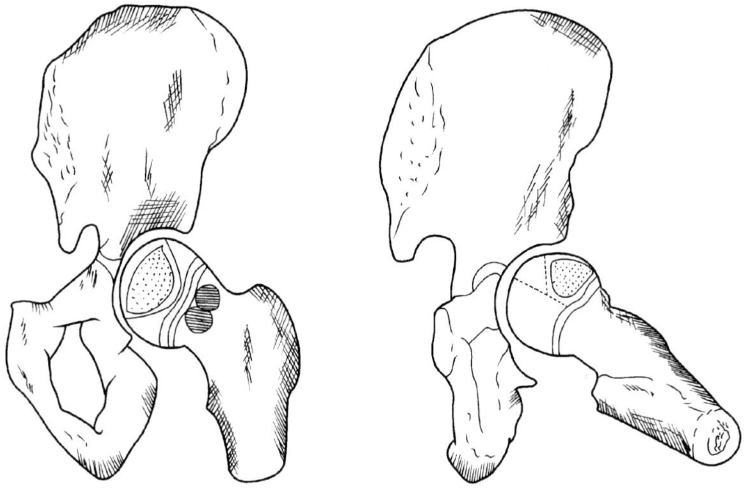

图 1-0-3　Catterall Ⅱ型

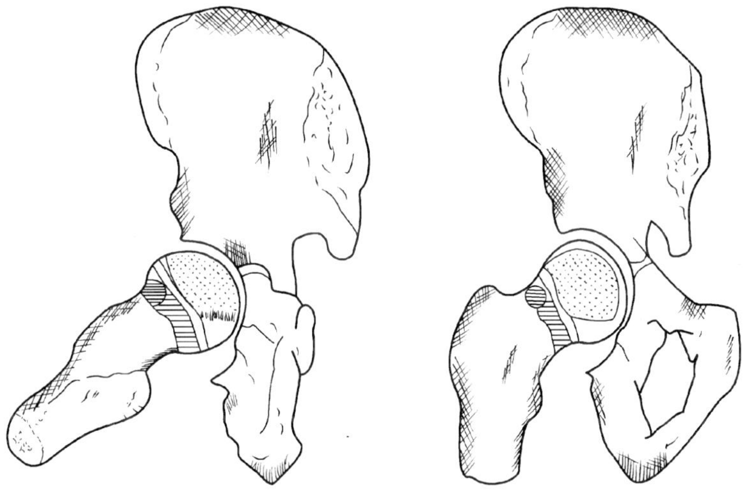

图 1-0-4　Catterall Ⅲ型

Ⅳ型:正位和侧位片均显示整个骨骺被累及,很快出现塌陷,骨骺板和髋臼之间的高度下降,表示股骨头扁平骨骺向前、向后、向侧方突出,呈囊状(图 1-0-5)。

Catterall 认为Ⅰ、Ⅱ型预后良好,不需治疗,Ⅲ、Ⅳ型预后不佳需给予治疗。但这种分型方法有其缺点,Ⅱ、Ⅲ型有时较难区分。

(二) Salter-Thompson 分型

1984 年 Salter 和 Thompson 认为软骨下骨折程度与其后骨吸收范围密切相关,这可帮助早期预测股骨头最终受累程度,软骨下骨折征是发生在 Perthes 病早期的暂时现象,这种 X 线表现可于早期临床症状出现之前发生。Salter 依据软骨下骨折程度提出 Perthes 病分型方法,A 型少于 50% 股骨头受累,B 型大于 50% 股骨头受累,该方法使用简单,可在早期做出分型,指导治疗,缺点是相当部分患儿并无软骨下骨折征,且对 X 线片清晰程度要求较高(图 1-0-6A、B)。

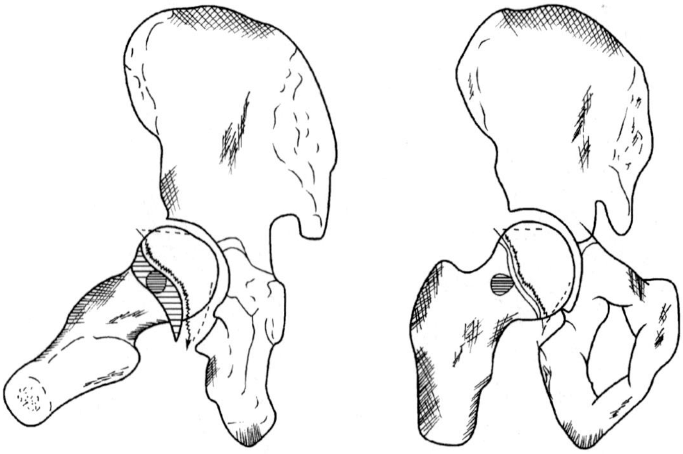

图 1-0-5　Catterall Ⅳ型

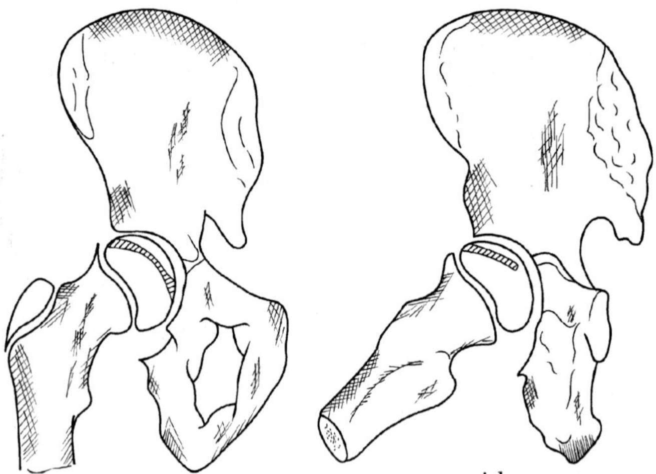

a-p

axial

A

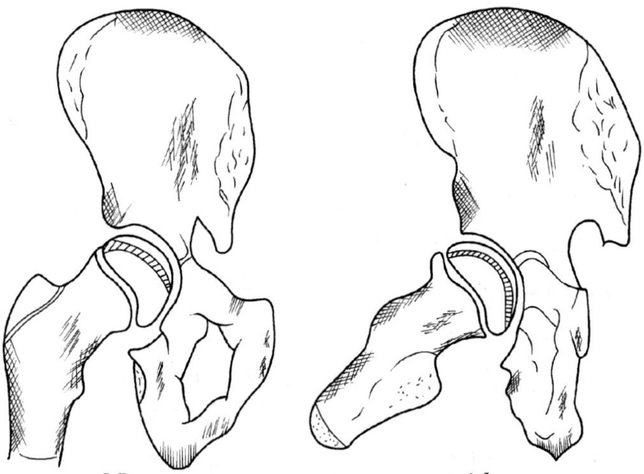

a-p

axial

B

图 1-0-6　Salter-Thompson 分型

（三）Herring 分型

1992 年 Herring 等比较了骨盆正位片中健侧和患侧股骨头骨骺外侧柱的高度提出了外侧柱分型法。

A 型：股骨头外侧部有低密度改变，但高度未丢失（图 1-0-7、8）。

B 型：股骨头外侧部高度丢失不超过原来高度 50%（图 1-0-9、10）。

C 型：股骨头外侧部高度丢失超过原来高度 50%（图 1-0-11、12）。

B/C 型：股骨头外侧部高度丢失虽未超过原高度 50%，但有骨骺内骨化（图 1-0-13）。

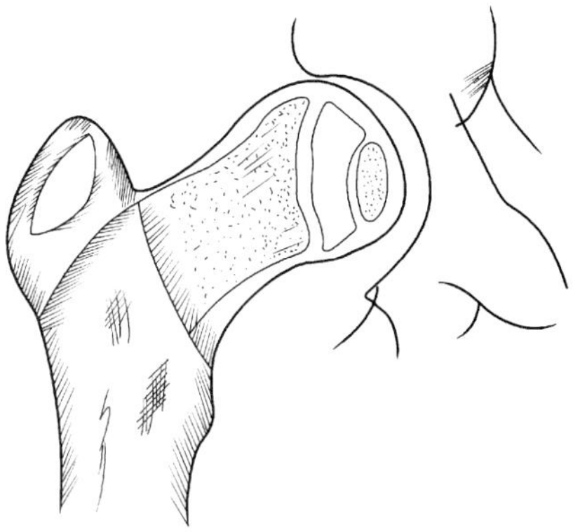

图 1-0-7 Herring A 型示意图

Riterbusch 研究认为外侧柱分型比 Catterall 分型更能预测髋关节的最终结果，国内湛浩强于 1999 年将这两型用统计学方法分析，说明外侧柱分型方法具有很强的可靠性及一致性，而且使用简单方便，能早期作出分型便于治疗，且能对预后作出判断，应在临床上推广。

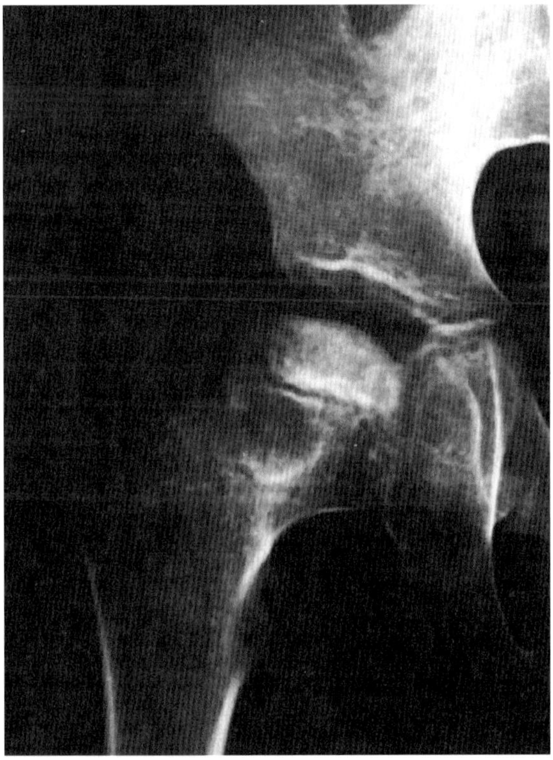

图 1-0-8 Herring A 型

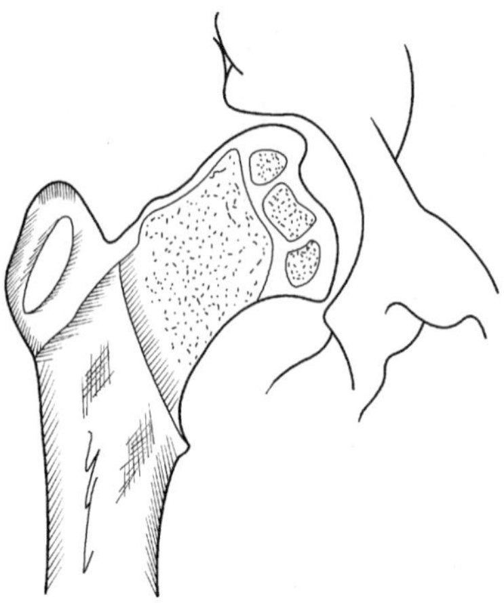

图 1-0-9　Herring B 型示意图

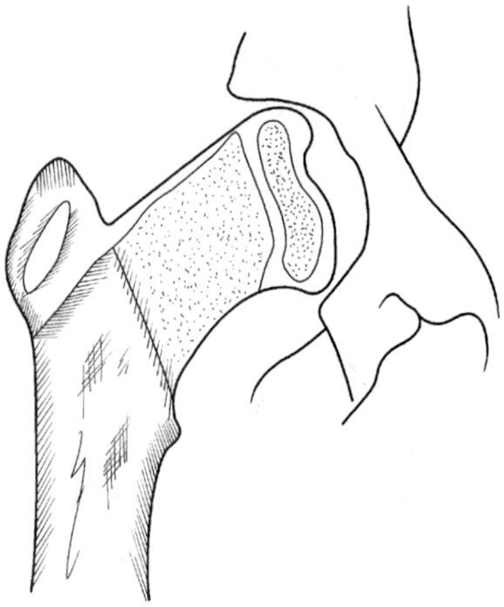

图 1-0-11　Herring C 型示意图

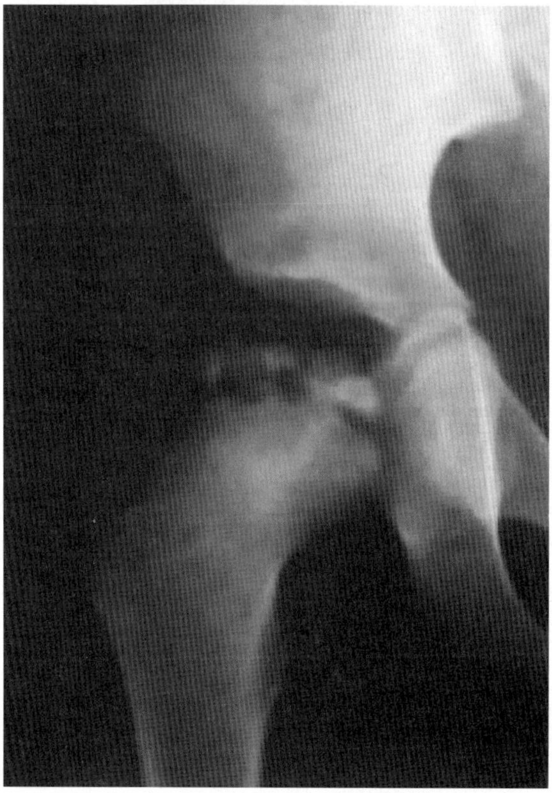

图 1-0-10　Herring B 型

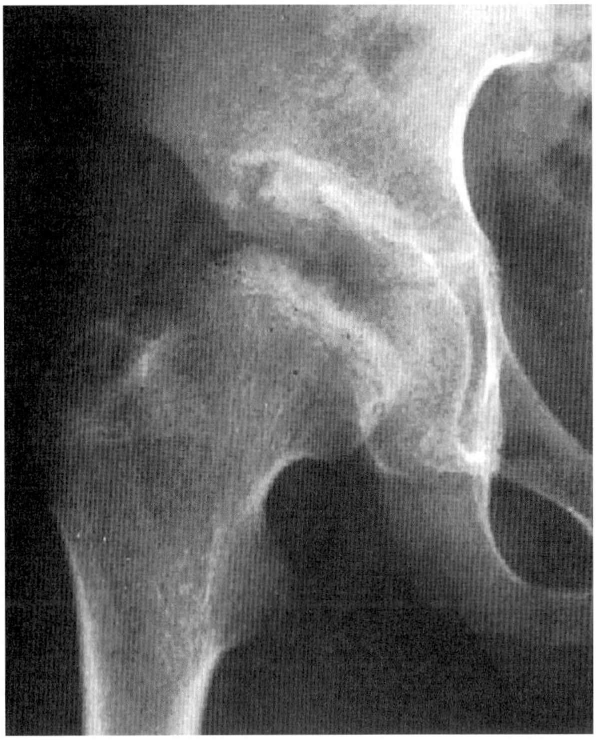

图 1-0-12　Herring C 型

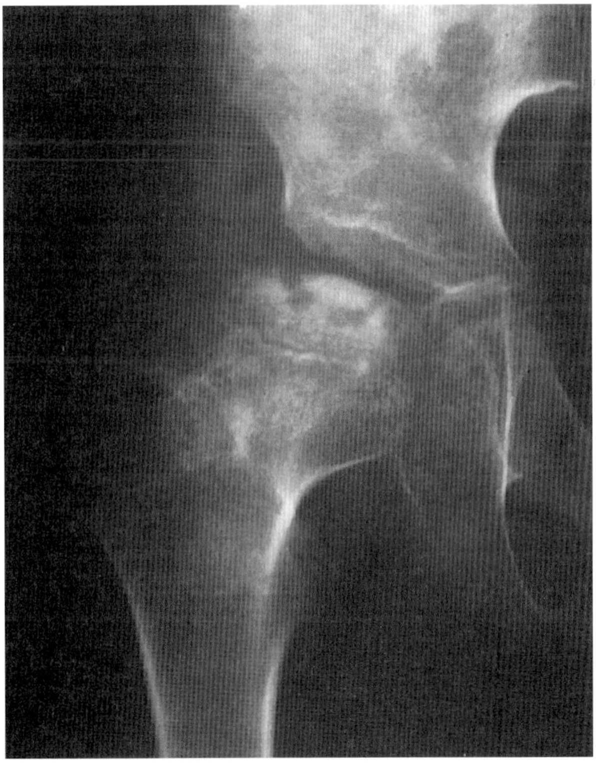

图 1-0-13　Herring B/C 型

六、临床表现

起病隐匿，跛行和患髋疼痛是本病的主要症状。轻度跛行步态，即患儿为缓解疼痛所采取的保护性步态，缩短患肢负重间期。患儿所述的疼痛部位往往在腹股沟区、大腿内侧和膝关节。跑步或行走过多时，可使疼痛加重，休息后明显缓解。

体格检查可发现髋关节多个方向活动均有不同程度的受限，尤其是外展和内旋活动更加明显，而且髋关节活动能诱发疼痛。早期髋关节周围肌肉出现痉挛和轻度萎缩。在滑膜炎阶段，髋关节前方有深压痛，并出现轻度屈曲和外展畸形（表 1-0-2）。

表 1-0-2　Legg-Calvé-Perthes 病临床症状与 X 线关系

分期	临床表现	X 线改变
早始发期	突然加重或减轻，轻微跛行，疼痛间断发作，缓解间隙可持续几周	股骨头密度增加
晚始发期	临床症状加重	
碎裂期	疼痛和跛行加重，受累侧髋关节活动明显受限	股骨头开始塌陷，从髋臼上缘外突
愈合期	疼痛和跛行开始好转，关节活动仍然受限，患儿逐渐恢复正常活动；股骨头完全再骨化时症状消失	股骨头软骨下方新骨形成

七、预　　后

股骨头缺血性坏死主要有两种不良预后：①股骨头畸形；②长期预后不良导致退行性关节炎。Stulberg 和 Sailter 提出影响预后因素。

影响短期预后因素：①发病年龄，发病时年龄越大，预后越差；②股骨头受累程度；③股骨头包容情况；④髋关节功能；⑤性别，女孩发病时预后较差。

影响长期预后因素：①股骨头畸形程度；②发病年龄。因此采取有效措施，防止在骨愈合期产生股骨头畸形是治疗的基本原则。

八、治　　疗

因为 Legg-Calvé-Perthes 病是一种自愈性、自限性疾病，因此正确的治疗方法就是阻止其股骨头畸形和退行性关节炎发生的不良预后。

1994 年 Herring 指出：①发病年龄小于 6 岁的患儿预后良好，无临床及 X 线危象征，股骨头受累轻，则不需治疗，如临床有髋关节刺激症状则给予卧床牵引，口服药物对症处理；②6～9 岁患儿，受累达 Herring B 型或 Catterall Ⅱ、Ⅲ型，应每 3～4 个月随诊，如有进展，则以保守或手术包容治疗；③手术治疗，临床危象征有半脱位，股骨头受累达 Herring C 型，Catterall Ⅳ型，年龄 9 岁以上，应立即予以治疗，包括保守和手术。

目前主要保守疗法都是有一个共同原则，即包容原则，使股骨头在有良好包容情况可以负重治疗，俞国辉用 Petrie 方法做两下肢长腿外展石膏管型取得良好效果，也有人用 Toront 支具、Newinton 支具、Robert 支具，使髋外展 40°～45°，内旋 10°～15°，以获得包容，但这些外固定均较笨重,给行走带来困难。Scottish 支具较好地解决了这个问题,但它没有内旋,不易获得良好包容,Mechan 和 Martorcz 就曾随访过 Catterall Ⅳ型 6 ~7 岁患儿,发现支具治疗与未治疗组无明显差别。

手术方法众多。主要有骨盆截骨、股骨截骨、骨钻孔、开窗植骨、带血管蒂骨(膜)移植、带蒂肌瓣移植、血管束植入、骨内血管移植、滑膜切除、髋周肌肉松解等,1981 年邱建德等提出一种手术方法,即单体滑膜切除术治疗 Legg-Calvé-Perthes 病取得较好疗效,但引起的原因不明,目前认为是由于切除部分滑膜使髋关节腔内压力下降。1982 年李光业等进一步将关节滑膜切除术与股骨颈钻孔减压术结合,以促进新血管再生治疗 Legg-Calvé-Perthes 病。1986 刘正全则将滑膜切除和 Chiari 截骨术合并改善单纯滑膜切除术出现头臼不对称这一主要矛盾,使股骨头更好地得到包容。2003 年赵德伟应用旋股外侧血管升支的髂嵴支和髂前下棘支双骨膜瓣转移治疗 Perthes 病,为股骨头骨骺提供了良好的血运,取得了满意的疗效。

但目前在治疗上仍存在着一些争议,对 Perthes 病的治疗还不够理想,尤其是 Catterall Ⅳ型的病例,无论何种手术方式,患儿成年后将不可避免地出现髋关节的退行性变。因此,多数学者目前倾向于包括手术在内的积极治疗,尽可能地减少晚期临床并发症。

第二章 小儿髋关节的解剖与生理学

髋关节是人体最大的杵臼关节，同时也是人体最深的关节。髋关节主要功能为负重，同时能做一定范围的前屈、后伸、内收、外展、内旋、外旋和环转运动；还可以吸收减轻震荡。其中以负重功能最为重要。

髋关节由坚强而粗大的骨骼组成，髋臼周边有纤维软骨组成的髋臼唇，增大了髋臼的关节面，几乎容纳整个股骨头；股骨头凹处有股骨头韧带与髋臼相连，增加了其稳定性；股骨颈与股骨干成一定角度相连，可以增加髋关节的活动范围；髋关节周围还有致密而坚韧的韧带和强大而丰厚的肌肉覆盖和保护。小儿髋关节中发育不成熟骨骼与成人相比，其结构、功能与代谢均有明显差异，对这些基础理论的了解与掌握，不论在小儿髋关节疾病的诊断、一些病理改变的认识，以及治疗均有重要的指导意义。

第一节　髋关节的结构及发育特点

一、髋骨及髋臼

髋骨属于下肢带骨，由髂骨、坐骨和耻骨三部分构成，三者体部的汇合处共同构成了髋臼（图 2-1-1）。髋骨为扁骨，其发育特殊，分为髂骨、坐骨和耻骨初级骨化中心，于出生时已经完成，三者之间形成 Y 形软骨。此外，在髂骨的髂前下棘和髂嵴不同时间出现次级骨化中心，耻骨联合处及坐骨结节处也在不同时间出现骨化中心（图 2-1-2）。

二、骨骺、骺板分类及结构

（一）骨骺、骺板分类

儿童股骨近端分成 4 个解剖区域，即骨骺、骺板、干骺端及骨干，这 4 个区域基本上来自软骨化骨，随后沿骨干由膜内化骨所补充，随年龄增长而逐渐成熟。骨骺分为压迫性骨

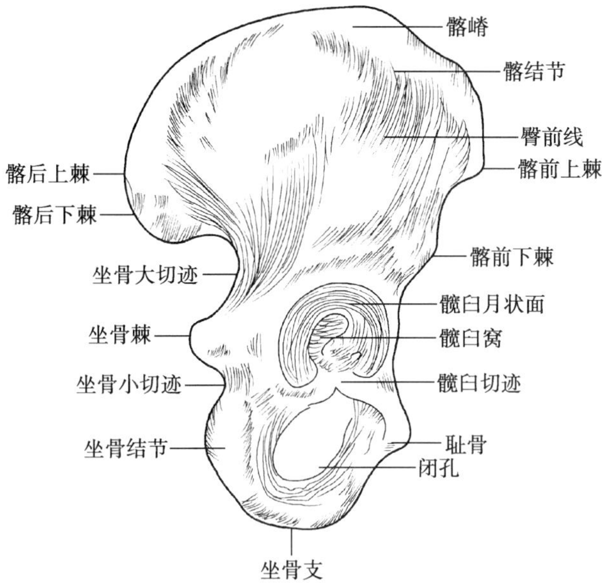

图 2-1-1　髋骨外板示意图

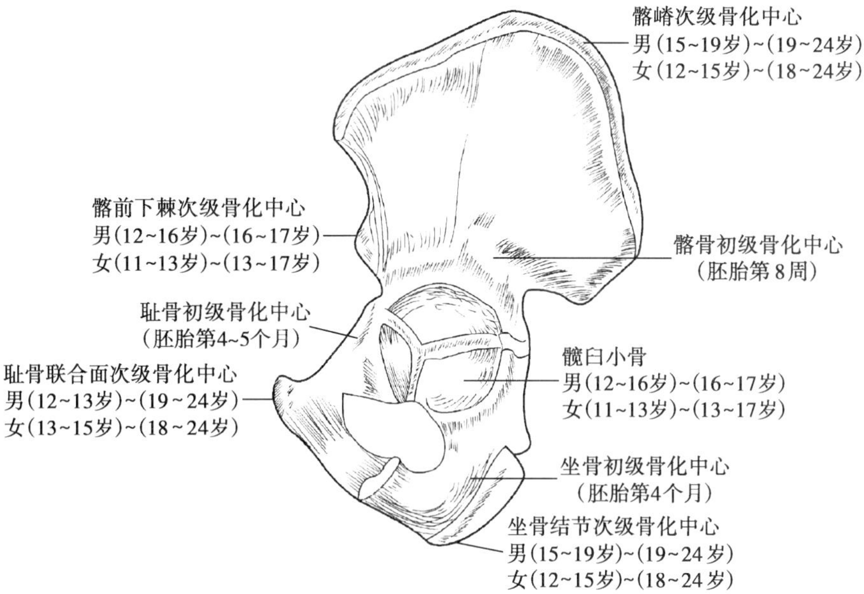

图 2-1-2　髋骨初级骨化中心出现时间及次级骨化中心出现和融合时间

骺和牵拉性骨骺两种，前者其骨化时间为 3 ~7 个月，多数为 6 个月，融合时间为 18 岁；后者位于肌肉的起止点，承担着肌肉的牵拉力，它既不构成关节，也不影响骨的纵轴生长。大转子骨骺骨化的时间为 0 ~7 岁，一般为 3 岁；小转子骨骺骨化的时间 9 ~ 16 岁。它们融合时间为 16 ~ 19 岁。骺板也可以分为盘状骺板和球状骺板，大多数长骨的骺板为盘状骺板，呈盘状结构，介于骨骺和干骺端之间。球状骺板多数在短骨，如掌(跖)骨及指(趾)骨两端各有一个球状骺板，随着生长发育，只有一端保留一个真正骺板，形成盘状；而另一端球状骺板较快被替代，形成球状关节软骨。而髋臼骺板来自髂骨、耻骨和坐骨，呈Y形放射状。

（二）骨骺结构

骨骺位于长骨的两端，呈软骨性结构，这种软骨性结构被称为软骨骺，而后发生骨化中心，每一个软骨骺在特定的时间出现二级骨化中心，并逐渐增大直到骨骼成熟，在骨骺下形成一个软骨下板与干骺端平行，即形成骺板。

在软骨骺透明软骨形成时，关节面软骨与其余透明软骨之间没有明显差别，其功能与其余骨骺不同，透明软骨最后形成关节面软骨，在正常情况下它不具备骨化能力，当成熟时产生一潮线，成为关节软骨与透明软骨的分界线。

组织学观察，于二级骨化中心出现后，其周围可见大量的肥大细胞，发生变性而骨化，其肥大细胞的远端即为增殖细胞及软骨细胞，与骺板的结构相似，也就是软骨化骨的组织学过程。

（三）骺板结构

骺板是出生前后软骨化骨的主要结构，大多数骺板在发育过程中轮廓保持相似，而股骨近端开始近似横行，逐渐变成倒L形。其特点是由骨骺透明软骨快速分化和成熟骨化过程，其功能是产生快速的纵向生长，为了适应生长及生物力学的需要，还形成一小指突状软骨伸向干骺端，称为乳突，乳突的形成增加了骺板抗剪应力的能力，增强了骺板的稳定性，这在哺乳动物中承担奔跑的四肢乳突十分突出，以防外力发生骨骺滑脱。从胚胎早期到骨骼成熟，骺板之间的差别是生长速度和生物力学应力的反应，表现为每一带的细胞数目不同，骺板整个厚度不同和特异性细胞改变，如纤维软骨代替肥大细胞层，这种形态学改变适应于功能的变化。通常将骺板分为3个带（图2-1-3）：①生长带，包括精致细胞和增殖细胞层。这是骨的纵向和横向扩张部位，发生细胞分裂和新细胞形成的部位，细胞静止和分裂自然与血运相关，有周围围绕骺板的特殊区域，该区内含有纤维血管组织，未分化的骨骺和骺板软骨和Lacroix骨环。紧靠着精致细胞层的是活跃的细胞分裂层，好像纵向和横向都有细胞分裂，但以纵向为主，形成最早期的细胞柱的迹象。胶原在静止和分裂层任意散布，其柱状细胞逐渐成纵向排列，该层细胞呈球形或梨形，然后变扁形成柱状排列，不断进行增殖。电镜下软骨细胞内含有丰富的粗面内质网。②软骨成熟带，在这一带内软骨细胞呈肥大变化，最后退化。细胞间质形成增加，这些基质专门与软骨内化骨有关，然后基质发生细胞调节的生化变化，变为易染性，而后钙化，这是骨化的前驱，在这带内的细胞要增大5倍。电镜下肥大细胞上半部细胞结构正常，糖原丰富。而下半部胞质（浆）空泡化，约占胞质的58%，细胞广泛碎裂，全部死亡，软骨细胞中的线粒体可见电子密度颗粒，出现较高浓度的钙，磷X线光谱。③软骨变形带，这是最后的区域，软骨基质必须有足够的钙化，使干骺端的血管能够侵入，这些血管破坏软骨隔，侵入细胞柱，沿原来形成的柱间基质铺下初级骨松质。这种软骨和骨的复合物将被再塑形，为更成熟的二级骨松质所替代，后者不含残余的软骨前驱。肥大细胞和变形区域结构脆弱，骨骺分离时易从此分开。另外，佝偻病时肥大细胞带因基质不能钙化而大为增厚，妨碍了从干骺端的毛细血管侵入，使肥大细胞不能为骨组织所代替，结果肥大细胞不断增加，形成杯口状畸形。

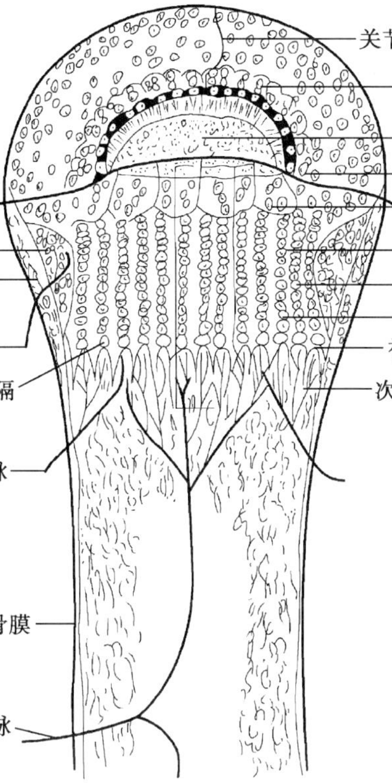

图 2-1-3　骨骺、骺板组织学结构及血供分布

（四）干骺端

是骨干两端不同形状的膨大部分，其主要特征是骨皮质变薄，由初级骨松质和二级骨松质组成的骨小梁增多，广泛的中央和周围再塑形，使初级骨松质向二级骨松质转化，包括溶骨、破骨和成骨过程，该处与其他区域相比，有相当多的骨更新，这种活跃的表现过程为锝 MDP 吸收量增加。骨膜在骨干附着轻松，在干骺端附着越来越牢固，这是骨内外的纤维组织经窗孔保持连续的缘故，显著地增加了生物力学强度。骨膜紧密附着于骺板周围与 Ranvier 区相融合，并与骨骺软骨膜相融合，干骺端骨皮质延伸到骺板，延伸下去成为 Lacroix 软骨膜环。

（五）骨干

出生时骨干主要由胎儿的编织骨组成，其特征是没有骨单位（Haversian system，又称哈弗斯系统）。此期特征是由骨外膜调节的膜内贴附骨的形成和骨内膜的再塑形同时存在。成熟板层骨以内在的，且不断再塑形的骨单位模式不断占优势，这种早期骨血管丰富，产生更多的细胞间基质，以减少横断面的多孔性，并逐渐提高其硬度。其骨膜较厚，血管丰富，松软的干骺端和骨干是肌肉的起止点，它并不是附着于骨干上而是骨膜上，使骨与肌肉的生长互相协调，注意由于肌肉的牵拉力造成该处的不规则骨化，不要误认为肿瘤或创伤性反应。

总之，小儿骨骼除了具有骨骺、骺板的特殊结构外，骨组织正由胚胎骨向成熟骨转化，表现为有机成分及水分多，虽然骨骼纤细但韧性较大，加上骨膜较厚，血运丰富，故外伤后可发生青枝骨折、骨膜内骨折及骨骺损伤的特有的损伤类型。同时小儿骨骼修复及塑形能力强，年龄越小这种能力越强。

三、股骨近端骨骺、骺板结构与发育

股骨近端骨骺、骺板结构与发育是研究髋关节发育的重要组成部分之一，对其相关知识的了解与掌握，既能对髋关节的发育变化有所认识，也是儿童髋关节疾病中股骨头病变的病理基础。

（一）股骨近端骨骺及骺板

出生后股骨头骨骺为软骨构成，其骺板呈一倒弧形，随着生长发育相应发生改变，于6个月出现骨化中心，随着骨化中心的逐渐长大，股骨近端骺板逐渐向倒L形转变，一般在2岁前后骺板分布逐渐成熟。然后随年龄增长逐渐长大，它在股骨颈增宽发挥作用。大转子骨骺系牵拉性骨骺，其生长维持大转子发育。

（二）股骨头的发育

股骨头随生长发育其大小和形态均有明显的变化，在胚胎16周股骨头直径约4～5 mm，胚胎28周约9～10 mm，在新生儿时约为12～13 mm。通过测量股骨头直径和股骨头高，算出股骨头球形指数，即B/A×100，以表示股骨头形态变化，在胚胎期几乎为球形，其球形指数为80%左右，随着发育逐渐变为椭圆形，至出生时接近半球形，以后逐渐恢复，但始终未恢复到球形外观。

（三）股骨距的发育

由于骺板中央部生长快，内侧部次之，而外侧最慢，以及髋部压应力和张应力的分布不均，导致了股骨上端内部结构的不同变化，结果产生了股骨距，股骨距在1岁持重后开始发育，随着年龄的增长，使股骨上端应力增大以及多块附着肌肉的牵拉，逐步导致大、小骨骺的产生，使股骨上端结构随应力而变化，外侧皮质变薄，内侧骨板密度堆积，股骨距随发育而成熟。股骨距位于股骨颈内后方，向外放射达臀肌粗隆，加强了股骨干骺端承受应力的能力，从顶面观与髋关节外旋肌的方向基本一致，也与髂腰肌和臀大肌的合力方向大体一致，具有对抗上述肌肉施加于股骨上端的应力作用，一般在髋关节正位片不能显示股骨距，当股骨外旋30°时，则股骨距可清晰看到。

（四）颈干角发育变化

颈干角是股骨颈与股骨干所形成的角度，颈干角成年人为110°～140°，平均127°，大于此角称为髋外翻，小于此角称为髋内翻。一般新生儿期颈干角较大，平均为129°，随着生长发育股骨颈干角逐渐变小。随着颈干角的变化，股骨近端骺板也随着向内倾斜。新生儿为0°，5岁为15°，到10岁则为25°，可见该处骺板发育部平衡，中间最快，内侧次之，外侧最慢。

（五）前倾角的发育变化

前倾角是股骨颈纵轴与股骨髁连线所形成的角，出生时约为25°～30°，随着年龄增长前倾角逐步减小，大约每增长1岁，减小1°，于15岁时接近成人水平，约为12°～15°（图2-1-4）。女性前倾角普遍大于男性，也是女性高发髋脱位的原因之一，左侧前倾角一

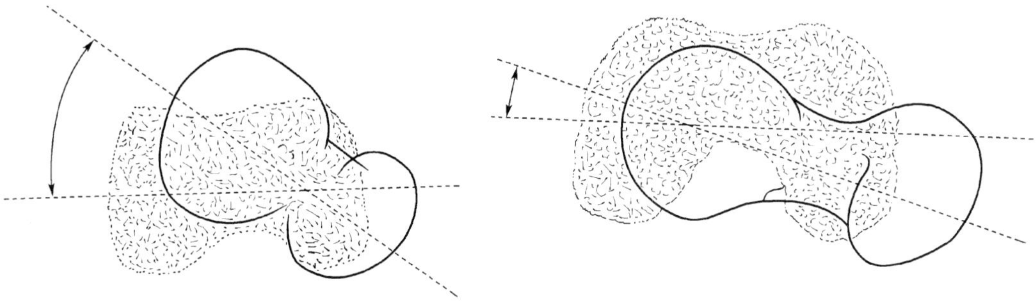

图 2-1-4 前倾角的发育变化

般大于右侧 1.2~2.0 倍。当前倾角过大,为了稳定髋关节,股骨处于内旋位,表现为内八字步态;相反前倾角过小,股骨处于外旋位,表现为外八字步态。

四、髋臼骨骺、骺板结构与发育

(一) 髋骨的生长发育

髋骨有 3 个初级骨化中心,髂骨体原发骨化中心在坐骨大切迹前方,出现于胚胎 8~9 周。坐骨体骨化中心出现在胚胎 4 周,耻骨支骨化中心出现于胚胎 8~12 周。在髂嵴、髂前上棘、耻骨联合、坐骨结节、髋臼的 Y 形软骨部均有单独的次发骨化中心,于 12~19 岁发生,坐骨与耻骨下支多在 14~16 岁骨性愈合。到 20~25 岁时所有骨化中心均愈合,当然其中男女有些差异,女性 11~13 岁,男性 16~17 岁。髂嵴次级骨化中心在 16 岁时出现,22 岁愈合。坐骨次级骨化中心在 16 岁时出现,22 岁愈合。坐骨次级骨化中心15~19 岁骨化,18~25 岁愈合。耻骨联合初级骨化中心 15 岁出现,20 岁愈合。

(二) 髋臼骨骺,骺板结构及其发育

髋臼出生时为一软骨环,由髂骨、耻骨和坐骨所构成,中间由 3 个放射状软骨板构成,形成 Y 形骺软骨板,次级骨化中心位于每支纵轴的中央区,其两侧为骺板,即所谓双极性骺板。在髋臼表面软骨内有一半球形骺板,与 Y 形软骨共同发育生长(图 2-1-5)。一般在青春期左右 Y 形软骨才出现次级骨化中心,经过较短的时间发生骨化,使髂、耻、坐三

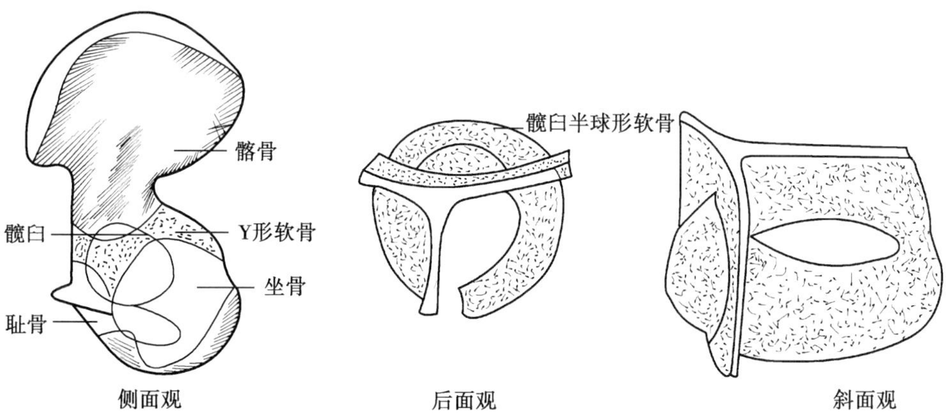

图 2-1-5 髋臼 Y 形软骨与半球形软骨示意图

骨融合，Y 形软骨消失，它们闭合的顺序是前上支骨化闭合，即髂耻骨愈合，相继后上支即髂坐骨愈合和前下支即耻坐骨愈合。在髋臼软骨的边缘可见较浅的 Ranvier 沟，在干骺端可见大量的新骨形成，该软骨化骨环绕着髋臼腔，使髋臼趋于缩小，与股骨头发育相协调，形成臼状结构。

在发育性髋脱位治疗的过程中，发现股骨头发育较髋臼发育快，一般股骨头骨骺小者，多在一年左右发育成正常大小，而髋臼发育多在 6 ~ 8 岁时达到正常发育状态。

（三）影响髋臼发育的因素

髋臼与股骨头同心，呈现一个正常头臼之间的生物力学刺激，是髋关节发育的基本条件，称为 Harris 定律。在髋脱位的治疗中，发现脱位后股骨头及髋臼发育缓慢，且病变速度与年龄成正比，年龄越大病理改变越重。随着复位，恢复了同心关系，随时间的推移发育程度越来越好，这已为大量事实所证明。髋臼软骨及其外缘次级骨化中心的发育对髋臼深度和臼形发育具有重要作用，如果遭到损伤会引起髋臼顶发育障碍，髋臼变浅，股骨头半脱位，如治疗髋脱位的沙氏手术就可能引起这样的后果。髋臼缘上方骨膜受到损害也可造成髋臼的发育障碍，该处在 Y 形软骨闭合后决定了髋臼形态及髋臼包容情况。总之，对髋臼的各部分骨骺、骺板加以保护，是维持髋臼正常发育的关键。

第二节　发育期髋关节血液供应

一、股骨头不同发育阶段的血供变化

（1）出生时　血管至股骨头的外侧，水平方向朝内，其他至股骨干，有时可见到头凹动脉。由干骺端来的动脉有 10 ~ 15 条，纵行向上越过骺板，形成下干骺动脉及外侧骨骺动脉。这些动脉最后分为许多放射状毛细血管前小动脉及毛细血管，以后再聚集为一条单一的大静脉，与动脉伴行（图 2-2-1）。

（2）幼儿期　股骨头及骨骺的血供，一部分来自干骺动脉，越过骺软骨板处，外侧骨骺动脉起主要供应作用。此时头凹动脉并不参与股骨头的血供。

（3）学龄前期（4 ~ 7 岁）　来自干骺动脉的血供减少，甚至完全不供应，因其被骺软骨板所阻。此时外侧骨骺动脉为唯一来源。

（4）学龄期（7 ~ 10 岁）　头凹动脉伸入到股骨头骨骺，与外侧骨骺动脉相吻合供应股骨头血运，干骺动脉仍不供应。

（5）青春期（10 ~ 17 岁）　17 岁左右，骨骺愈合，此时股骨头及颈即具有成人三组血供来源。

二、出生至股骨头骨骺骨化的血管发育变化

软骨骨骺内血液供应是由一种特殊结构，称为软骨管来实现的，分布在整个骨骺软骨内，并向骺板的增殖层发出分支，这种管道系统包括动脉和静脉，均为动脉的终末端，血管间无骨骺内吻合。随骨骺软骨骨化以及骨化中心的逐渐扩大，骨骺血循环开始发生变化，一般有数支软骨管参与骨化中心的扩大，原来的终末动脉管道系统间产生吻合，当二级骨化中心扩大到形成软骨下骨板时，小血管就穿透此骨板以供应骺板增殖层，形成终末动

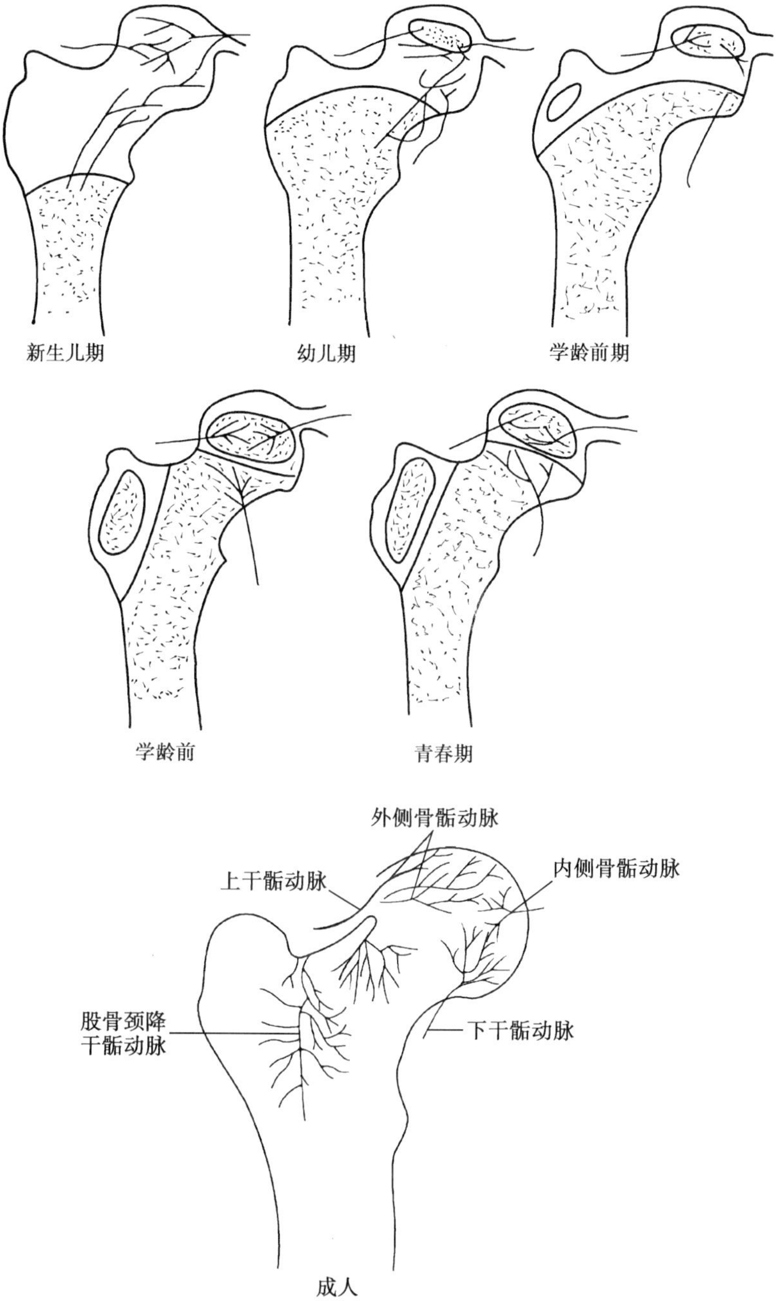

图 2-2-1　股骨头、颈生长发育期及成人的血供

脉，软骨管即完成它的使命。

股骨头骨骺一般生后 6 个月内出现骨化，在骨化前骨骺软骨管丰富，此期间软骨骨骺不能耐受机械性压力，所以在发育性髋脱位手法复位后股骨头缺血性坏死的发生率很高，重度股骨头坏死也很多见。另外，细菌入血患败血症时，也极易停留在软骨内，且由于血运屏障的形成，不蔓延至骨干，导致骨骺发生化脓性炎症，不仅严重影响股骨头发育，且常常发生股骨头骨骺破坏，造成股骨头缺如，导致终身残疾，这是十分严重的后遗症，应引起临床高度重视。

三、股骨头骨骺骨化后的血管发育变化

在小儿髋关节发育过程中股骨头血供会发生一系列变化。在新生儿期主要来自骨骺外动脉,以后干骺端下动脉不断发育,成为股骨头的主要血供血管。至4岁左右股骨头来源于干骺端下动脉的血供减少甚至停止,骺外动脉又成为股骨头的重要血供来源。圆韧带动脉供应股骨头的血供存在着变化,在4~7岁期间圆韧带动脉已经基本不再进入股骨头骨骺,直到8岁时圆韧带又重新恢复对股骨头的血供(图2-2-2),在此期间股骨头骨骺血供是相对贫弱时期,若受到某些内外因素的影响,就易发生Legg-Perthes病。8~10岁股骨头圆韧带动脉又重新深入股骨头骨骺,并与骨骺外动脉广泛吻合,此期干骺端血管不参与股骨头血供。11~18岁股骨头血供发育接近成人。

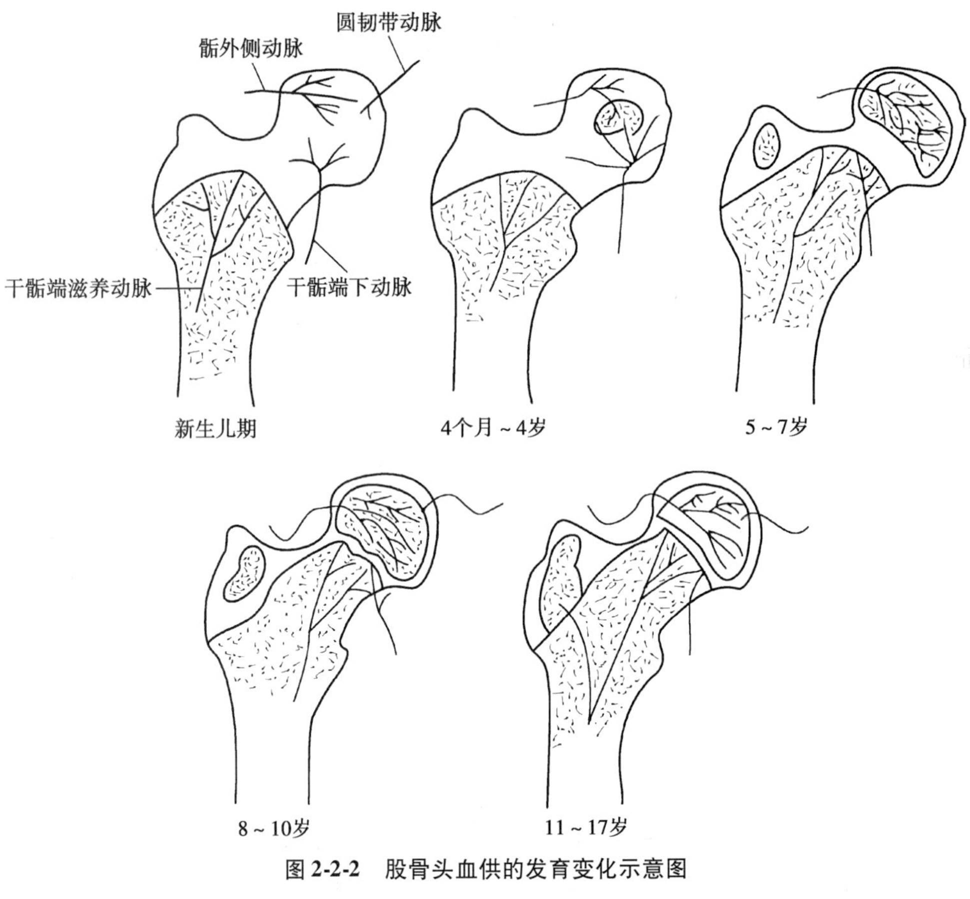

图2-2-2 股骨头血供的发育变化示意图

成人股骨头血供来自囊外动脉环发出的颈升动脉和圆韧带动脉。囊外动脉环由旋股内、外动脉围绕股骨颈基底形成。旋股内动脉构成环的前部。囊外动脉环发出前、后、内侧和外侧四群动脉,前颈升动脉来自旋股外侧动脉,其余三群发自旋股内侧动脉,在股骨头关节软骨缘的滑膜下,四群颈升动脉吻合形成囊内动脉环。股骨颈囊外动脉环主要由旋股内、外侧动脉构成;由股骨颈表面囊外动脉环分支——颈升动脉发出

干骺动脉及骨骺动脉。

四、头凹动脉

头凹动脉亦称股骨头韧带动脉。发自闭孔动脉或旋股内侧动脉，或同时起自二者，在髋臼横韧带下沿股骨头韧带至股骨头。股骨头韧带内均有头凹动脉，但大小不同。

儿童头凹动脉不进入骨松质，仅分布于头凹表面，经毛细血管与头凹静脉相吻合，而不进入股骨头内，对股骨头营养无价值。有人认为头凹动脉对股骨头营养起重要作用。Mazzarela 认为，新生儿的股骨头为头凹动脉所营养，2 岁后尚为关节囊动脉支所供应。Schmorl 认为，早在 2 岁，头凹动脉因血管壁部分增殖、肿胀及萎缩而开始闭塞，此为生理性闭塞。2 岁以后，由头凹动脉进入股骨头的血液持续减少。但在 2 岁以前对生长的股骨头血供具有重要性。Langer 亦认为血管经股骨头韧带进入发育的股骨头，对骨化中心有重要性。Walmsley 观察 100 例股骨头韧带，无一例有较大的血管，此动脉并不供应骨化中心。大部分头凹的小孔为进入头凹软骨的韧带纤维孔道，而非血管开口。

Trueta 认为，在供应股骨头三组动脉中，从出生到 3 ~ 4 岁，股骨头韧带动脉不参与股骨头的营养。4 岁后干骺血管减少，最后消失，而股骨头韧带动脉亦尚未参与，唯一血供为外侧骨骺动脉。8 ~ 9 岁时，股骨头韧带动脉参与供应，但干骺的血流仍被阻止。最后，在青春期，干骺动脉活跃，骺板愈合，具有成人的血供。

在成人，Nussbaum 发现，股骨头韧带中有血管，但甚少参与股骨头的血供。Chandler 发现股骨头韧带中均有血管，其中 75% 有头凹动脉，在成人该动脉直径为 0.2 ~ 1.5 mm，其余者很小，硬化或不显著。股骨头韧带内的血管与股骨头的血管相吻合。Nordenson 发现正常股骨头韧带内 70.5% 有相当大小的血管，其余 29.5% 动脉很小，或不进入头内，股骨头韧带动脉随着年龄增加而硬化，闭塞的机会也增加。

五、支持带动脉

支持带动脉亦称滑膜下动脉、颈升动脉、关节囊动脉、干骺动脉等，名称尚不统一，采用支持带动脉一词以示与关节内股骨颈滑膜支持带有关。

支持带动脉在靠近骨骺处进入股骨颈，为股骨头血供的主要来源。旋股外侧和旋股内侧动脉在转子间的关节囊附着处之外的股骨颈基底部形成动脉环。从这个动脉环沿股骨颈部向内上方向分出前、后、后上、后下四组血管束。一般成组排列，很少分散分布。此即称前支持带动脉、后支持带动脉。常将后、后上组合称后上支持带动脉。这些血管束穿过关节囊在股骨颈的附着部，走行于股骨颈滑膜褶皱深部、滑膜下，与支持带相贴近。一部分进入股骨颈的滋养孔与颈内动脉相吻合。多数从股骨头的软骨缘滋养孔进入股骨头。这些血管仅穿过关节囊韧带，并不营养关节囊韧带。

后上、后下支持带动脉为旋股内侧动脉的分支。沿股骨颈后侧上下缘行走。从内侧向外看，后上组血管位于 11 ~ 12 点之间；后下组血管位于 5 ~ 7 点之间。一般走行于股骨颈的后面，偶尔可到前面。这两组动脉大小较恒定。后上组血管较大，偶尔为骨骺或股骨头的唯一供血来源。

前支持带动脉为旋股外侧动脉的分支，较细小，不恒定。进入股骨头的分支也少且小。

后上支持带动脉分支特别多，在股骨颈中部的分支活动性很大，而在接近股骨头软骨缘处比较固定。它们不穿过骺软骨，但越过骺板周边朝向股骨头中心。进入股骨头后，各动脉之间相互吻合，包括与滋养动脉和头凹动脉均有吻合。

一般认为：旋股内侧动脉所发出的后上、后下支持带动脉为股骨头供血的主要来源。它们由关节软骨边缘进入股骨头内。在儿童时，这些动脉分支向内侧行走在骺板周边上，以后急骤成角，抵达股骨头骨化中心。

Nussbaum 发现后上支持带动脉有 2～5 条分支进入股骨头，供应股骨头上 2/3 的区域。而后下支持带动脉仅有 1～2 条分支进入股骨头内，供应股骨头下 1/3 的区域。一般后上组较后下组支持带动脉血管为大。旋股外侧动脉来的前支持带动脉有分支供应股骨颈的前侧。有一小支进入股骨头，故供血不占重要位置。

六、股骨颈的血供

1. 上组动脉　上组动脉起源于旋股内侧动脉或关节囊外动脉环。经股骨颈上缘进入关节囊附着处，由 3～4 条动脉分支直接向内，走行于覆盖股骨颈上缘的关节滑膜深面。沿股骨颈上行抵达股骨头软骨边缘时，进入股骨头内，供应股骨头的 2/3 或 3/4 区域。此即 Trueta 所称的外侧骨骺动脉。是股骨头颈所有血管中最重要的动脉。上组动脉之间在靠近起始处，关节内外吻合支多且规则。行程中进入股骨颈骨质内，有分支可向外下达股骨干；向内侧的分支在颈中部向各方向发出分支，终支可远到股骨颈下缘骨皮质。

2. 下组动脉　下组动脉亦起源于旋股内侧动脉，沿关节囊附着处走行，有 2～4 条分支向内进入关节囊，位于关节滑膜皱襞与骨之间。此组又可分为外下、内下两群。外下群由 2～3 条小支形成，由关节囊皱襞起始处进入股骨颈下部极厚且坚强的骨皮质内，营养该部并与上组动脉终支相吻合。内下群进入关节囊，行于滑膜下直达股骨头关节软骨缘进入股骨头颈交界处，立即分出许多终支，一部分向内上供应股骨头下 1/3 或 1/4 区域；另一部分向内供应股骨颈的内下部并与其他动脉分支相吻合。

3. 颈前、后组动脉　颈前组动脉起于旋股外侧动脉，颈后组动脉起于旋股内侧动脉。二者的共同特点是行程不规则，不供应股骨颈的骨松质，仅终于皮质，形成周围动脉网。分支从股骨颈基底部内行，朝向股骨头。这些动脉分支在股骨颈后下半比较规则，前面仅有一向内上的细小动脉存在。

在股骨颈不同组动脉之间有许多吻合，每组又与邻近系统相吻合，上组和下组的内下群与股骨头韧带动脉亦有吻合。在骨干内与滋养动脉相吻合。关节囊外沿关节囊附着处亦有吻合。

Judet 认为：股骨颈的骨松质几乎均由上组动脉供应。骨皮质由三组动脉同时供应。在股骨颈，不同血管组之间，骨内骨外存在着丰富的吻合支。除转子部和头颈部骺软骨板残留区之外，动脉供应不受骨小梁排列的影响（图 2-2-3）。

七、干骺动脉

干骺动脉在股骨颈中部深入骨内，在骨化以前，干骺动脉位居骺软骨板之上，且不穿过骺软骨板，骨化以后，此血管仍供应干骺端。

骺软骨板是骨骺与干骺端吻合之间的血流屏障，虽然颈升动脉既供应骨骺，也供应干

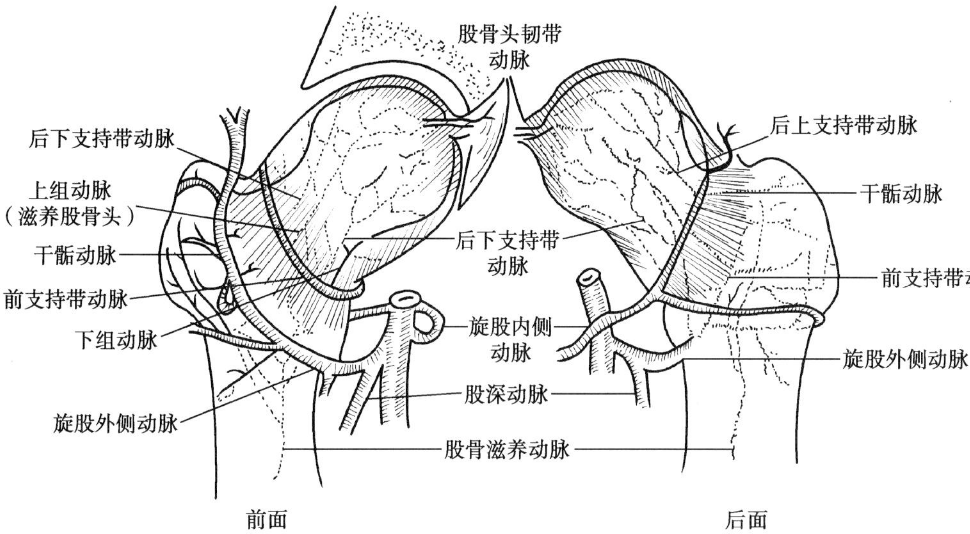

图 2-2-3　股骨头、颈血液供应示意图

骺端，但二者的血管吻合只在骨的表面而不在骨内。在新生儿，颈升动脉在股骨颈表面的分支只供应干骺端，不会穿过骺软骨板的中央进入骨骺，而颈升动脉的其他分支可自周围延伸向上，穿过股骨头软骨终止于骨骺。

上干骺动脉一般有 2～4 条，自股骨颈上面进入，与关节软骨有一定距离，直行向下，以后突然向上内，朝向骺软骨板，下干骺动脉紧贴在关节软骨下缘进入骨内，常有一支较大呈短螺旋状的血管支。

干骺动脉在进入骨骺前，在滑膜下彼此吻合成为关节血管环。在股骨颈前侧，关节血管环缺如，而在股骨颈上下部，关节血管环最明显，该处主要动脉进入干骺端内。

八、股骨滋养动脉

股骨滋养动脉不穿过骺软骨板抵达股骨头。而是在股骨干中部进入，1～3 条上支在髓腔内上行，与支持带动脉的颈支相吻合。13 岁以下者，滋养动脉不越过骺软骨板至骨骺，但在成人可见这种吻合。

九、骨髓小血管

小血管的排列与其所在的部位（骺或干骺端）无关，但与骨髓性质（黄、红骨髓）有关。在儿童及少年，红骨髓在股骨上端的骨骺及干骺端肉眼均可看到，但在成人，仅局限于干骺端及关节软骨与股骨头凹下面，大部分被脂肪所占据。

十、髋臼血管的发育

髋臼软骨内形成丰富的软骨管之后，随着软骨管发育伸展，使髋臼软骨逐步建立其血供体系。进入髋臼的血管主要有两个来源：一是来自髋臼软骨膜和纤维盂唇内的血管；二是髋臼窝内血管向内扩展长入。目前尚缺乏髋臼血供及其发育的详细研究。

第三节　髋关节的神经支配

支配髋关节的神经（感觉神经）主要有四部分：前、后方各有两条。前方的神经来自闭孔神经和股神经，后方的来自臀上神经和坐骨神经。其中以闭孔神经为主。一般髋关节的神经支较细，分布重叠现象不如其他大关节明显，分支常伴随血管一同进入。

从闭孔神经和副闭孔神经发出的关节支分布于关节囊内侧及耻股韧带。变异虽多，起始处可不同，但一般认为90%以上的闭孔神经参与髋关节的神经支配。它由主干穿过闭孔管时发出，较纤细，亦有从盆腔发出者，其走行先向外，继而向外上弯行，与旋股内侧动脉的关节支同行，穿过髋臼切迹进入髋关节。

股神经和副股神经的髋关节支主要来自其耻骨肌支，其次为股四头肌支，支配关节囊前方近侧的内面和远侧的外面。主要分布于髂股韧带的下部，但也分布支配关节囊的后上部及耻股韧带。

臀上神经发出的关节支分布于关节囊后上部。

坐骨神经的股方肌支分出的关节支则稀疏地分布于关节囊的后部。

由于支配髋关节的闭孔神经同时也支配膝关节，故患有髋关节疾病者，有时会产生错觉，述膝关节疼痛，容易造成误诊。顽固性髋关节疼痛者，如各种原因（成人的股骨头缺

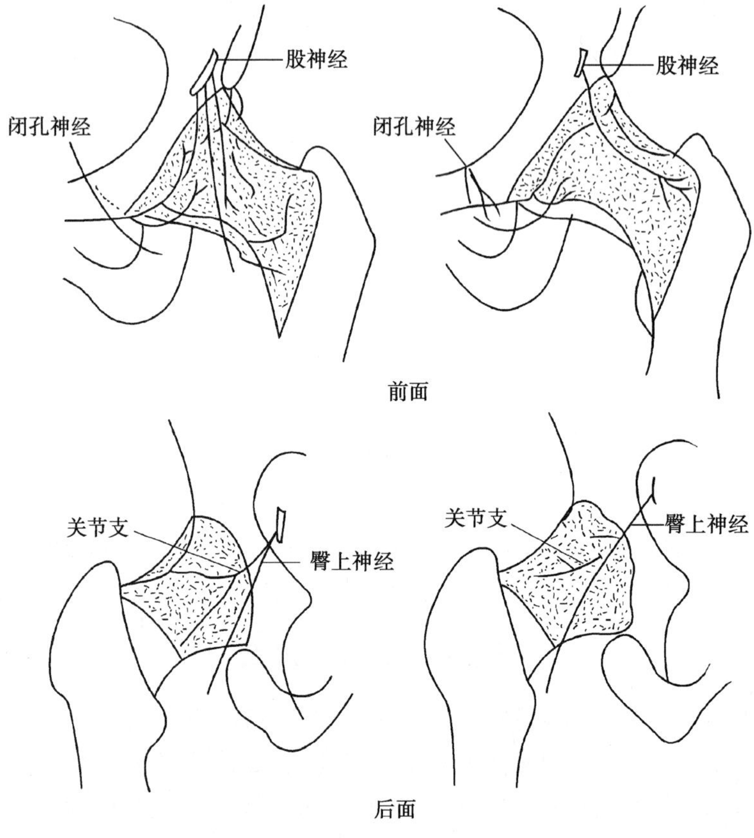

图 2-3-1　髋关节神经支配示意图

血性坏死、髋臼骨折、髋关节脱位等)引起的创伤性髋关节炎,可以考虑行闭孔神经切断术。但因髋关节神经支配变异较大,故疗效并不确切(图 2-3-1)。

第四节　股骨头血运与髋关节疾病的关系

儿童期,股骨头骨化中心几乎全为支持带动脉所供应,仅少数人有头凹动脉参与。故儿童股骨头血供对支持带动脉更具有依赖性。4～7 岁时因为头凹动脉缺如,干骺动脉不参与头骺血供,也可以因发育不良或缺如。此时,如若唯一担负主要血供任务的支持带动脉即外侧骨骺动脉再因损伤、炎症而阻塞。即有发生 Legg-Perthes 病的危险。

一、股骨头骨骺缺血性坏死

对股骨头骨骺的营养来讲,血液供应来源越多越安全。而仅有支持带动脉的外侧骨骺动脉供应时,危险性增大。许多学者认为股骨头缺血性坏死与动脉栓塞有关。支持带动脉之后上组的骨骺动脉,在髋关节强力外展、外旋时可受髋臼及盂缘的压迫,造成动脉壁的损伤或炎症。这样的儿童更易发生股骨头骨骺缺血性坏死。

二、发育性髋关节脱位

当对发育性髋关节脱位进行复位时,强力外展、外旋,或完全固定于外展、外旋体位时,可以损伤后上组支持带头骺动脉,而引起股骨头骨骺缺血坏死乃至碎裂。故股骨头骨化中心和血管均位于软骨性股骨头内不易损伤。而位于后上组的支持带头骺动脉受压的程度,视髋关节外展的角度,髋臼后盂缘突出的程度及内收肌紧张的程度而定。手法复位时行 45°外展,对支持带动脉是安全的。内收肌紧张时应切断其肌腱,勿强行以股骨颈后上面作支点强行外展牵引复位,因这样会伤及头骺动脉。

三、股骨头骨骺滑脱

常见于 11～15 岁的肥胖型少年,骨骺板愈合之前。骨骺滑脱之后由于影响到股骨头的血液供应,严重时可引起股骨头无菌性坏死。亦可发生在强力手法复位或手术复位之后。因为急性迅速的骨骺滑脱,强力手法快速复位均造成血管损伤,引起股骨头坏死。也可以引起头凹动脉切断或破裂。骨骺滑脱之后,头凹动脉(股骨头韧带动脉)成为股骨头唯一供血来源,而其供血有限,故股骨头骺后下滑脱可避免血管牵拉性损伤,则不至于发生股骨头骨骺缺血性坏死。

四、儿童外伤性髋关节脱位

由于儿童外伤后髋关节多向后脱位,往往损伤头凹动脉和外侧骨骺动脉,必将引起股骨头缺血,有时可发生坏死。一般在损伤之后 5 个月内股骨头骨骺的 X 线密度恢复正常,不引起塌陷或碎裂,较股骨头骨骺缺血性坏死预后要好。故 Pongeti 认为股骨头缺血性坏死系由骺软骨板原发病变引起,而外伤性脱位后骺软骨板良好。经合理治疗,可使股骨头坏死在短期内修复。

五、髋关节软骨与血运关系

正常关节软骨无血液，但在其深部和骨连接处及边缘与毛细血管相接，软骨下骨对这部分的血供并不形成障碍，由骨髓动脉发生的毛细血管后小静脉由此环经软骨下骨管道返回骨髓。

在软骨深面与骨交界处有规则排列的毛细血管系统。在正常关节软骨周围的滑膜下组织，未看到毛细血管特异排列。毛细血管系统朝向软骨，可以认为软骨下有血供通向软骨。

六、髋臼的血运供应

髋臼的血运供应是由髂内动脉分出的臀上动脉沿髂骨横行呈垂直方向分支，供应髋臼上部以及纤维关节囊上部和大转子的一部分。当臀上动脉从坐骨切迹穿出时，一支下行供应髋臼后部及关节囊后部，另一支横行供应臀小肌，其分出数支供应髋臼上部，这些血管分支下降至近侧关节囊。臀下动脉在梨状肌之下及坐骨神经内侧，除发出众多的大血管分支供应臀大肌外，尚向后发出两条主要分支至髋关节深部结构。一支为横支越过坐骨神经，供应坐骨神经，当越过神经不远分出另一支向下行，供应髋臼边缘的下部、后部及邻近的纤维血管囊。本分支继续向上在闭孔内肌、孖肌及梨状肌之间，由这个动脉分出众多小分支分布于这些肌肉的附着点和臀中肌及大转子的后上缘。在坐骨神经内侧，一支至深部向下在坐骨神经及髋臼后部之间，该分支向前围绕坐骨，在髋臼下部及坐骨结节切迹中，在闭孔外与闭孔动脉相吻合，供应髋下部的血运。

第三章 儿童股骨头缺血性坏死的病因学

第一节 局部因素

一、创 伤

创伤被认为是 Perthes 病比较明确的病因之一，较少存在争议。其机制是股骨头、颈部内外血管的损伤和断裂，引起动脉供血不足或静脉回流障碍，导致股骨头供血不足而引发 Perthes 病。研究表明约 20% 的 Perthes 病患儿在发病前有明确的外伤史，比较常见的有股骨头囊内骨折、股骨颈骨折、髋关节脱位、髋臼骨折、股骨头压缩性骨折。此外，医源性创伤也可导致 Perthes 病的发生。Allen 等报道 20 例先天性髋关节发育不良的患儿在做蛙式位石膏固定后，其中 14 例发生了股骨头骨骺缺血性坏死。Koczewski 等报道 10 例先天性髋关节脱位的患儿经手术治疗后并发了股骨头缺血性坏死，认为手术破坏了股骨头的血液供应可能是重要原因。对于创伤容易引发 Perthes 病，Berry 认为婴儿股骨头为软骨，易受压变形导致软骨内血管闭塞；Kandzierski 等经试验模型研究发现，儿童股骨头骨骺和生长板下的未成熟骨对创伤最为敏感，该区脆弱的血管在受到创伤时很容易发生损伤和断裂，从而导致 Perthes 病的发生。也有学者经动物实验研究后认为，单纯阻断股骨头血运，会导致股骨头缺血性坏死，但是却不会形成 Perthes 病的特征性病理生理变化。不过目前大多数学者认为血管因素仍是 Perthes 病发病的中心环节。

二、先天性发育不良

由于先天性髋臼发育不良，髋臼发育与正常儿童相比过浅，造成股骨头中心应力点在髋臼的外缘上，破坏了平衡的髋关节生物力学关系，引起股骨头压力负重区外移，增加了股骨头的外脱力。在髋关节滑膜及髋臼外缘形成反复性、累积性髋关节滑膜炎，结果造成髋关节滑膜萎缩，髋臼及股骨头软骨磨损，同时造成髋臼及股骨头缺血。

先天性发育不良如何导致股骨头缺血性坏死，目前机制还不十分清楚，我们认为主要因素有以下3个方面：

1. 由于髋臼不能完全覆盖股骨头，髋臼包容约为正常大小的2/3，股骨头因不能与髋臼形成同心圆，出现受力不均，髋臼上缘与股骨头接触处局部应力过大。由于长期负重摩擦，导致股骨头着力点下方骨小梁反复骨折塌陷，骨骺和生长板下骨密度增加，变硬，骨小梁增粗呈象牙质改变，引起股骨头内局部血循环障碍。

2. 因股骨头包容不佳，部分股骨头外移和关节囊摩擦，致滑膜增厚骨化，关节囊损伤，使滑膜分泌物减少，导致股骨头软骨营养障碍；另一方面因支持带受压，其内血运减少并且头凹动脉退变闭塞，从而加重了股骨头骨骺下骨小梁的骨质疏松和缺血坏死。

3. 髋关节发育不良，引起关节压力增高，导致股骨头软骨软化，骨组织出血、水肿，阻断了血运，从而引起Perthes病。

三、血管因素

1. 血液黏度　各种可以导致血液成高凝状态的疾病，如高脂血症等可引起股骨头内栓塞性微血管病变，髓内血窦静脉血流受阻，产生髓内组织肿胀，渗液、出血，加重髓内高压并形成恶性循环。髓内静脉压升高，使动静脉压差缩小，直接影响骨组织内动脉血供，导致股骨头缺血坏死。

2. 血管栓塞　当静脉回流受阻时，骨内压升高，压迫血管，使血液回流受阻，加之静脉回流障碍，骨骺内微循环出现淤滞，组织缺血、缺氧，渗出增加，使骨髓腔内容物增加，骨内压继续升高，造成骨血窦破坏、融合、渗出增加，进一步加重静脉淤滞，类似于骨筋膜综合征，形成恶性循环，最终导致骨坏死发生。

Starklint等研究表明，骨髓内静脉阻塞而非静脉系统阻塞，静脉内可见新生或陈旧纤维块堆积和血管周围向心性纤维化现象。1941年Burrow猜想静脉阻塞可能是Perthes病存在着髋关节静脉回流障碍，而且国内刘尚礼利用加成型硅胶制成了狗模型亦证实了静脉回流障碍，骨内压升高为Perthes病发病的关键。但值得注意的是，LDP的增高及静脉回流障碍与Catteral分型有明显关系，并且晚期LDP回流障碍要好于早期病例。

四、一过性滑膜炎

一过性滑膜炎与Perthes病的关系一直受到学者们的高度重视。有学者报道有1.5%~18%的Perthes病患儿在发病前有一过性滑膜炎的表现。其引起股骨头病变的可能机制是，一方面由于滑膜增生及血管翳的爬行生长，使关节软骨面上覆盖一层肿胀增厚的黄褐色滑膜组织，使软骨破坏，软骨下骨质坏死，关节间隙狭窄。另一方面是由于滑膜过度增殖，形成关节内占位性病变，引起关节内压力增加，从而影响股骨头血运。

Mumme等对1例一过性滑膜炎患儿进行MRI（磁共振）检查后发现，患儿的股骨头发生明显的缺血性坏死，认为一过性滑膜炎可能是引起Perthes病的重要原因。而Gershuni通过对40例髋关节滑膜炎儿童进行骨扫描，发现股骨头血运均正常，所以他否认上述说法，认为股骨头缺血性坏死早期，股骨头软骨下骨折可能是髋关节急性滑膜炎的原因。Uziel等研究了39例儿童反复发作的一过性滑膜炎对髋关节的影响，未发现1例Perthes病发生，认为一过性滑膜炎仅是一个良性病变过程，可能是慢性炎症的特征性表现。还有一些学者通过对比研究，认为一过性滑膜炎与Perthes病二者之间并无明确的因果关系。

五、生理解剖因素

许多国内外学者对股骨头血循环进行了研究，发现股骨头在解剖上的独特构造，决定了其相对于其他骨更易发生缺血性坏死。首先，儿童由于髋臼与股骨头均未发育完全，髋臼较小而浅，仅包绕股骨头约1/2，髋关节稳定性较差，Lee等认为髋臼与邻近股骨的充分接触并协调发育是形成正常髋关节的必要条件，并认为儿童Perthes病的发生可能与髋臼和股骨头之间缺乏适当的接触有关。此外，成人颈干角的正常范围在110°~140°之间，平均127°，颈干角正常时，股骨头的负荷与股骨颈所承受的应力之间达到生理平衡，而儿童的颈干角为150°左右，此时股骨头的负荷明显增加，承受压力增大，这也可能是儿童发生股骨头缺血性坏死的解剖学基础之一。Perthes病的发生与儿童股骨头的血供特点有关。4~8岁儿童只有一条血管即骺外侧动脉供应股骨头血液，在某种特殊体位，容易遭受外旋肌群的压迫。但这种压迫超过血管的弹性，可以导致唯一的血供中断，使股骨头因缺血而坏死。轻微的外伤也可造成骺外侧动脉断裂而引起缺血。在股骨头缺血性坏死病例的血管造影，也证实骺外侧动脉闭塞相对较多，这就形成了股骨头骨骺易发生缺血性坏死的解剖学基础，同时也可能是Perthes病多见于这一年龄组的原因之一。8岁以后股骨头有圆韧带血管和骺外侧动脉两条血管提供血运，股骨头缺血性坏死发病率明显下降。Atsumi等报道了一组25例患者共28个髋关节选择性血管造影中，有19个髋关节显示骺外侧动脉起始部血流受阻，在疾病的不同分期均有许多新生小动脉向缺血区长入，但是在髋臼下股骨头负重区部分却缺乏新生血管长入，作者因此指出骺外侧动脉起始部受损可能是引起Perthes病的重要原因。静脉血回流障碍可能也是引起儿童Perthes病的重要原因。随着次级骨化中心的出现，股骨头、颈骨骺内的软骨成分逐渐被骨组织取代，生长板的位置从囊外移入囊内，此时，股骨头骨骺被完全隔离在囊内，骺内的静脉回流完全靠滑膜下静脉网、颈升静脉、股骨头韧带静脉，当髋关节囊内压力增高时，首先压迫这些静脉，引起静脉血回流障碍，使骨内静脉淤血。而股骨头以股骨颈这一狭窄通道与股骨干相连，仅此一面为疏松的骨松质及造血组织，穿越骨皮质提供减压功能的血管出口少，造成股骨头内髓腔压力易升高，毛细血管通透性增加，骨内压升高，从而进一步加重静脉血回流障碍，并继发动脉血流受阻，血流量减少。

六、髋关节腔内压力升高

关于Perthes病同关节腔内压升高的关系，1964年Woodhous及1968年Tuchekom分别做了相关试验，并建立所谓“关节腔填塞学说”。实验者们相信，一过性滑膜炎会引起关节腔内压升高，导致了关节腔填塞，阻断了股骨头的血供，最终形成了股骨头去血管性坏死。此外，化脓性关节炎、髋关节结核、外伤性关节腔内积血、创伤性关节炎等也可导致髋关节腔内压力升高，从而引起Perthes病。

第二节 全身因素

一、内分泌疾病

有研究表明,内分泌因素在儿童 Perthes 病的发病中可能也起到重要作用。Neidel 等观察发现 Perthes 病患儿甲状腺功能虽然正常,但血浆中游离四碘甲腺原氨酸(T_4)和游离三碘甲腺原氨酸(T_3)水平却明显升高,且血浆甲状腺素水平与股骨头骨骺受累程度成正比。但也有人持不同意见,Kealey 等检测 139 例 Perthes 病患儿血浆促甲状腺激素(TSH)和游离四碘甲腺原氨酸(T_4),发现上述指标与对照正常组儿童检测值对比并无明显统计学差异。此外,Crofton 等发现 Perthes 病患儿血浆胰岛素样生长因子-1(IGF-1)含量降低,进一步研究表明 IGF-1 降低可导致软组织胶原合成和生长减少,并认为这可能是导致 Perthes 病骨修复能力下降的原因之一。还有学者认为生长激素可能与儿童 Perthes 病有关,研究发现 Perthes 病患儿血中生长激素水平低于同年龄组儿童,患儿出生时较正常儿童矮,且出生后生长发育迟缓并一直贯穿于整个生长期,具体表现为股骨头骨化延迟,软骨增厚,股骨头骨骺周围血管长入困难,从而诱发和加重股骨头的缺血。Hirpza 和 Tanara 通过测定血清生长介素 A 的含量发现,股骨头缺血性坏死儿童的血清生长介素 A 含量较正常儿童水平明显偏低。具体表现为股骨头骨化延迟,软骨增厚,股骨头骨骺周围血管长入困难,从而诱发和加重股骨头的缺血。由于血清生长介素 A 是一种多肽类物质,接受生长激素的调节,其主要功能是刺激软骨的生长发育。因此,他们认为血清生长介素 A 水平下降只是一种促发因素,而不是决定性因素。

二、凝血功能异常

美国学者 Glueck 等从 1994 年起率先对 Perthes 病患儿的凝血功能作了大量的研究,报道 44 例 Perthes 病患儿中 33 例发现凝血功能异常,通过进行家族性凝血情况研究,发现 19 例低蛋白 C(PC)患儿中,11 例患儿其一类亲属中至少发现 1 例低 PC 患者,且这 11 例有家族性 PC 缺陷患儿的发病年龄均 <5 岁,较凝血功能正常的患儿为早;4 例蛋白 S(PS)缺陷患儿中,1 例患儿其一类亲属中发现 PS 缺陷。另外,Glueck 在 64 例 Perthes 病患儿中发现 23 例抗活化蛋白 C 症(APCR)(36%),而 160 例对照组中只有 7 例 APCR(4.4%)。

Glueck 等认为易栓症(PC、PS 缺陷和 APCR 等)和低纤溶(t-PA、PAI 和高脂蛋白 α 等)与 Perthes 病的发病有关。Glueck 等基于对 Perthes 病患儿凝血功能的研究,认为易栓症(PC、PS 缺陷,APCR)和低纤溶活性(AT-Ⅲ、t-PA、PAI 异常、高脂蛋白 α)可通过以下病理途径引起骨坏死:①持续的血栓阻塞骨静脉回流,初始血栓形成的确切原因和时机并未得到证实;②静脉血因血栓形成回流受阻,但动脉持续灌注造成堵塞的骨内静脉压升高,这些可减少动脉灌注,导致骨的含氧量降低和骨坏死。

但也有一些学者的研究结果不支持 Glueck 等的结论。Hayek 等报道 62 例 Perthes 病,只发现 1 例低 PS 和 1 例低 PC,5 例 APCR,其中 3 例有 Vleiden 因子,2 例为杂合子,1 例为纯合子,8 例 MTHFR 基因多态性纯合子。而其 50 例对照组中发现 1 例低 PC,未发现低 PS，5 例 APCR，均为杂合子，6 例 MTHFR 基因多态性纯合子，两组无统计学差异。Thomas、Gallistl 等通过研究也对 Perthes 病与易栓症和低纤溶的相关性提出异议。

三、遗传因素

有学者认为 Perthes 病可能有遗传倾向，Yoshinari Miyamoto 对一组日本患儿进行遗传学研究，发现基因突变与 Perthes 病有关，但致病基因尚未确定。如前所述，遗传性血栓症被认为是本病的发病原因之一，但学者对此也还存在争论，并未得到一致的结论。本病可能与种族也有关系，流行病学资料表明，亚洲人尤其是日本人发病率最高，黑色人种儿童的发病率又明显低于同地区的白色人种。尽管人们已经注意到本病具有遗传倾向，但目前还没找到遗传学证据。如黏多糖贮积症Ⅳ型（Morquio syndrome）、遗传性骨软骨营养障碍，为常染色体隐性遗传病，该病可引起髋部严重病变，全身骨质疏松，关节松弛而不僵硬，引起股骨头坏死的原因不清，可能因股骨头与髋臼的严重发育畸形，髋臼浅，髋臼角增大，股骨头因关节松弛而易与发育不良的髋臼相撞击，引起 Perthes 病样变化。

四、环境因素

有的学者认为有些环境因素对 Perthes 病的发病也有影响。这些环境因素包括围产期孕妇生活环境、生长环境和生活条件。Barker 所做流行病学研究发现，Perthes 病与儿童生活环境有关，在欧洲经济较差家庭的儿童，Perthes 病发病率要高于其他人群的儿童。以上研究均无明确的试验证据支持，只是从流行病学角度提供了一种病因学的假设。

五、其他因素

Gormley 报道臀位产儿童发生股骨头缺血性坏死的发病率是正常产儿童的 4 倍。

研究发现吸烟可能也与 Perthes 病有关。Gordon 等对照 60 例 Perthes 病患儿与 96 例正常儿童的家庭内吸烟情况，发现患病组中 38 例有被动吸烟史，而对照正常组有 38 例有被动吸烟史，数据统计表明 Perthes 病的发生与被动吸烟之间有明显关联，提示被动吸烟可能是 Perthes 病的直接或间接病因；Dilley 等研究发现，吸烟与 β-纤维蛋白原基因多态现象有关，而后者在机体血栓形成中起到重要作用，可能是引起儿童 Perthes 病的危险因素。我们认为，吸烟可使血管收缩，微血管痉挛，血流量减少，同时血脂含量升高，血液黏度升高，引发凝血或纤溶系统功能异常，导致血流缓慢以及血栓形成的机会增多，这些均可能引起股骨头供血减少而致 Perthes 病的发生。

Gaughan 等对已感染 HIV 病毒的儿童与暴露于 HIV 病毒但未感染的儿童进行长期的前瞻性队列研究，从中研究 Perthes 病的发病情况，发现无论成人、儿童及围产期婴儿感染 HIV 者均有明显的 Perthes 病发生率增高，并认为 HIV 可能是引起儿童 Perthes 病的高危因素。

解放军总医院通过测定股骨头缺血性坏死儿童的双侧股骨上端骨内压，并进行双侧股骨上端静脉造影，发现患侧的股骨上端骨内压（髓内压）明显高于正常侧，患侧骨骺内外静脉不显影。由此认为髓内压力增高，造成股骨上端静脉回流障碍，是发生股骨头缺血性坏死的一个因素或中间环节。

此外，影响关节内滑液循环的伸展内旋等非生理性体位，也可造成为股骨头供血的血管受压而影响股骨头骨骺的血供，引起股骨头缺血性坏死。

第四章 儿童股骨头缺血性坏死的病理生理学

第一节 儿童股骨头缺血性坏死的病理分期

儿童股骨头缺血性坏死是股骨头血运障碍所致的股骨头骨骺部分或全部坏死，病变静止后常遗留股骨头缺血性坏死、髋关节发育不良、扁平状畸形，影响髋关节功能。许多学者把儿童股骨头缺血性坏死和成人特发性股骨头坏死与创伤后股骨头坏死统称为缺血性坏死。毫无疑问，只有缺血才最终导致坏死。儿童股骨头缺血性坏死符合缺血这一标志性特征。

Atsumi 等运用血管造影发现，不同的病因导致儿童股骨头坏死的机制可能不同，但最终都导致了股骨头的供血动脉，上支持带动脉的堵塞，从而引起类似的缺血坏死改变。故不同原因引起的儿童股骨头缺血性坏死，无论发病初期临床症状如何，其最终表现形式都是股骨头的缺血性坏死，从而导致髋关节发育不良、扁平髋等症状。病因不同的儿童股骨头缺血性坏死可呈现不同的范围和程度，但其基本病理变化是相似的，都是血循环障碍后导致骨细胞死亡，随后出现修复反应，坏死和修复不是截然分开而是交织进行，最终出现关节承重区的塌陷以及继发的骨性关节炎。此过程包括缺血性骨坏死与坏死后的修复，当缺血坏死发生至一定阶段时，修复即自行开始。随后，坏死与修复交织进行。

诸多学者致力于儿童股骨头缺血性坏死病理变化的研究，要了解每例儿童股骨头坏死修复的病理特点，能获得整个股骨头的病理标本，无疑是最理想的，但通过临床常规方法是难以实行的。只能采用动物实验或在临床治疗中获得的标本（髓心减压、关节置换等），与术前各种影像学检查对照研究，找出与各种影像改变相对应的病理学基础，从而可推测出其病理特点。20 世纪 60 年代中期，Salter 等在动物模型上阐明了儿童股骨头缺血性坏死的病理过程。Salter 认为最初是股骨头骨骺部分或全部缺血坏死，导致股骨头骨骺骨化中心软骨内化骨受到暂时性抑制，而关节面深层软骨有滑液营养可继续生长，因而出现小的骨骺核和关节间隙增宽。随着骨修复由周围向中心扩展，形成了原始交织骨，作用在股骨头上的剪应力和骨吸收，导致软骨下区的原始交织骨发生骨折，软骨下骨折逐渐被吸收并被血管性纤维组织替代，再被原始交织骨沉积，Salter 称之为“生物性塑形”。新生的骨质强度较低，但不是柔软的，而是逐渐塑造成正常骨或根据承受应力的情况而改变形状。到 80 年代初期，Catterall 收集了 11 例 Perthes 病患儿股骨头标本进行组织学观察，发现病理变化分三个不同的阶段演化：初期，主要表现为骨坏死，坏死部位从骨骺板向软骨进展，股骨头骨化、钙化均停滞，关节软骨由于受到关节液的滋养则继续生长，此期 X 线表现为骨化核变小，关节间隙增宽；中期，表现为以坏死骨的吸收和血管组织爬行替代为特征；第三期，组织学表现为成骨伴新骨的形成、修复、愈合，并常伴有血管的再生，可表现为扁平髋，病变部位主要位于股骨头前外侧。另外，坏死和修复可以出现在该病的不同时期，也可以出现在同一时期。Kim 用结扎小猪股骨颈周围血管的方法造成小猪股骨头缺血坏死模型来研究其病理变化，发现 4 周时出现股骨头扁平，8 周时出现严重的股骨头扁平并观察到碎块。组织学发现最主要的修复反应再血管化之后的破坏骨的骨吸收。在发展为扁平髋之前，股骨头中央区可以看到大面积的破坏骨的吸收，在再血管化区前部出现许多破骨细胞，其被认为是吸收坏死的骨小梁组织。与成人股骨头缺血性坏死同时出现的标志性的坏死骨吸收和新骨形成并存的情景，在这个模型中并没有看到。相反，坏死骨吸收区被纤维血管组织替代，而且在第 8 周仍为纤维血管组织。少量的新生骨组织仅出现在坏死骨吸收后，没有血管再生和坏死骨小梁仍然存在的小的区域。骨吸收区和新骨形成区同时出现，在影像学上表现为股骨头表面的碎块样改变。作者进一步指出，在小猪股骨头坏死模型上最主要的修复反应为坏死骨吸收早期骨的丢失、缺乏新骨的再生以及骨吸收区被纤维血管组织替代，是造成股骨头结构不完整和导致后期进行性股骨头扁平的主要原因。其修复反应与成人股骨头缺血性坏死的修复反应不同，而且与成年兔股骨头坏死模型的修复反应也不同。

Ohzono 等通过血管造影与组织学对比的方法研究了 38 个缺血性坏死股骨头，通过断层技术，可将坏死股骨头分为 3 个区：正常血管区、修复血管区及无血管区。显微血管造影与每个区的组织学所见异常非常一致。坏死的范围取决于骨内营养动脉受损的程度与数量。局限性坏死伴有外骺动脉股骨头内部分中断，广泛性血管损害则引起广泛的股骨头缺血性坏死，其中不但包括外骺动脉，也包括上、下干骺动脉。作为人体对坏死组织的自然修复反应，毛细血管、未分化间充质细胞与巨噬细胞从坏死骨周围正常血供的骨髓侵入坏死骨髓内，在清除骨小梁间坏死碎骨的同时，成骨细胞在坏死骨小梁表面形成网织骨，使之逐步被新生骨所覆盖。这种增粗了的骨小梁以及骨髓内的钙化，是使 X 线片上表现出骨密度增高的原因。早期细胞形态及功能的改变：对缺血最敏感的是骨髓细胞和成骨细胞。Rosingh 用 Feulgen-DNA 染色发现缺血后 6 小时骨细胞核内 DNA 显著减少，而骨髓细胞和成骨细胞缺血 6 小时已出现明显的变性和坏死改变。进一步用细胞放射自显影观察，成骨细胞和骨原始细胞在缺血后 2 小时对氚标记胸腺嘧啶（^{3}H-Thymidine）的摄取即已停止，提示细胞内大分子合成障碍。由此可见，细胞功能丧失后，其结构在一定时间内可以保持完整。因此，综合判断组织细胞的活性是必要的。有学者提出骨坏死最早的组织学变化发生在骨髓。缺血 2 天后，造血骨髓内血管明显减少，出现圆形或卵圆形可能为充满脂肪的空隙，其周围的细胞从第 4 天起即丧失其核染色，出现核固缩、核碎裂与核溶解，并最终消失。在脂肪骨髓内，5 天后亦可显示类似较轻改变，并可伴小血管坏死。相反,坏死骨小梁的骨细胞可较长时间仍然存在,一般骨陷窝内骨细胞需 2 ~ 4 周后才开始消失,可见骨小梁内成排的骨细胞消失,仅留下空虚的骨陷窝。

正常的股骨头组织学表现为骨小梁分布规律,按应力骨小梁和张力骨小梁分布,软骨组织排列规则,细胞分布均匀,骨陷窝内细胞均匀分布。有学者认为儿童股骨头缺血坏死病理分期应分为三期:即Ⅰ期无症状期;Ⅱ期股骨头塌陷伴有周围骨质疏松期;Ⅲ期为晚期变化。股骨头坏死是骨的活性成分(骨细胞,骨髓造血细胞和脂肪细胞)死亡所引起的病理过程。儿童股骨头缺血性坏死虽与成人股骨头缺血性坏死略有不同,但其发病过程并无明显区别。故有学者认为儿童股骨头缺血性坏死发病过程可分为 4 个阶段:Ⅰ期初期或滑膜炎阶段,临床上无症状,X 线无异常发现,通过病理活检或骨髓显影才能作出诊断;Ⅱ期缺血性坏死期,患者显示异常不规则骨质密度增高影,主要为死骨区骨密度相对增高,周围骨质疏松的结果;Ⅲ期碎裂期或恢复期,以股骨头塌陷并伴有患区明显不规则骨质密度增高,为新骨形成修复的表现;Ⅳ期愈合期或末期,股骨头明显变形,X 线见斑块状骨质疏松区及硬化区变化,并伴有继发性骨关节的改变。

通过多年的临床观察以及对动物模型的研究,可将儿童股骨头缺血性坏死的病理形态学分为四期。

一、初期或滑膜炎阶段

病理只限于近关节的软组织,滑膜和关节囊水肿、充血,关节渗液稍多,以滑膜增厚、水肿为主。此时 X 线片表现为关节囊阴影肿胀,软组织增厚,关节间隙加宽。邻近骺板下方的干骺部因充血而脱钙。这个阶段持续 1 ~ 4 周(图 4-1-1、2)。

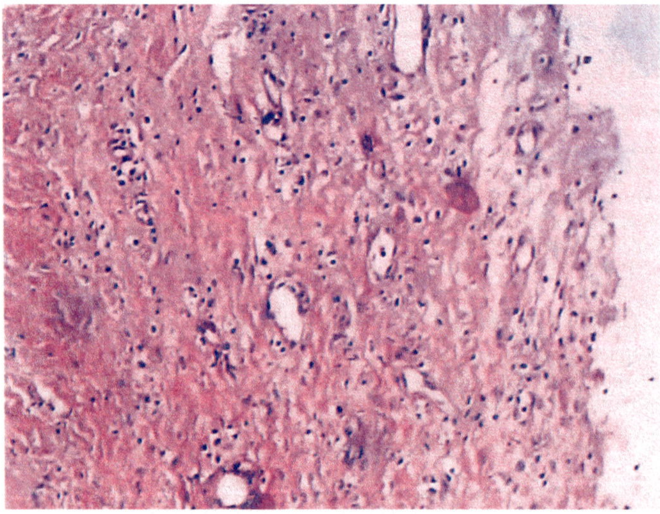

图 4-1-1　初期可见滑膜增厚、水肿

二、缺血性坏死期

早期此时骨骺血液供应阻断,坏死开始。光学显微镜诊断骨细胞的存亡与否依据不足,最灵敏而可靠的指征是检验细胞内核酸的合成能力,失去合成能力,说明细胞已经死

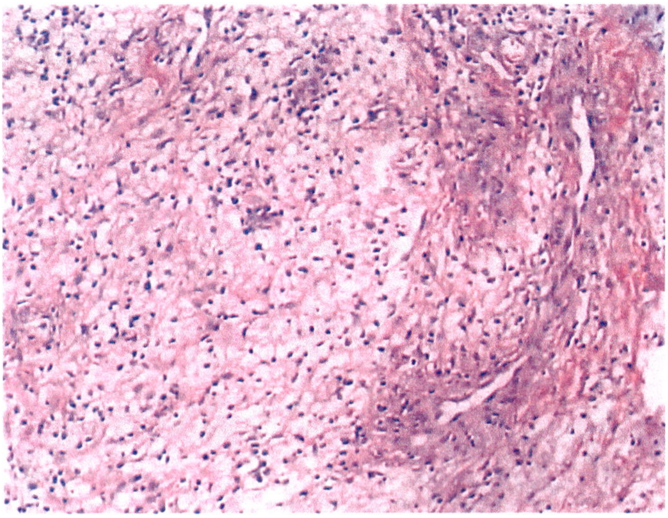

图 4-1-2 初期可见关节囊水肿、充血

亡。缺血 2 小时骨细胞死亡,6 小时骨质还没有结构改变,6 小时后髓腔造血细胞坏死,48 小时后骨母细胞、骨细胞及破骨细胞才坏死。骨细胞坏死的形态是骨陷窝中的骨细胞消失,2 天后才发现骨髓细胞、毛细血管内皮细胞及骨细胞相继发生固缩、变形或溶解、骨陷窝内空虚。大约 4 天后,60% 骨细胞陷窝空虚。骨髓腔内脂肪细胞的坏死出现较迟,需经 2～5 天后才见到,表现为细胞核消失,局灶性脂肪细胞破裂并融合成脂肪小囊,在一些脂肪细胞周围见有红染浆液渗出物,但坏死的骨质肉眼上未见异常。坏死早期见骨细胞呈变性坏死,骨细胞在陷窝内消失,但骨小梁结构未见改变。关节软骨由于开始有滑液营养可没有坏死,以后呈现灶状坏死,相邻骨组织充血并出现炎性反应。骨髓成分见造血细胞出现坏死,细胞轮廓清晰及核固缩,还可见到嗜酸性颗粒,静脉窦充血,间质出血或水肿,骨细胞进一步坏死,骨小梁开始呈灶状坏死、骨溶解吸收、陷窝扩大。有专家认为骨陷窝内骨细胞坏死达 75% 才为骨小梁坏死。这一阶段可以长达数月或一年。病理改变主要是骨髓的坏死,骨小梁断裂成片状或压缩成块,骨细胞的细胞核消失,坏死的骨髓和死骨的粉状物聚集成为坏死团,在坏死团内偶见残余存活的骨组织。此期骨无再生迹象并有退行性改变。骨的质地较正常软,关节囊造影或 B 超检查股骨头软骨仍保持球形。X 线显示股骨头密度普遍增高,其中无透亮区。软骨变薄,股骨头外侧有不同程度的变扁。关节间隙加宽系软组织肿胀及关节软骨不规则增厚所致(图 4-1-3、4)。

三、碎裂期或恢复期

此期可见新生血管及新生纤维组织长入坏死区,形成肉芽组织。在坏死骨小梁一侧,出现破骨细胞,骨质出现吸收现象,而另一侧出现成骨细胞及开始新骨形成,构成所谓"潜行性代替"现象。肉眼见坏死区呈灰白色,质脆软,关节软骨由于可从关节液中取得营养而不发生坏死。镜下见各种坏死组织成分,由于坏死组织崩解而引起周围活骨交界处的炎性反应,并见炎症细胞浸润至坏死区,坏死灶境界清晰。由于坏死灶周围活骨组织反应性充血伴随出现局部骨组织吸收、周围骨组织疏松,密度低于坏死骨组织,坏死区边缘见有增生的幼稚间充质细胞、毛细血管及一些胶原纤维侵入坏死区的髓腔内,骨坏死 2

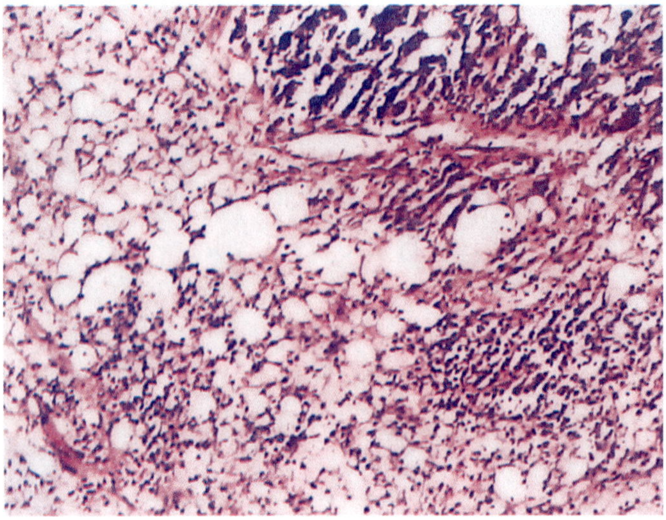

图 4-1-3　骨髓腔内脂肪细胞破裂并融合成脂肪小囊，周围可见红染浆液性渗出物，骨髓坏死

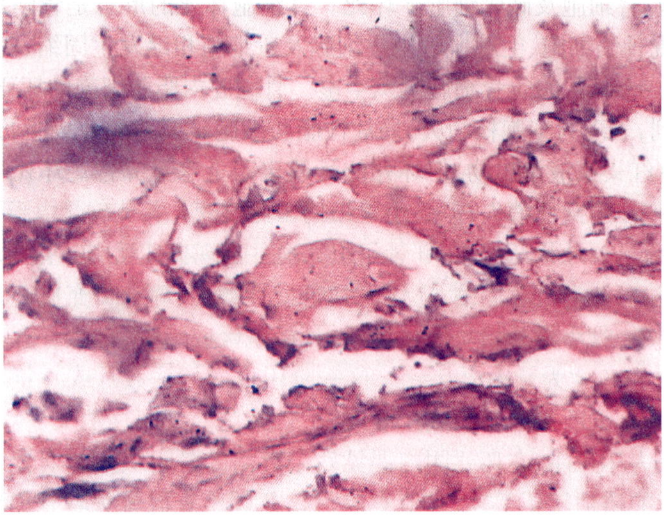

图 4-1-4　骨小梁断裂成片状或压缩成块状，骨细胞核消失

周后，骨小梁之间的原始间充质细胞和毛细血管增生，骨小梁表面间充质细胞逐渐分化成为骨细胞并合成新骨（极向分化）。新生骨最初以编织骨的形态覆盖整个骨小梁，逐渐增厚，继而表面变为板样骨。未分化间叶细胞和破骨细胞穿入死骨区进行吸收清除，并由新生骨代替，最后变为活骨，后经晚期塑形，变化成熟骨小梁，关节软骨在修复晚期才变化。增生肉芽组织由正常骨组织向坏死骨组织伸展，与破骨细胞一同清除死骨。而这些肉芽组织逐渐转变为胶原纤维，周围部分坏死的骨小梁被不等量、不规则的新生网状骨组织包绕，逐渐吸收坏死骨小梁并取而代之，称这为爬行替代。

股骨头借“爬行替代”而再生，由于死骨的刺激，毛细血管和单核细胞所组成的连接组织侵入坏死区，吸收坏死的骨小梁碎片，由不成熟的新生骨组织代替。软骨变化与坏死期所见相似。X 线片显示股骨头变扁，有碎裂与透亮区，这反映该区有纤维血管组织长入和未骨化的不成熟骨组织。股骨颈增宽，关节囊造影显示股骨头增大畸形改变。B 超检查可见股骨头圆弧线有中断现象。上述过程历时 2 ~3 年。

股骨头关节软骨面不光滑，失去光泽，呈黄色或棕色，有时软骨表面覆盖一层绒毛样组织。在股骨头负重区见关节软骨增厚，切面见坏死骨质区呈灰白色，常见软骨下方有清楚的骨折裂隙，使软骨与下面骨质易于分离。紧贴软骨内下面有一层骨松质，为致密的硬化骨。

镜下见坏死区的修复过程较明显，修复从坏死区外向内扩展，坏死骨小梁间有较多增生的间叶细胞，新生毛细血管及不等量的胶原纤维所填充，同时坏死区内的间叶细胞可分化为骨母细胞及形成新骨，坏死骨组织被逐渐吸收，最后坏死骨组织为新生骨所替代，从而完成爬行替代。由于爬行替代的过程较早发生于坏死区周围软骨下部分，故坏死骨被吸收较早，而新生骨硬度较低，接受压力后就出现软骨下骨小梁骨折，由于关节软骨下方骨小梁骨折及修复组织进入，可出现软骨面皱缩。由于股骨头外形呈球形，关节软骨下区骨组织被吸收较早，新生骨组织机械强度弱，故该处易发生多处骨小梁骨折。由于关节软骨组织可从关节液中吸收营养，早期无明显变化，后期可出现皱缩，关节软骨下骨折区常见纤维蛋白渗出，逐渐形成纤维软骨性骨痂，X 线常见不规则的致密影和半月形透亮区的特征表现(图 4-1-5)。

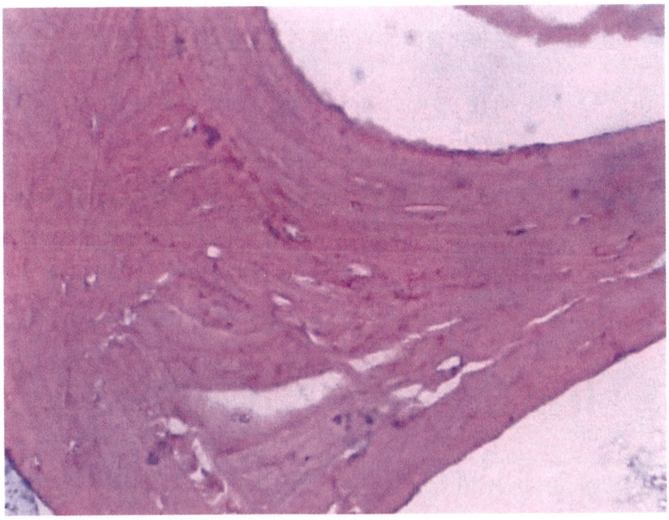

图 4-1-5 骨小梁之间的原始间充质细胞和毛细血管增生，骨小梁表面间充质细胞逐渐分化成无骨细胞，并合成新骨(×200)

四、愈合期或末期

爬行替代过程中，新生血管长入，肉芽组织变为纤维组织，新生骨逐渐变为成熟骨，一般坏死不明显，如果坏死区较明显，特别是关节软骨的坏死由纤维组织或纤维软骨所代替，不能承担负荷可引起畸形。一般认为新修复的骨组织受压力作用后发生塌陷，往往修复能力越强，范围越大，塌陷率越高，多在坏死骨与正常骨交界处。青年人股骨颈骨折后，股骨头缺血坏死的塌陷率比老年人高。骨折部位越高,股骨头旋转能使缺血坏死率增加,关节囊内压力升高,亦造成关节血运障碍而引起骨质缺血坏死。有专家认为病因、骨吸收和骨有效重建的平衡状态以及生物力学三方面因素综合作用,决定股骨头坏死的病理演变及预后,股骨头坏死的有效修复不仅仅是坏死的骨小梁重建,还应包括遭受损害的微循环及骨髓的修复(图 4-1-6)。

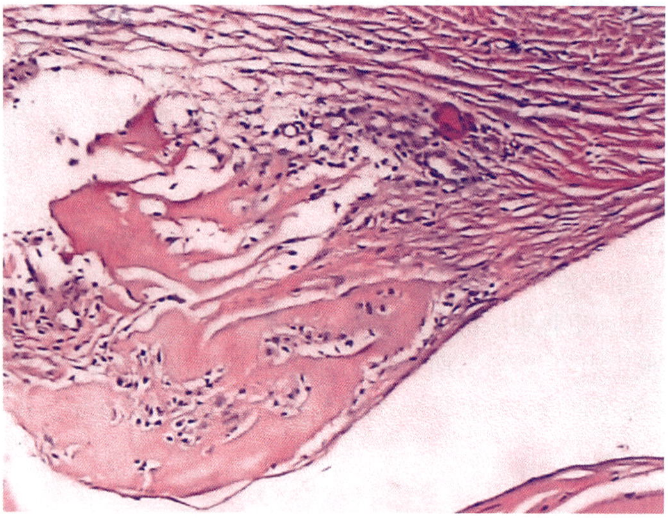

图 4-1-6　关节软骨的坏死由纤维组织或纤维软骨所代替

儿童股骨头缺血性坏死的病理改变与成人股骨头坏死的病理过程较为相似,但存在不同,与激素性股骨头缺血性坏死相比较可以发现其联系与区别。激素性股骨头坏死动脉病变主要表现在股骨头区域内的小动脉上,临床病理活检发现,小动脉病理改变主要集中在肌层,表现为弹性蛋白、胶原纤维变性和消失,内弹力层断裂,平滑肌细胞坏死。而动脉内皮层病理改变轻微,仅有轻微增厚,血管外层未见病变,坏死区血管数减少。

第二节　儿童股骨头缺血性坏死病理学相关研究

为深入研究 Perthes 病,国内外学者曾尝试使用手术切断血供、增高髋关节内压或股骨近端髓内压、微栓栓塞等方法建立动物模型,其中以手术方法成功率较高。被普遍用于制作股骨头缺血性坏死模型的液氮冷冻法和股骨颈截断法,因其致缺血机制与 Perthes 病差距太大未被采用。下面介绍两种常用建立 Perthes 病动物模型的方法。

一、通过向幼犬股骨颈中央注射医用 TH 胶,制作静脉回流受阻导致的 Perthes 病的动物模型

(一) 制作方法

幼犬腹腔内 2.5% 硫喷妥钠 1.0 ~ 1.5 ml/kg 全麻后,仰卧位固定,髋半屈,无菌操作,实验侧驱血带驱血后,放射监控下应用 12 号骨穿刺套针经皮穿入股骨颈中央达骺板远

侧,向股骨颈内注入医用TH胶1 ml。术后相同条件下分笼饲养。

(二) 医用TH胶与静脉回流受阻

医用TH胶可直接应用于人体,与添加剂(显影剂)配伍后同时具有显影功能,各项毒理学实验均证实其能安全、无毒,可应用于人体,在试(实)验对象体内无不良反应。向股骨颈内注射医用TH胶,使其在局部聚合胶接,封闭穿过骺板的窦状隙,压闭毛细血管,部分经髋周小静脉回流的TH胶在血管内快速固化,形成微小栓子,从而使静脉回流受阻。通过测量注胶前后股骨颈骨内压的变化发现,注射1 ml医用TH胶并不形成股骨颈内高压,而产生的效果与原发性骨内高压造成的静脉淤滞很相似。

(三) 静脉回流受阻导致骨坏死发生机制

采用医用TH胶股骨颈内注射法,一次向股骨颈内注药1 ml,成功地制作了静脉回流受阻导致的Perthes病动物模型,揭示了由于骨的密闭特征,当静脉回流受阻时,股骨头骨骺骨内压升高,压迫血管使血流量减少,加之骨骺内微循环淤滞,组织缺血、缺氧,渗出增加,使骨腔内容物增加,骨内压继续升高,造成骨血窦破坏、融合,渗出增加,进一步加重静脉淤滞,类似于骨筋膜间隔综合征,形成恶性循环,最终导致骨坏死发生。同时干骺端因充血,富有血管的软组织侵入,坏死骨吸收,导致干骺端脱钙而变得疏松,骨质强度下降。

(四) 本模型的优点

1. 模拟儿童各种原因导致的股骨颈内高压及小静脉受压、阻塞产生的病理生理过程。

2. 实验侧驱血带驱血后注药避免了异位栓塞及远处栓塞。

3. 操作简单,易于掌握,实验过程中仅需注药1次。

4. 医用TH胶安全无毒,无不良反应。

5. 影像及病理变化类似于Perthes病早期表现,本模型为更加深入研究该病的发病机制及其防治提供了可靠的基础。

二、手术切断血供法制作兔Perthes病模型

(一) 制作方法

用30%乌拉坦静脉麻醉后,固定在动物实验用手术台上,左髋部剃毛并清洁皮肤,碘酊、酒精消毒皮肤,铺洞巾,严格按无菌操作原则进行手术。取髋后外侧切口,长约6 cm,切开皮肤后,循股骨大粗隆后方肌间隙进入深层,直达髋关节囊。切开关节囊,剪断股骨头圆韧带,将股骨头脱位。用尖刀将股骨颈部的支持带血供全部切断,并向下剥除支持带直达粗隆间线水平,证实股骨头所有支持带血供被中断后,将髋关节复位,逐层缝合切口。术后肌注青霉素80万U,连续3天,单笼喂养。所有动物均在左侧手术,右侧作为自身对照。术后相同条件下分笼饲养。

(二) 术后各项指标的观察

本方法术后4、8周组股骨头密度增高,骨骺高度降低,骺线模糊,与人类Perthes病的部分X线表现相类似,但未出现骨骺碎裂现象,可能兔为四条腿动物,术后患肢因疼痛负重减少,再加上笼养,活动范围小、所受应力小。术后2周,T_1WI、T_2WI像即表示出股骨头

的低信号变化，此表现类似于 Perthes 病早期的线样症，至术后 4、8 周低信号范围扩大，但逐渐失去均一性，说明此时骨坏死和修复并存，新骨形成和纤维肉芽并存，导致信号的复杂，较好地模拟了 Perthes 病的 MRI 表现。在 MRI 研究时，将两侧股骨标本解剖出来，直接进行 MRI 检查，较在体内检查有优越性。因体内检查时兔体位摆放困难，同时在一次扫描中显示两侧股骨近端较为困难，离体检查较好地解决了体位问题，但应在离体后 2 小时内完成，否则离体时间过久，由于水分蒸发等因素，将影响组织的 MRI 成像。术后 2 周坏死骨髓开始被间充质组织代替，说明此时已开始修复，尤其是术后 4 周组织修复更加明显而活跃。但术后 8 周骨修复进程较前减慢，股骨头未能得到充分的修复，而骨骺坏死却较以前加重。推测术后早期股骨头骨骺和关节软骨依靠关节液的营养，尚能保持其增殖。随着其不断增殖，骨骺厚度增加，导致营养供应障碍，逐步出现基质甲苯胺蓝的淡染。软骨基质中含较多的酸性黏多糖，主要为硫酸软骨素，甲苯胺蓝为碱性物质，甲苯胺蓝染色淡染说明了基质中酸性黏多糖成分减少，关节软骨代谢发生障碍。最后出现散在的软骨坏死。

（三）手术切断血供建 Perthes 病模型的优点

1. 模拟儿童股骨头缺血性坏死的基本原理造成局部缺血；
2. 操作简单，容易掌握；
3. 成功率高，缺血明确；
4. 建模成功时间短。

第五章 儿童股骨头缺血性坏死的影像学

第一节 概 述

儿童股骨头缺血性坏死是一种自限性疾病(self-limited disease),它的特征是股骨头缺血及不同程度骨坏死,而骨的坏死与修复又同时进行。其病因众说纷纭,迄今为止,真正的病因尚未阐明。多发病于4~8岁年龄段,女孩发病更早更重,男女之比为4:1,多为单侧发病,双侧发病只占10%,后发病的一侧病变常较轻,有时可并发髋臼坏死。本病自然病程约需2~4年,愈合后往往遗留不同程度的畸形和关节功能障碍,因此,早期发现、早期诊断和早期治疗显得尤为重要。

为了提高该病的早期诊断率,除了应注意早期临床表现以外,影像学检查以其不可替代的直观性和灵敏性,能发现股骨头病变的范围、部位和程度,为早期诊断及治疗提供依据。

在X线诊断基础上发展起来的医学影像学,早已在临床疾病的诊断和治疗中发挥了举足轻重的作用。众所周知,医学影像学是自20世纪80年代起形成的一门新的医学学科,包括X线诊断(包括计算机X线摄影,CR)、CT、B超、放射性核素成像、磁共振(MRI)、数字减影血管造影(Digital subtraction angiography,DSA)等。当前医学影像学中血管造影,尤其是DSA、各种体层、包括电子计算机体层、超声体层、MRI体层等,在临床应用中日益广泛。

普通X线检查方便、快捷而费用低廉,易于为广大患者所接受,无论是在综合性医院、大型专科医院还是基层地方医院,都可以广泛采用;但由于X线仅是骨内矿物质含量的反应,直到骨吸收以前,不显示任何X线表现,故对股骨头缺血性坏死的早期诊断意义不大。目前CT扫描可获得高分辨力及确切的轴位断层图像,对股骨头可进一步取得较精确的X线诊断。CT扫描主要靠骨小梁的形态分布,即放射状排列的骨小梁改变的情况和骨性关节面中断、破坏等征象诊断股骨头缺血性坏死。CT检查可显示常规X线不能检查出的病变,且显示病变的影像较X线清晰,但CT同样要等骨组织在X线上的密度发生改变时才能作出诊断。随着科学技术的发展,核素骨扫描及MRI应用于股骨头缺血性坏死的诊断,使早期诊断率大大提高。核素骨扫描可在股骨头血供减少,而无早期临床症状时即能显示病变,被认为诊断早期股骨头坏死最敏感,可对早期怀疑有股骨头缺血性坏死的患者进行普查。MRI是目前早期诊断股骨头缺血性坏死的最新的诊断方法。它的图像分辨率目前虽不如CT和一般X线片,但这种限制通过多层次的显示和高度信号对比正常与病变组织可取得补偿。

由于MRI具有较高的软组织分辨能力,其对股骨头缺血性坏死的早期诊断在临床症状出现前一段时间即可显示。部分病例在核素骨扫描中也不能诊断。由于MRI的敏感和它直接多层次的扫描对股骨头坏死的范围和定位与其他的检查比较最为确切,结合典型形态学所见和临床观察,对股骨头缺血性坏死的诊断有很大价值。

DSA通过其高选择性的动脉造影,可清楚显示股骨头的血液供应,其与核素髋关节扫描相比,它具有良好的空间分辨力,结合X线、CT等检查,可为治疗方法的选择提供有效证据。

骨骼系统一直视为超声检查的禁区,该领域是传统X线片的主要检查内容,而超声几乎被遗忘。但近年来,也有学者主张行B超检查。因髋关节有一定空隙存在且以关节囊包绕,这些组织可使声束易于透过,而且各组织都是良好的声学界面,所以髋关节的B超检查显示良好。笔者认为超声不仅可以作为一种筛选检查,并且在许多情况下能获得其他方法无法获得的信息,例如对髋关节、膝关节、韧带损伤,加之彩色血流技术的复合应用,对于术前诊断及治疗能提供更多的信息。关于股骨头缺血性坏死的超声诊断,国外已有报道,但国内罕见报道。此种检查方法是一种方便、无创伤的影像技术,不失为临床诊断,筛选关节系统疾病的良好方法,值得加以推广和研究。

第二节　儿童股骨头缺血性坏死的临床X线检查

X线摄影又称平片,是骨与关节影像检查的基本方法,常作为首选的影像检查手段。平片简便易行,费用低廉,空间分辨率高,甚至优于CT及MRI。X线摄影的数字化,亦称数字X线摄影(digital radiography),是近年来X线平片的新进展,曾先后出现了计算机X线摄影(computed radiography,CR)和直接数字X线摄影(direct digital radiography,DDR),不仅曝光的宽容度大,还大幅度减少了曝光量。

股骨头骨骺坏死的诊断性摄片,一般认为摄骨盆平片(或双髋关节正位片)即可,但我们在临床工作中发现,股骨头坏死部位多位于其前外上方,许多平片难以发现的坏死,在蛙式位片却可呈现股骨头坏死的典型表现,甚至在平片中股骨头外形、轮廓虽光滑完整,而在蛙式位片中已有明显的股骨头塌陷、扇形骨折或出现新月征。因而我们认为,股骨头坏死的X线检查应常规包括双髋关节正位及蛙式位片,必要时可加摄侧位片。

X线检查是临床诊断儿童股骨头缺血性坏死的主要手段和依据,定期摄双髋关节正位和蛙式位X线片,可动态观察病变全过程中股骨头的形态变化,且每一阶段的X线片均能反映出病理改变。

一、X 线表现

本病早期 X 线平片检查可无阳性发现,故对有临床症状者应加摄蛙式位片或短期复查,必要时行磁共振或核素检查。

二、X 线分期

(一) 滑膜炎期

X 线片上主要表现关节周围软组织肿胀,同时股骨头向外侧轻度移位,但一般不超过 2~3 mm,这些非特征性改变可持续数周,此间应进行 X 线片追踪观察。

(二) 早期

X 线片上可见股骨头轻度外移(一般不超过 2 mm)和内侧关节间隙增宽,骨成熟延缓 6 个月至 3 年,股骨头骨骺骨化中心变小,骨纹理消失和密度均匀性增高。少数股骨头前外上部发生节裂,轻度扁平,骨密度不均。由于髋关节肿胀和滑膜增厚,股骨头常向外侧移位,致髋关节间隙内侧增宽,上部间隙亦增大,也为本病的早期 X 线表现。此外,由于股骨头向前外方移位,其前上方承重过度,受压而变扁,股骨头前外侧部出现断裂,可见一条或多条骨折线,(卡菲骨折)。骨骺内积气也是早期 X 线征象之一,表现为股骨头骨骺边缘部及骨骺软骨与骨化中心之间有一新月形透光区,同时可见股骨头变粗短,骨质疏松,骺线不规则增宽,患侧闭孔较小。

(三) 进展期

骨骺坏死与再生修复同时进行,以前者为主,表现为股骨头坏死加重,中心部呈不均匀性增高,骨骺受压变扁,坏死骨质节裂成多数小致密骨块,有时呈现大小不等的囊样变,并在坏死骨周围逐渐出现数量不等的新生骨。骺线不规则增宽,有时骨骺早期闭合,股骨颈因骺内软骨生长障碍而变短,并因骨膜反应而增粗,尤以头部和转子间的外上方显著,局限性骨质疏松和囊样变亦更明显。

(四) 恢复期

若治疗及时,股骨头骨骺的坏死骨逐渐被吸收,节裂消失,新骨逐渐出现,骨结构可完全恢复正常,骨骺亦逐渐恢复其光滑整齐的外形。若治疗延迟或不当,股骨头常呈现蕈样或圆帽状畸形,股骨颈粗而短,头部缩入颈内,或偏斜于前下方,大转子升高,严重者可与髋臼外缘相接触,颈干角缩小而成髋内翻。髋臼因适应扁宽的股骨头而增大、变扁、变浅,外形不规则,并有骨赘增生,有时股骨头外侧可位于髋臼外而形成髋关节半脱位,但一般不影响功能。部分患者晚期髋关节间隙明显变窄,出现继发性退行性关节病。

三、X 线分型

1. Catterall 根据股骨头骺的病理改变,结合其在 X 线片上的受累范围,将儿童股骨头缺血性坏死分为四型。

Ⅰ型:股骨头前部受累,但不发生塌陷,股骨头骨骺基本保持圆形,干骺端正常。

Ⅱ型:部分股骨头发生坏死,其密度增高。

Ⅲ型:约 3/4 的股骨头发生坏死,干骺端受累出现囊样变,全头或半头变扁、硬化,股骨颈增宽。

Ⅳ型:整个股骨头均有坏死,股骨头塌陷,骨骺呈扁状。

但有学者对 Catterall 分型法的可靠性提出质疑,认为不同的观察者对此病的分型常不一致,其中Ⅱ、Ⅲ型分类容易混淆。

2. 1992 年 Herring 等根据骨盆正位 X 线片中健侧与患侧股骨头骨骺外侧柱的活动度,提出了外侧柱分型法。

A 型:股骨头的外侧部有低密度改变,但高度没有丢失(图 5-2-1)。

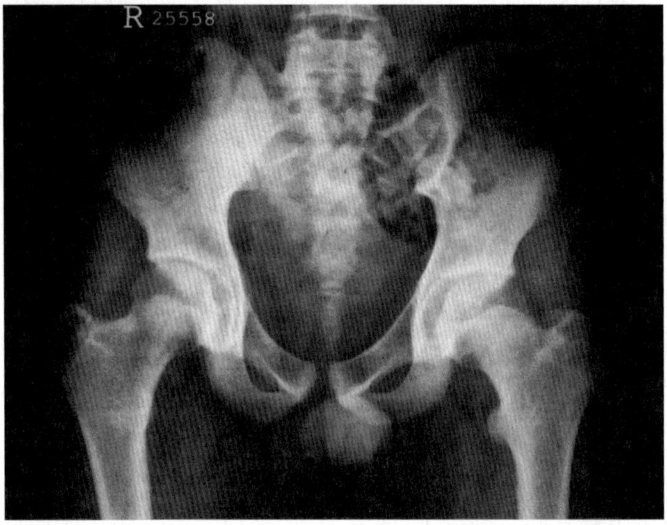

图 5-2-1 右侧股骨头轻度外移,外侧部有低密度改变

B 型:股骨头外侧部分高度丢失,但丢失没有超过原来高度的 50%。判断的方法是与对侧股骨头对比或与早期的 X 线片比较;在 B 型中一个早期的征象是中央部分塌陷低于外侧柱水平,随着病变的发展,外侧柱塌陷被挤出外侧,但丢失的高度不超过原来的 50%(图 5-2-2、3)。

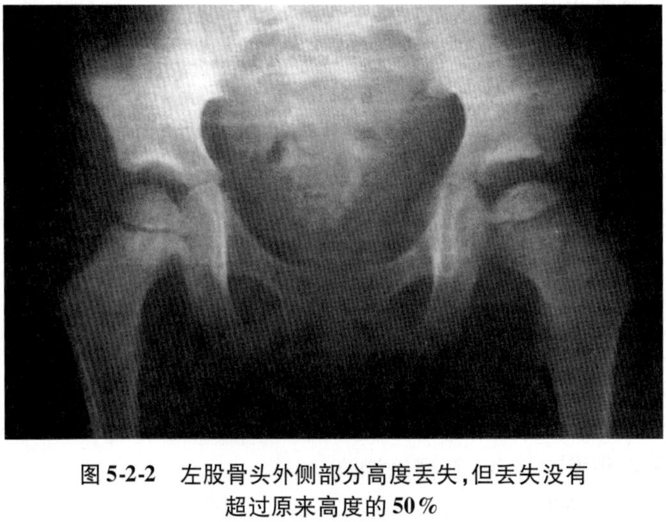

图 5-2-2 左股骨头外侧部分高度丢失,但丢失没有超过原来高度的 50%

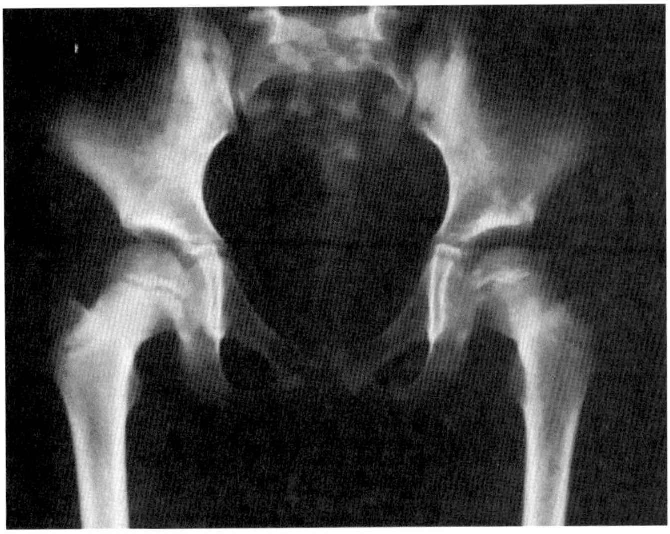

图 5-2-3　左股骨头外侧部分高度丢失，中部塌陷低于外侧柱水平

C 型：外侧柱塌陷超过原来高度的 50%，在塌陷状态的早期外侧柱高度比中央部低（图 5-2-4、5）。

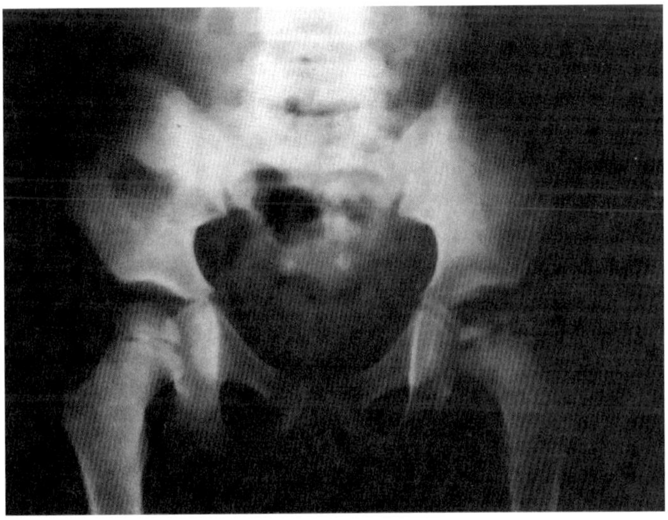

图 5-2-4　左股骨头外侧柱塌陷超过原来高度的 50%，早期外侧柱高度比中部低

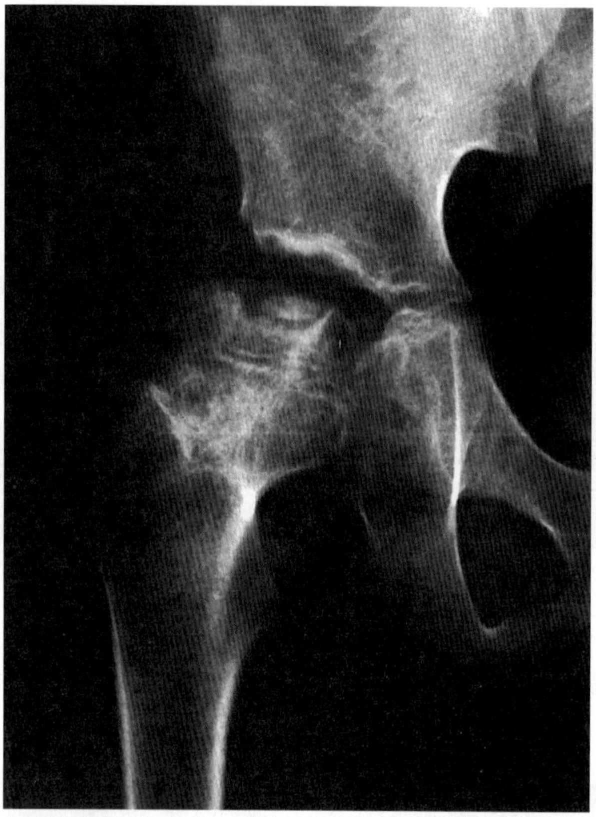

图 5-2-5　晚期中央部塌陷更明显

第三节　儿童股骨头缺血性坏死的核医学检查

一、骨的核医学检查方法

骨的核素扫描是早期诊断股骨头缺血性坏死的重要手段,目前应用于骨骼系统的核素扫描有两大类:一是普通的核素扫描即 γ 摄像。扫描后得出的图像是一张核素在骨内总的分布图像,髋臼与股骨头重叠,为重叠影像。另一类是发射计算机体层成像(ECT),是放射性核素在体内立体图像的显影技术,可利用计算机重建为三维图像,由横切面、冠状面、矢状面或任何角度的剖面进行摄影重建。ECT 又分为两种,即:①单光子发射计算机体层成像(single photo emission computed tomography,SPECT);②正电子发射计算机体层成像(position emission computed tomography,PECT)。SPECT 实际上是一个可旋转的 γ 照相机,目前已普遍应用于临床。目前认为,核素显像中诊断股骨头缺血性坏死的灵敏度,因子分析图像最高,SPECT 次之,骨三时相显像最低。

二、核医学骨显像的基本原理

目前常用的示踪剂是 ^{99m}Tc-HMDP。当示踪剂进入人体后,部分进入骨组织,大约 60% ~70% 与骨内的羟基磷灰石晶体结合,可大量固定于脱水骨和新生骨的表面。如

^{99m}Tc-HMDP 其被动扩散的速度取决于 MDP 的分子量。动态相中,其放射活性曲线主要反映股骨头血管的血流量。骨内血液供应增多,则局部摄取放射量增加,表现为放射性浓集,称为热区;局部缺血则摄取量减少,称为冷区。当血流受阻时,血流量减少,秒时间活性曲线下降或后移。血池相中,主要反映股骨头静脉血液回流状况,如股骨头静脉血流淤积不畅,则放射性强度明显增高。静态相中,其示踪剂沉聚于骨组织的机制,尚未完全清楚,但一般认为其放射活性与成骨细胞活性、矿物盐的交换速度、新骨形成的量及细胞酶等有关。

目前,临床上通常以健侧放射活性为基准,分析患侧股骨头放射活性缺损或浓聚与否来预测和诊断股骨头缺血性坏死。一般根据 γ 图像进行判断的定性指标和计数率进行判断的定量指标。

总之,局部骨骼中放射性核素的聚集情况主要受以下两个因素的影响:①局部骨骼供血量,供血丰富,放射性增加,骨的显影增强;②骨骼生长或新生骨形成活跃时,通过离子交换、化学吸附和有机结合,使局部放射性核素增加。股骨头缺血性坏死早期,局部血供和代谢低下,患侧股骨头对放射性核素的摄取减少,患头/健头比降低。且可根据患头/健头比降低的幅度,判断缺血坏死的严重程度。以后,坏死区出现修复后,可使骨显像表现为患侧股骨头放射性浓聚,患头/健头比增高。少数患者在平面显像时表现为一致的放射性浓聚,而 SPECT 体层显示浓聚区中间有稀疏区,这是由于放射性核素的空间重叠,平面显像有可能掩盖小的放射性减低区。此外,股骨头的一部分被髋臼包含,修复过程中,髋臼的放射性浓聚,对平面显像也有一定影响,SPECT 可除去髋臼的放射性重叠,结果更为可靠。

三、核素扫描检查在儿童股骨头缺血性坏死中的应用

(一) 正常股骨头的核素扫描图像

正常股骨头核素扫描图像是左右对称的,由于儿童股骨头骺、干骺端及大转子骨骺血液供应丰富,放射性浓度较强。

(二) 儿童股骨头缺血性坏死的核素扫描图像

1. 多数学者根据目测及定量比值结果将核素髋关节显像分为五期:

0 期　股骨头、股骨干放射性分布正常,头/干比值为 2.49 ± 0.7。

Ⅰ期　股骨头可见局限性放射性分布减低区,头/干比值低于正常。

Ⅱ期　股骨头可见局限性减低区,周边有环形或新月形放射性浓聚带,头/干比值减低区接近或低于正常,浓聚带高于正常。

Ⅲ期　整个股骨头呈球形或类球形明显浓聚,头/干值明显增高。

Ⅳ期　股骨头、颈呈不规则浓聚,有时内侧不对称,头/干比值也明显增高。

2. 笔者认为核素骨显像分为三期,即早、中、晚更为确切,但无论何种分期,与 X 线等分期不完全相符。

早期:坏死股骨头表现为放射性摄取减少、缺损或冷区,而无周围浓聚反应,头/干比值低于正常。

中期:坏死股骨头表现为放射性缺损区周围有浓聚反应,形成所谓"炸面圈"征。头/

干比值减低区接近或低于正常，浓聚区高于正常。

晚期：整个股骨头呈球形或类球形明显浓聚，有时可为不规则浓聚，头/干比值明显增高。

与X线检查相比较，核素检查大约可提前6～9个月确定坏死范围，提早3～6个月显示坏死区的血管再生。

第四节　儿童股骨头缺血性坏死的CT检查

儿童股骨头缺血性坏死的CT检查是从横断面观察死骨的大小、吸收带和新生骨带，克服了影像的重叠及软组织结构分辨不清的缺点，把毗邻的不同器官和组织直接显示成清晰的图像，极大地提高了病变的检出率和诊断的准确性。

一、CT简介

computed tomography(CT)，自1970年首先由Housebield临床应用于头部扫描，之后，1974～1975年Ledly等进一步研究制作全身的CT扫描机，将这种原来只用于头部的CT扫描扩展到全身各个部位，从而提高了对股骨头坏死的早期诊断率。其优点如下：

1. 三维图像观察股骨头结构形态，除外了X线摄片的单维显像，骨结构相互重叠，难以观察局灶骨质改变的不足。

2. CT成像对组织有较高的密度分辨率，能清楚地显示不同组织结构层次，并且对病变部位可选择性测定CT值，从而判断其病变的性质，故CT检查可显示常规X线不能检查出的病变。

3. 可以避免多种结构的影像重叠，明确区分病变骨质的位置、大小与形态，利于精确测量和动态随诊。

二、正常儿童髋关节CT表现

正常儿童股骨头外形光滑、完整，在横断面上呈圆形，周围有一光滑均匀的线样骨板壳，为股骨头周边的骨皮质。骨小梁于股骨头中央较粗密集，向股骨头表面呈放射状或伪足样分支排列，骨小梁由粗变细，延伸到股骨头表面，有的骨小梁增粗呈丛状或轻度融合，即星芒征(asterisk sign)。1982年Dilhmann首次提出正常股骨头的星芒征，并认为星芒征分支成丛、成簇和分支融合是股骨头缺血性坏死的早期CT征象。股骨头内侧可见双环征。髋臼中心呈凹面，髋臼前部小，后部大，与股骨头的关节间隙等宽，髋臼中心凹陷较深，与股骨头间隙较宽，容纳圆韧带和脂肪垫，髋臼底骨皮质均匀等薄，表面光滑。

此外，儿童髋关节在骨化过程中，CT扫描尚可出现股骨头透亮环征、双弧线征、新月征、Y形软骨钙化及钙化簇和小凹征，作为临床医生应当熟悉这些特点，以减少误诊。

三、儿童股骨头缺血性坏死的CT表现

儿童股骨头缺血性坏死的病理组织学改变可分为两个阶段：①以细胞坏死为特征的骨死亡阶段；②以血管再生，骨小梁吸收，骨质再生为特征的修复阶段。骨死亡阶段X线及CT检查时无异常发现，X线及CT所见到的改变为修复阶段，即股骨头坏死的CT表现

是骨坏死后的继发病理改变。坏死骨在失去血运的一段时间内，死骨周围无肉芽组织吸收，此时死骨与活骨无明确界限，CT 表现正常，但核素扫描可早期发现冷区。

目前国内多应用如下分期：

（一）初期

显示有少量关节积液和关节内滑膜肥厚征象，即股骨头骨骺、干骺与关节囊之间低密度影以及髋关节间隙轻度增宽，以内侧为主（图 5-4-1）。

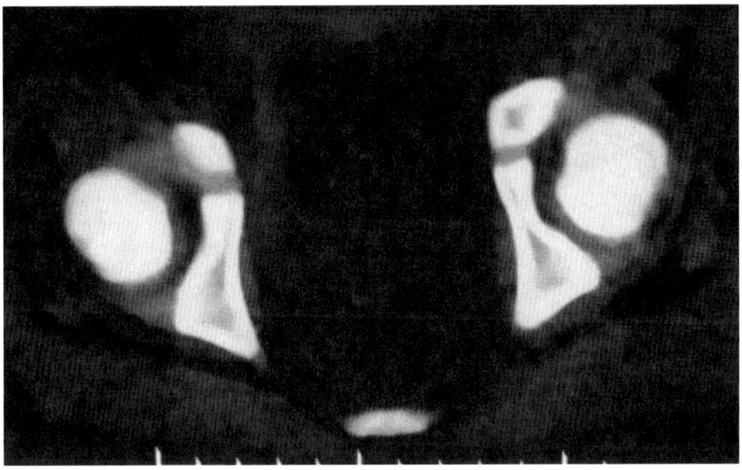

图 5-4-1　初期 CT 表现

（二）早期

骨骺出现延迟或变小，发育较正常儿童迟缓 3 个月 ~3 年不等。骺软骨较正常侧变厚。骨骺变小，密度均匀增高，正常骨纹消失。因重力作用，骨骺前上方或全部受压变扁，并出现骨折线，前上部边缘骨皮质下可有新月形低密度透光区（新月征）。干骺端邻骺线骨质内有囊样软组织样低密度区，周边多有高密度硬化边围绕。股骨颈粗短，骨质疏松（图 5-4-2）。

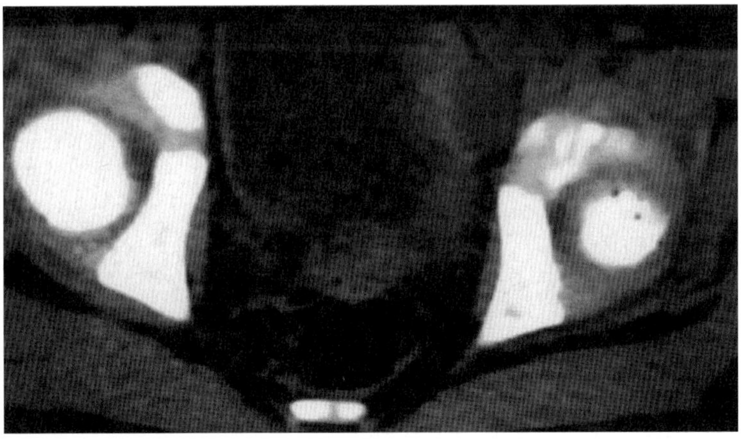

图 5-4-2　早期 CT 表现

（三）进展期

高密度骨骺内出现多发、大小不等的囊样、条带状或不规则软组织样低密度区，骨骺节裂成多个高密度硬化骨块。软组织样低密度透光区周围因有数量不等的新生骨形成，而出现高密度硬化缘。干骺部粗短，局限性骨密度下降和囊样软组织样低密度区更明显。骺线不规则增宽，有时可见骨骺早期闭合（图 5-4-3）。

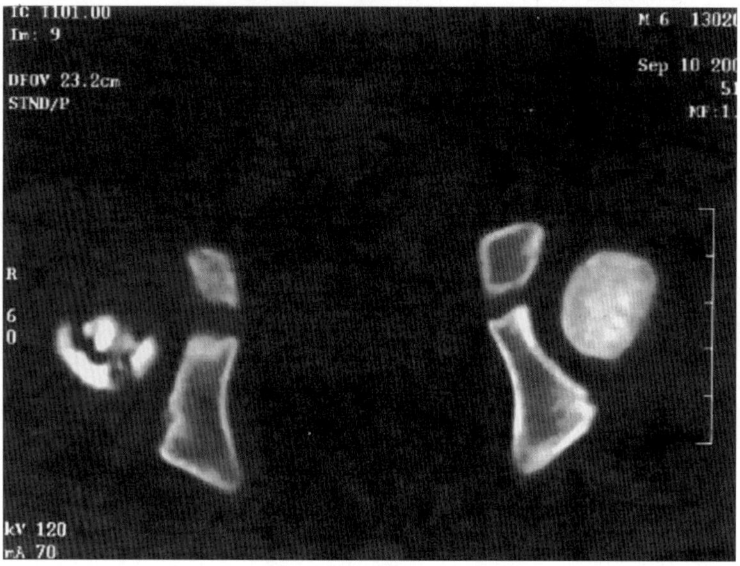

图 5-4-3　进展期 CT 表现

（四）晚期

若临床治疗及时，股骨头骨骺大小、密度及结构可逐渐恢复正常。如治疗延迟或治疗不当，常遗留各种畸形。冠状重建图像上，股骨头呈现蕈样或圆帽状。股骨颈粗短，大粗隆升高，头部缩入颈内或偏斜于前下方，颈干角缩小而致髋内翻。髋臼增大且扁而浅平，外形不规则，髋关节半脱位。继发性关节退行性变可出现骨质增生和关节间隙变窄（图 5-4-4）。

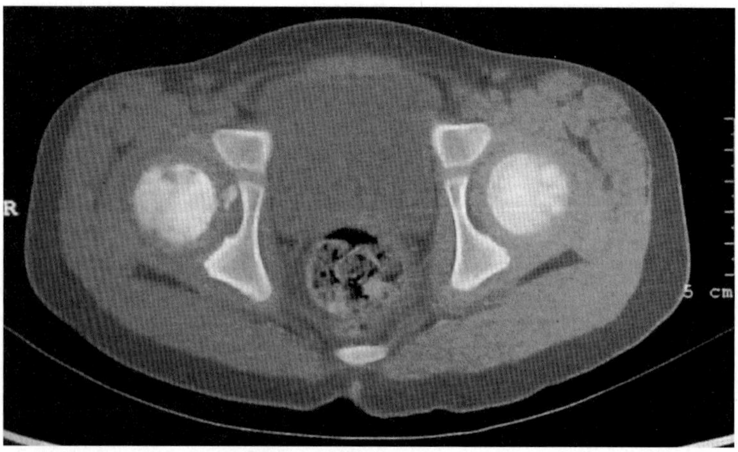

图 5-4-4　晚期 CT 表现

第五节　儿童股骨头缺血性坏死的MRI检查

磁共振成像(magnetic resonance imaging,MRI)是利用含奇数电荷的原子核在磁场内共振所产生的信号,经计算机重建成像的一种影像学技术。自20世纪80年代初投入临床应用以来,随着技术不断的发展和改进,为临床诊断提供了大量重要的疾病诊断信息,显示出了很大的优越性和应用前景。

一、MRI成像的基本原理

磁共振成像原理和成像系统包括核磁共振现象(nuclear magnetic resonance)、磁场(magnetic field)、梯度系统(gradient system)、射频脉冲(radiofrequency,RF)、激发(excitation)、信号采集(acquisition)和计算机重建成像等过程。

磁共振成像是将人体置于特殊的磁场中,利用人体中的氢原子核和磁场的作用,产生种磁共振信号,这种信号经过电子计算机处理,重建人体内部图像的成像技术。其原理是把带电旋转的原子核看成是一个小磁铁,称为原子核自旋或核自旋。当把原子核放入几百或几千高斯的均匀强大磁场内时,则原来呈各种方向自旋的核自旋,方向统一,速度加快。此时若施加特定频率的射频时,则体内的氢原子核与之产生共振,并放射出相同频率的电磁波。而当将此特定频率的射频切断时,不仅共振减弱,而且电磁波放射也减弱。把这些电磁波放射的强度、减弱的速度等数据,用电子计算机进行处理,制成重建的主要显示氢原子分布的图像和主要是组织内水分子的生化学结合的图像,就是磁共振成像。

磁共振成像与CT比较,其优点是:①无X线辐射作用,对人体无任何损伤;②微小的水分差和脂肪成分差就足以产生对比度;③不用转动病人和机器,即可获得各种方向的体层图像,更有助于对立体结构的分析;④无骨与空气引起的伪影,对病变分辨率高;⑤无需使用造影剂,对碘过敏的病人也能适用。

二、MRI图像灰阶与参数的关系

MRI图像灰阶及是MRI信号强弱的记录:

1. 脂肪组织　脂肪的P值甚大,由于氢核的密集,其T_1值又短,所以在灰阶上处于最浅像一端,密度极高,骨骼有深色骨皮质的衬托都能清楚地显示。

2. 骨骼　这是MRI图像最独特之处,骨骼在CT或超声图像上都是高密度结构,而在MRI图像上则骨皮质完全透明,呈深黑色,其内骨髓质密度较高而有明显的对比。原因为骨皮质是人体内最致密的固体,其P值即小,T_2值更短,不到12 ms,所以无信号可回收。

3. MRI表现　磁共振成像检查可从冠状和轴位切层观察。由于坏死的股骨头内组织结构不同,T_1、T_2加权均产生不同的信号。MRI图像上的低信号(黑)和高信号(亮)及中等信号均反应不同的病理变化和组织结构。在MRI中,骨皮质及硬化的质子密度低,在T_1加权像(T_1WI)及T_2加权像(T_2WI)上均表现为低信号,而含脂肪的骨髓及缓慢流动的血液则为高信号。液体及病变组织在T_1WI上为低信号,至T_2WI信号升高。

三、正常儿童股骨头 MRI 表现

正常儿童的股骨头骨骺在 T_1 加权像和 T_2 加权像均呈高信号；而关节软骨在 T_1 加权像呈中等信号，在 T_2 加权像呈低信号。骨骺是整个股骨头信号强度最高的区域，干骺部的信号强度比骨骺略低，骨髓的信号强度在多数情况下与骨骺相似。髋臼的骨松质信号强度较股骨头稍低但不均匀，髋臼的骨性关节面为低信号。冠状位 T_2 加权像上关节液呈高信号，包绕股骨颈皮质之外和关节囊附着处的陷窝；轴位呈条带状，包绕在股骨头周围。而在 T_1WI 上关节液表现为低信号。Mitchell 等发现在正常髋关节中 83% 可在 T_2WI 上看到高信号的少量关节液，但仅为儿童，随着年龄增加而逐渐减少；5% 有中等量液体。而在股骨头缺血性坏死时关节液增多。正常儿童和青少年股骨颈黄红骨髓分布均匀，比无红髓之股骨头骺信号稍低。

四、儿童股骨头缺血性坏死的 MRI 分期

儿童股骨头缺血性坏死（Perthes 病）的股骨头骨骺 MRI 信号强度与正常股骨头不同。Perthes 病没有成人股骨头坏死 T_2 加权像双线征那样的特征性 MRI 表现。其基本表现在早期 T_1 加权像骨骺出现低信号，T_2 加权像出现强度不一的信号。随着病程进展，会由于修复或肉芽组织的形成而使得信号强度更加不同。

Perthes 病的病理过程包括炎症期、碎裂期、修复期、重建期几个阶段。

在炎症期，MRI 上骨骺低信号，多伴有滑膜和软骨增厚、关节积液的滑膜炎表现。

在碎裂期，MRI 呈低或中等强度信号。

随着修复过程的进行，MRI 的信号强度逐渐增高，用钆增强可较好地显示早期修复。Hochbergs 等指出在诊断后 1～3 年骨骺信号增强并达到高峰。在诊断后 6 年骨骺信号强度可恢复正常。

然而对于 Perthes 病的诊断目前常用的还是依据 X 线片的表现，以 Catterall 的四类分型和 Herring 的三柱分型使用较多。其他的如核素扫描以及关节造影都曾用于 Perthes 病的诊断。有关 Perthes 病的 MRI 和 X 线表现的对比研究已有很多报道。Bos 等比较了 Catterall 各类型的 X 线片和 MRI 表现。

第一类患者 MRI 上表现为骨骺上方 T_1 加权像和 T_2 加权像低信号强度区，其周围的骨骺信号一直不变。T_1 加权像随坏死区变小逐渐呈高信号区，而干骺端不改变。

第二类的 MRI 表现为前外侧出现低信号线。T_1 加权像可见半月形修复组织界面。在 T_1 加权像和 T_2 加权像可见骨骺前上部有小的圆形低信号区，为未吸收的坏死骨。干骺端囊样变在 T_1 加权像表现为中等信号强度，在 T_2 加权像表现为高信号强度，周围环绕关节软骨增厚的低信号带。

第三类的 MRI 最早表现为冠状位 T_1 加权像和 T_2 加权像的修复组织界面。界面的中央区域涉及骺板。干骺端出现低信号环，T_1 加权像上环中央为中等信号强度，T_2 加权像上为高信号强度。6 个月后 MRI 示头变扁。

第四类的 MRI 最早期表现为软骨下低信号，骨折线贯穿整个骨骺。骨骺在 T_1 加权像和 T_2 加权像呈中等信号强度。6 个月后修复期组织界面的低信号带超过骺板。再过 6 个月，整个股骨头的关节软骨增厚，骨骺和干骺端的信号强度增加，示新骨形成。

虽然 Catterall 分类的临床应用价值已受到置疑，但这一研究更重要的价值在于动态地观察 MRI 的表现，使我们多一分了解 X 线片上不同密度和外形表现的意义。

综合上述分类方法并结合笔者的临床经验，认为将股骨头缺血性坏死的 MRI 表现分为三期，即早、中、晚期更为确切。

早期：主要为滑膜炎和少量关节积液。关节液为线样长 T_1、长 T_2 信号，位于头臼关节软骨之间和骺软骨及干骺与关节囊之间，于髋臼边缘处可为三角形。短 T_1、中等 T_2 信号的骨骺出现延迟或变小，骺软骨及骺板软骨增厚（图 5-5-1、2）。

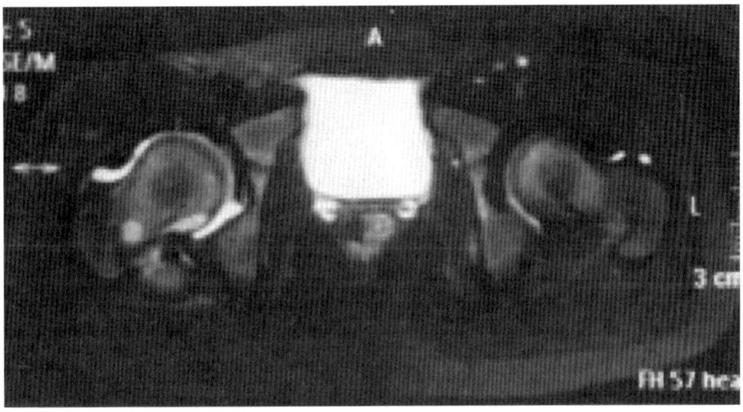

图 5-5-1　早期 MRI 表现 A

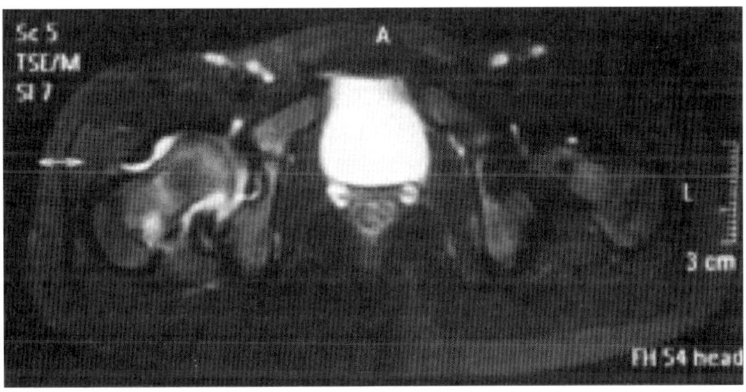

图 5-5-2　早期 MRI 表现 B

中期：随病程进展，骨骺变扁，并呈长 T_1、短 T_2 信号改变或同时出现条带状、结节状及不规则形长 T_1、长（短）T_2 信号区，干骺端近骺板处示类圆形长 T_1、长 T_2 信号结节，伴长 T_1、短 T_2 信号缘，和（或）干骺端大部呈长 T_1、等长 T_2 信号区，骺软骨及骺板软骨厚薄不均（图 5-5-3、4）。

晚期：骺线不均匀变窄或提早消失。股骨颈粗短，大转子相对增大并上移。骨骺信号可逐渐恢复正常，但可较对侧扁平。骺软骨不同程度增厚，厚薄不均，甚至不连续。关节囊亦较健侧增厚 3 mm 左右。关节内游离体 T_1WI 和 T_2WI 均呈低信号图（图 5-5-5、6）。

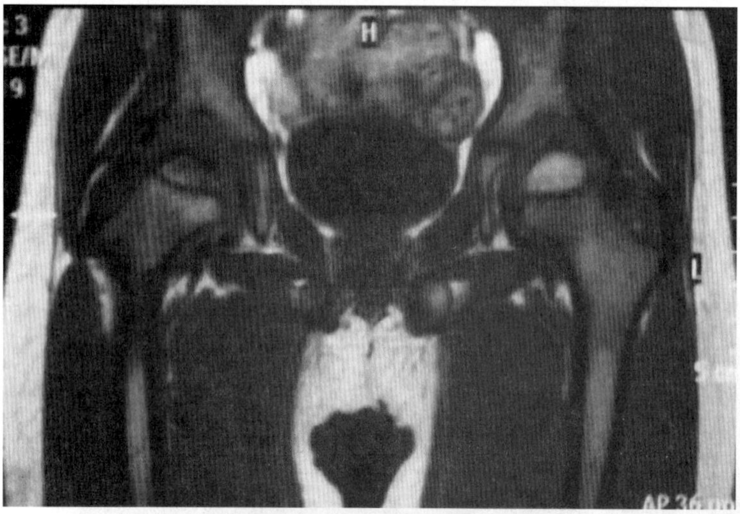

图 5-5-3　中期 MRI 表现 A

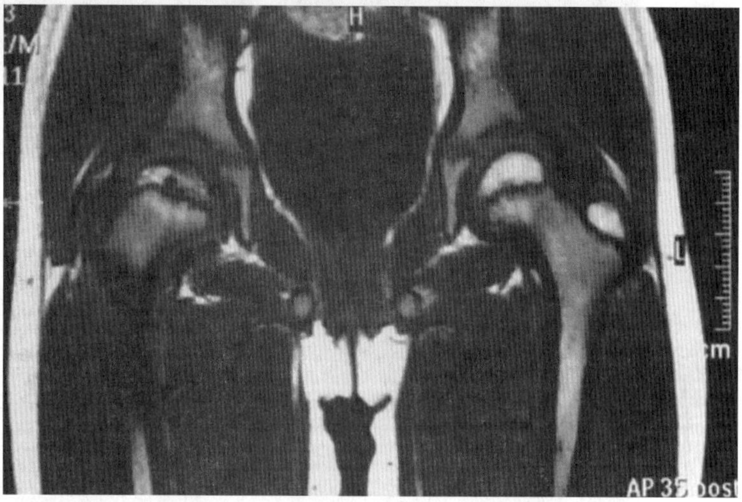

图 5-5-4　中期 MRI 表现 B

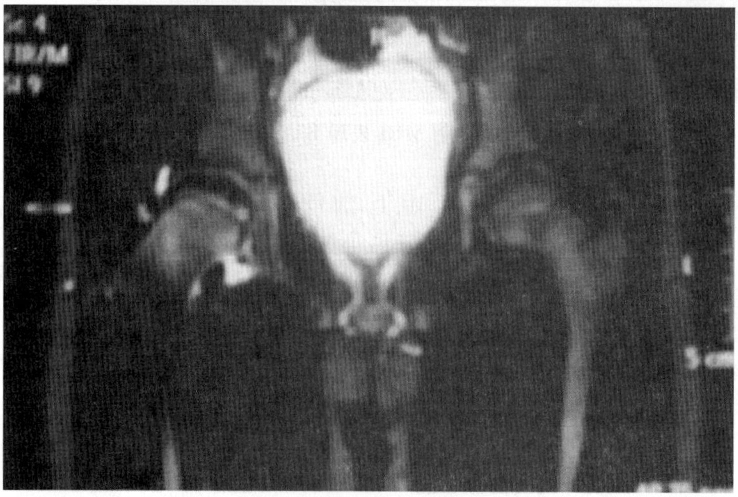

图 5-5-5　晚期 MRI 表现 A

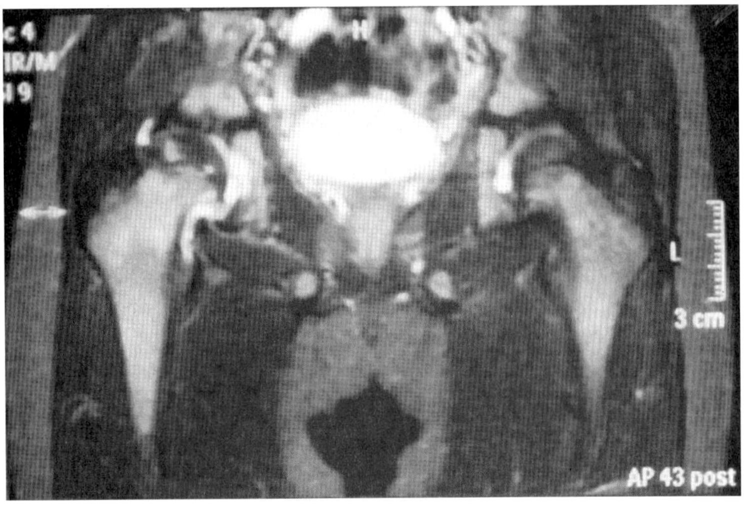

图 5-5-6 晚期 MRI 表现 B

第六节 数字减影血管造影(DSA)检查

数字减影血管造影(digital subtraction angiography,DSA)目前这一方法已被广泛临床应用。其优点为操作简便,成功率高,对受检者几无痛苦,身体上任何部位的血管都能达到,可进行选择性血管造影,省时省事。

一、DSA 的原理

基本原理是 X 线透过人体后被衰减的信息不用 X 线片感光,而用影像增强器接收,再用高分辨力的摄像机对增强后的图像按一定的矩阵分成许多小方块(像素)作一扫描,经过模数转换器将每个像素的不同信息(代表相应解剖部位的不同密度的影像)转换成不同数字,然后储存起来,紧接着摄取血管造影图像(病人位置保持原状),影像再按以上程序处理,然后计算机把造影前后两次所得的数字相减,得出减影的数值,再经模数转换器换成各种不同的模拟灰度,在阴极射线管上构成减影图像,这些图像中原来重叠的骨、软组织的影像均已减去,仅显示出含造影剂的血管影像。

二、DSA 的主要优点

1. 对比分辨率高　DSA 较胶片的组合信/噪比和对比分辨率明显增高。借助其高分辨力,可以区分高度狭窄和完全闭塞。

2. 造影剂浓度低、剂量少　利用 DSA 的高分辨率,仅用常规血管造影剂剂量的 1/2 或 1/3 即能清楚显示病变,从而减少病人肝、肾等脏器对造影剂的负担。

3. 实时显影　DSA 可将造影全部结果显示在荧光屏上,并储存起来,操作者可随时根据显影的血管情况继续或停止摄片,也可对所摄图像立即进行分析,并选择满意的图像经照相机多帧摄片。造影过程的各个时期均不会遗漏。

4. 透视增强与影像后处理　经计算机增强的透视监视屏对极细导管和导丝的分

辨力更强。此外，DSA 还具备有图像后处理功能，因此成像后仍可部分的改善影像质量。

三、正常儿童髋关节 DSA 造影表现

支持带动脉为供应股骨头及骺的主要血管。幼儿及儿童发育中的股骨头骨化中心，由关节囊动脉接受血供。儿童股骨头韧带动脉不进入股骨头，亦不供应生长的股骨头，仅有极小动脉伴随股骨头韧带及其附着处的纤维组织至股骨头凹区。Trueta 研究发现，4～8 岁儿童只有一条血管即外骺动脉供应股骨头的血液。8 岁以后由圆韧带血管和外骺动脉两条血管提供血运。

四、儿童股骨头缺血性坏死 DSA 造影表现

1. 早期　选择性旋股内侧动脉造影可见上关节囊动脉或外骺动脉迂曲、变细，梗阻或不充盈，静脉淤滞。

2. 中、晚期　当股骨头坏死周围出现囊性变或吸收带变形时，即可见外骺动脉或旋股内侧动脉深支(升支)变细、完全梗阻或再通，死骨周围出现血管增多区。这种再通可能是通过臀上动脉或旋股外侧动脉之间的侧支循环建立的(图 5-6-1、2)。

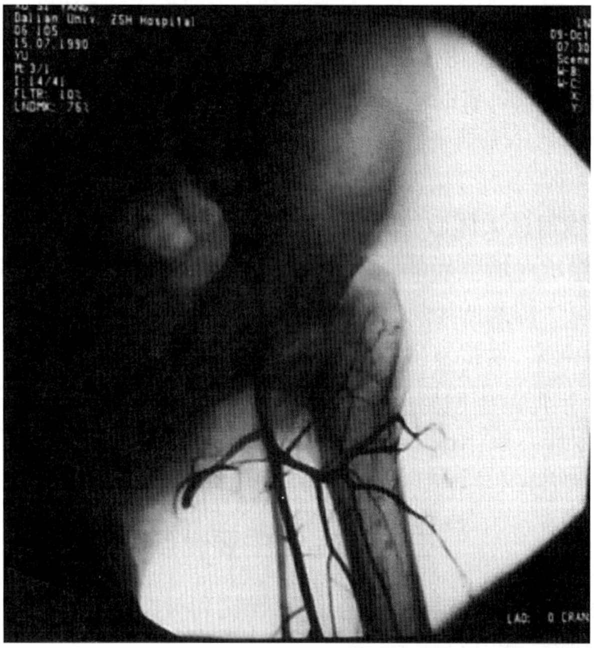

图 5-6-1　中晚期 DSA 表现 A

应该指出的是，虽然 DSA 能够准确地反映股骨头内血流变化情况，但因其为有创操作，故笔者认为应经临床查体和影像学确诊后进行 DSA 检查，而不应该作为确诊 ONFH 的依据，从而避免给患者造成不必要的创伤。

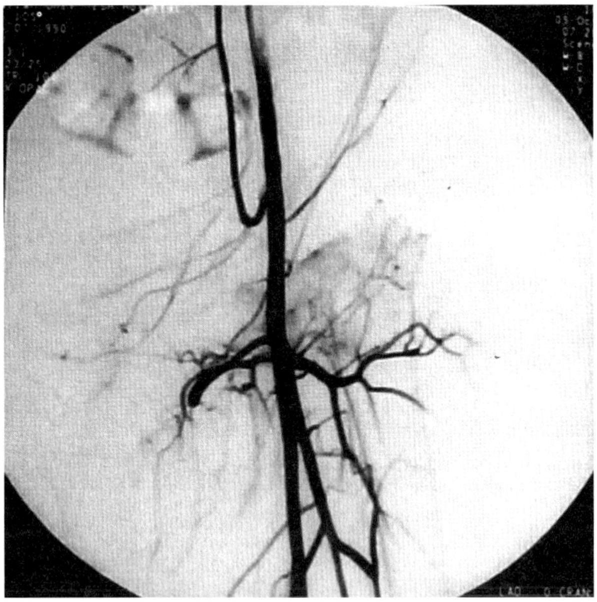

图 5-6-2　中晚期 DSA 表现 B

第七节　儿童股骨头缺血性坏死的 B 型超声检查

一、B 超对儿童股骨头缺血性坏死检查的优点

1. B 超对早、中期，特别是早期儿童股骨头缺血性坏死的发现和诊断有一定意义。

2. 对于 X 线平片检查正常而又有诱因不明的髋关节疼痛、跛行、髋关节活动受限者可行 B 超检查，早期诊断。

3. B 超检查简便、经济又无放射损伤，为无 MRI、CT 的基层医院诊断股骨头坏死提供了一个有益的检查方法，特别是中、晚期患者。

二、正常儿童股骨头声像图表现

正常股骨头骨骺呈半月状光滑的强回声带，股骨头中心见泪点状强回声为圆韧带附着点。股骨头内部为细腻均匀的弱回声，关节腔清晰，可见血流频谱，血流速为 10 ~ 15 cm/s。

三、异常儿童股骨头声像图表现

股骨头缺血性坏死的患者，声像图上可以表现出股骨头坏死的两个最基本的征象：

1. 股骨头坏死的早期，股骨头骨骺均匀一致性回声增高，表面不光滑，髋关节的内侧间隙增宽；有关节积液（图 5-7-1、2）。

2. 中、晚期关节腔变窄，模糊不清，半球表面弧形线不连续，增厚、粗糙、锯齿状，股骨头内部回声减低，血流速度减慢 5 ~ 8 cm/s 或不显示血流频谱（图 5-7-3、4）。

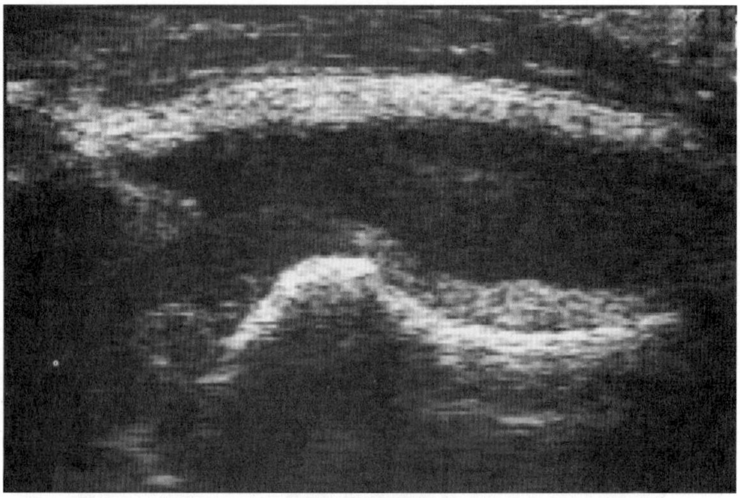

图 5-7-1　早期 B 超表现 A

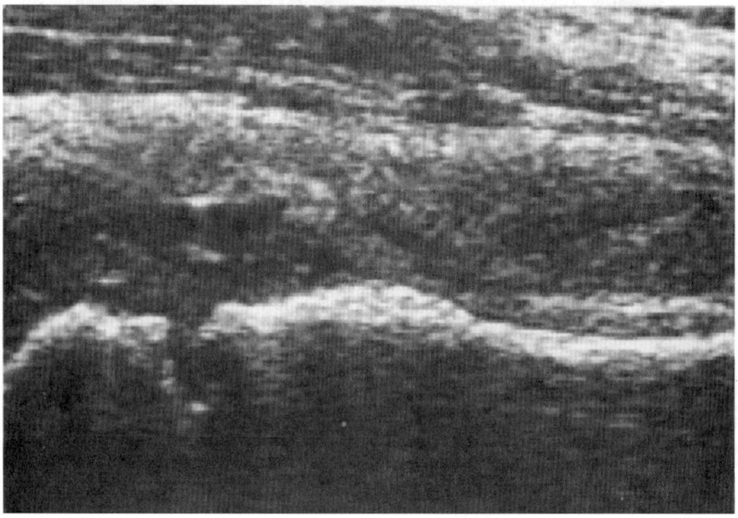

图 5-7-2　早期 B 超表现 B

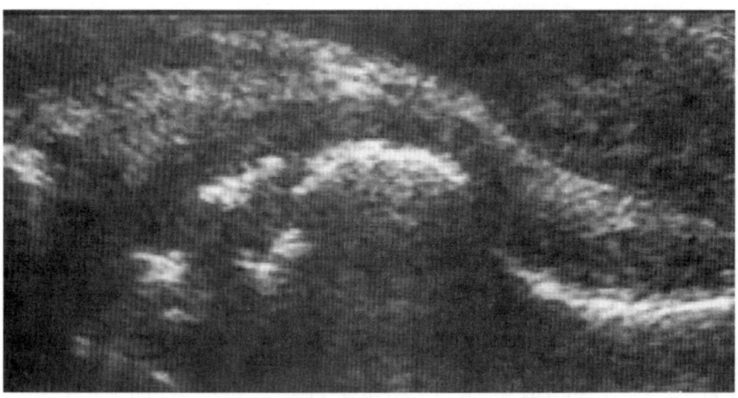

图 5-7-3　中晚期 B 超表现 A

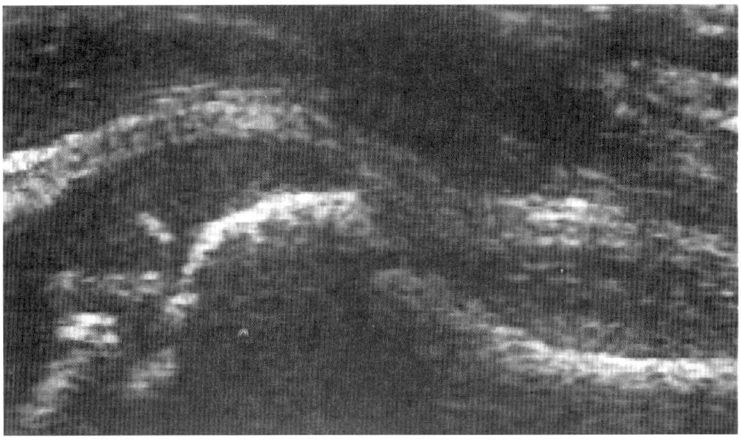

图 5-7-4　中晚期 B 超表现 B

第八节　小结与述评

医学影像学检查的目的是诊断儿童股骨头缺血性坏死，为治疗方案的选择提供客观依据，因为特发性股骨头缺血性坏死病变早期，股骨头骨骺无塌陷，关节软骨无破坏，此时得到诊断并迅速采取有效治疗措施，则可防止病变的进一步发展，阻止病理过程的演变，而且早期治疗方法简便，治愈率高，疗效好，可大大改善关节功能，减少病残率，避免出现髋内翻或扁平髋。因此，提高儿童股骨头缺血性坏死的早期诊断，是医务工作者首要关心的问题。

笔者认为对有儿童股骨头缺血性坏死早期症状者，如髋关节或膝关节疼痛的患者应常规行 X 线检查，包括平片及蛙式位片，如为阴性，但怀疑有该病，则应考虑行核素髋关节扫描，核素髋关节扫描特别适用于有儿童股骨头缺血性坏死倾向者，如与髋关节滑膜炎鉴别，但费用昂贵。但核素扫描必须结合 CT 检查才能做到早期诊断，因为核素扫描是一项非特异性检查，只是一种定性指标，常规检查空间分辨力差，并且非专业人员难以掌握，设想如仅靠核素扫描提示儿童股骨头缺血性坏死来让临床医生诊断及治疗，是不切实际的。而 CT 扫描可获得较精确的股骨头影像，并且能判定病变的部位、范围及程度，二者结合可早期诊断股骨头缺血性坏死。对 X 线检查阴性者，也可直接行 CT 检查或高分辨率 CT 检查（high resolution computer tomography scan，HRCT），认真观察股骨头骨骺内骨小梁的分布情况，同样可做到早期诊断。当然，MRI 是目前公认的早期诊断股骨头缺血性坏死最敏感，特异性最高的方法，因可对股骨头骨骺内的脂肪细胞进行观察，所以早期即可诊断股骨头缺血性坏死，并兼有核素扫描和 CT 的特点，如条件许可则应对可疑病例首选 MRI。DSA 最常应用于颅脑，对于四肢动脉特别是细小动脉，如股骨头血供的 DSA 检查，目前笔者还没有太多的临床经验，但 DSA 可清晰显示股骨头上、下关节囊动脉的血液供应情况，为诊断提供良好而确切的提示。但因其设备复杂、费用高，很难在广大基层医院普及。但笔者相信，随着医学科学的发展，血管造影必将在股骨头缺血性坏死的早期诊断和治疗方面发挥更大的作用。

第六章

儿童股骨头缺血性坏死的诊断与鉴别诊断

第一节　症状与体征

儿童股骨头缺血性坏死有一系列征象，详细检查可获早期诊断。儿童股骨头缺血性坏死是儿童在生长发育的过程中的病症，能得到早期诊断和有效的治疗，可迅速康复，不留后遗症，是众多家长的迫切希望和要求。本病是由多种因素引起，主要是儿童股骨头骨骺与干骺区血流中断引起。

一、症　　状

本病起病隐袭，大多发生于3～12岁的儿童，6～8岁为发病高峰期，16岁仍有发病者，发病年龄越小，往往病情越轻，而且恢复越好；反之，发病年龄越大，股骨头畸形越重，成年后越易继发骨关节炎。男多于女，约为4∶1，女孩预后差。左右侧均可发病，无明显侧别差异，单侧发病者居多，双侧者仅占15%，女孩双侧发病者很少，双侧发病者后发病的一侧往往病情较轻。本病有遗传倾向，约9%的患儿其直系亲属患有同病。患者与总人口之比为1∶1200，自然病程约为4年。

本病的主要临床表现如疼痛、跛行、髋关节活动受限，以及关节内压和骨内压增高。初起病时，可仅觉髋部不适而无疼痛，有的诉说有发僵感，不能进行剧烈活动或长时间站立和奔跑，接着可出现疼痛，开始时疼痛比较模糊，常诉说腹股沟区、大腿内侧和膝部内侧疼痛，髋关节活动、走路多或奔跑均可使疼痛加重，休息后减轻。在滑膜炎期，患儿常将髋关节保持于轻度屈曲外旋位，以扩大关节腔容量，髋关节前面常有压痛。成年后，由于继发髋关节骨性关节炎而疼痛持续存在。

跛行是本病早期临床表现之一，开始时跛行比较轻微，以后逐渐明显，可因疼痛而出现典型的防痛步态，其特点为：患肢触地相明显缩短，跨步相正常，双足触地相延长，也就是患肢一着地便立即抬起来。当髋部畸形显著时，由于髋外展肌功能紊乱，而出现明显

Trendelenburg跛行，行走时健侧骨盆上、下起伏，躯干来回摆动，亦称偏臀步态；双侧患者，行走时骨盆两侧交替起落，躯干也同时左右摆动，像鸭子行走一样而称为鸭步。成年后，继发髋关节炎，髋部疼痛僵硬不能正常行走，因而造成残疾。

二、体　　征

大多数患儿均有髋关节活动轻度或中度受限，各方活动均受限制，外展、内旋受限更为明显，强迫活动髋关节时，可引起疼痛和肌肉痉挛。在股骨头骨骺前上部受累，患髋伸直时下肢内旋幅度大，而屈髋时内旋幅度减少。肌肉痉挛可在发病初期出现，臀部和股部肌肉可发生轻度萎缩，患肢可有轻微缩短。当最初的急性疼痛和肌肉痉挛消失后，通常是经过一段时间的卧床休息和牵引，髋关节活动范围可恢复正常或接近正常。晚期，由于继发髋关节骨关节炎而各方向活动明显受限。具体如下：

1. 压痛　以腹股沟中点下2 cm处压痛明显。在急性无菌性炎症期压痛加重。

2. 下肢活动痛　在急性无菌性炎症期表现明显，且大粗隆部也有叩击痛。在非急性无菌性炎症期表现不明显。

3. 肿胀　急性炎症期髋关节有肿胀，系充血、渗出所致。非急性炎症期无明显肿胀。

4. 功能障碍　早期炎症期以外展、内旋功能障碍为明显，后期由于髋关节畸形而各方向功能活动均受限。

5. 骨盆倾斜　因患肢短缩所致。

6. 步态异常　早期跛行是由于髋关节疼痛、骨盆倾斜、患肢假性短缩而致。晚期是由于股骨头变扁、颈变短、髋关节半脱位畸形等所致。双侧同时病变则表现为鸭步。

7. 臀肌及大腿肌肉萎缩　见于股骨头无菌性坏死后期。

8. 患肢短缩　早期是由于疼痛产生的保护性姿态，非下肢真性短缩。病变后期股骨头颈真正变短粗时，测量下肢长度，下肢短缩表现也不明显。

9. 4字试验　患者仰卧，健侧下肢伸直，患肢屈曲外旋，使足置于健侧膝上方，医生一手压住患侧的膝关节，另一手压住健侧髂前上棘，髋关节产生疼痛为阳性。

10. 特伦德伦堡（Trendelenburg）试验　患侧腿单腿站立，骨盆下降低落，髋关节疼痛，健侧单腿站立正常，或令病人患肢单腿站立并跳跃时，髋关节疼痛即为阳性。

第二节　临床检查

一、实验室检查

外周血白细胞计数和血沉正常。结核菌素皮肤试验、类风湿因子滴定、抗链球菌溶血素O抗体滴定、HLA-B27，通常是阴性。

二、X线片诊断法

在病变初期，X线无阳性发现。股骨头骨骺骨软骨病早期的X线表现是股骨头骨化中心外移，关节内侧间隙增宽（只要有1～2 mm的增宽，就有诊断价值，可与健侧比较）。这是因为滑膜炎而使关节内压力增高所致，关节囊脂肪垫肿胀。亦有人认为股骨头外移是骨化中心的外移，而不是整个股骨头外移。当股骨头外移后，头的前上方1/4部必然会承受过多的载荷，髋臼边缘持续压迫股骨头，造成边缘性压迫骨折。在髋外展位（蛙式位）的X线片上更能看得清楚，故有人强调应常规摄外展位片。关节造影可见股骨头内侧软骨增厚，这可能是因骨化中心停止发育而内侧的软骨细胞发生增殖所致。X线片上显示的骨化中心亦较小，骨骺密度增高，发育暂时停止。以后，股骨头出现穹顶样的软骨下透亮区，只有在外展位X线片上才能看清楚，这透亮区表示坏死区的骨折线。当下肢外展时，骨化中心边缘与骺软骨间的容积骤然增大，骨碎片之间可能稍有拉开，使空气进入骨折线而显影，这亦称骨骺内气体征象。骨骺的前外侧部位是最先坏死（也最先出现修复）的部位，只有在外展位时才能看清楚，而在前后位X线片上常表现为整个股骨头受累的假象。股骨头开始变扁，干骺部增粗，髋部诸骨出现废用性骨质疏松现象。随后，修复过程开始，在X线片上可以看到骨坏死、骨吸收以及新骨沉积并存的现象。股骨头也逐渐恢复其光整的外缘，但如果得病后未得到及时有效的治疗，此时股骨头已成蘑菇状。为适应股骨头的变形，髋臼也变扁变浅，且外形不规则。髋臼不能包含全部的股骨头而发生半脱位，股骨颈变宽而短。由于负重线的改变，成年后可早期看到骨关节炎的表现。近年来CT及MRI（磁共振成像）在临床上广泛应用，对本病的早期诊断颇有帮助。

三、CT表现

1. 星芒征异常，骨小梁增粗、变形融合呈网格状或不规则簇状。

2. 股骨头囊状低密度区，病灶呈单发或多发，点状或类圆形低密度，其大小不一，最大30 mm，CT值约65 Hu。

3. 股骨头骨质增生硬化，表现为点状、条状密度增高影，晚期可见致密片状硬化。

4. 股骨头骨性关节面骨皮质变薄、中断。

5. 股骨头变形。

6. 关节改变，髋关节内有小碎骨片，髋臼顶壁小囊样改变，关节间隙变窄。

四、磁共振成像（MRI）法

MRI对早期诊断的价值主要表现在能帮助判断骨坏死的准确部位及确切的坏死范围，明显地优于其他方法，特别是骨骺线在同位素扫描时不可见，而在MRI检查能见到，而且可避免离子辐射，且无放射性损伤。MRI（部分饱和磁量TE20、TR600）在X线片正常结果下，也能显示股骨头骨骺信号强度减弱并伴有骨骺明显扁平，可提示早期病变。发现坏死较早，不但能显示股骨头的骨性改变，还能显示股骨头骺软骨及髋臼软骨的情况，准确衡量股骨头与髋臼的吻合情况，但价格偏贵。MRI表现：

1. 早期　MRI表现为股骨头骨骺骨化中心变小，提示骨成熟延缓，少数股骨头前外上部发生节裂，轻度扁平，骨信号不均。髋关节囊肿胀和滑膜增厚及关节腔少量积液，呈长T_1长T_2信号。

2. 进展期　骨骺坏死与再生修复同时进行，以后者为主。骨骺受压变扁，骺线不规则增宽，股骨颈因骺内软骨生长障碍而变短，并因骨膜反应而增粗。

3. 晚期　若治疗延迟或不当，股骨头常呈蘑菇样或圆帽状畸形，由于股骨颈粗短，颈干角变小，可出现髋关节脱位或半脱位。

五、B 超检查

可了解关节积液、关节囊及滑膜有无增厚及关节内软骨脱落情况，对诊断有参考价值。

六、核素扫描

临床上多采取静脉注射^{99m}锝，然后进行股骨头闪烁摄影，可发现股骨头冷区和热区，并与健侧对比，间接了解股骨骨骺血供情况。早期表现为坏死区的放射性稀疏或缺损，修复期可见局部放射性浓集。与 X 线摄片比较，可以提前 6 ~ 9 个月确定坏死范围，诊断准确率可达 95%。

骨闪烁摄影（scintigraphy）是 20 世纪 70 年代以来的新技术，为用锝（Tc）进行骨闪烁摄影或称 γ 照相，对本病的诊断可靠率达 91% ~ 95%。用^{99m}锝焦磷酸盐（Tc-PYP）15 ~ 20 ml静脉注射，3 ~ 4 小时后检查，取骨盆及双髋正位像。阅片时以健侧为标准，观察和对比两侧闪烁点的浓度，如出现异常稀疏、浓集或两者俱备，皆为股骨头缺血性坏死的征象。使用锝焦磷酸盐注入静脉后，这种骨示踪剂有选择地聚集在有矿物质化的骨组织中，呈现放射活性，γ 照片表现为闪烁点；完全无血运的坏死骨组织没有放射性，不出现闪烁点。有血运的骨组织增加，则放射活性增强，亦即闪烁点浓集。实际上是一种对坏死骨的新骨修复反应，这是闪烁摄影诊断的组织学基础。骨闪烁摄影有较高的准确率，早期测出股骨头的放射活性缺如时，能说明股骨头处于缺血状态，存在着发展成不可逆坏死的可能性，但不能肯定所有病例股骨头皆已坏死，还存在着修复的可能性。故此法可以观察治疗过程中股骨头血运和修复的情况。

七、免疫球蛋白检测

IgA 检测用于小儿股骨头缺血性坏死的早期诊断。此阶段类似于滑膜炎的表现阶段，故主张一过性髋关节滑膜炎患儿应追踪随访 3 ~ 6 个月。当发生滑膜炎时，包括滑膜血管充血、渗出，滑膜水肿及细胞浸润时，检测滑液 IgA 会高于正常。正常时，新生儿只能从母乳中获得 IgA，1 岁时仅为成人的 3%，12 岁始达成人水平，故具有临床意义。当患儿 IgA 改变可提示存在免疫功能紊乱。滑膜炎患儿可导致滑膜细胞功能亢进，滑液渗出增多伴 IgA 增加，或伴血中 IgA 含量增高。

八、关节造影

早期，关节造影可显示骨裂隙部位上软骨表面轻度扁平，同时股骨和髋臼软骨密度均有增加，滑膜和软组织增厚可有可无。后期，关节造影可以显示关节软骨仍很光滑，尽管有相当多骨化碎片，有些病例可看到软骨扁平向外突出。在塑形后期，软骨外形通常与再造的骨化中心相平行，可看到分离或仍连接的骨软骨碎片。

九、血管造影

病变早期，通常不采用血管造影。后期，血管造影可识别死骨的大小、位置以及在血管化骨块的分布。

十、髓芯活检、骨组织内压测定

用空心钻头通过大粗隆向股骨头钻孔后，通过测定骨髓腔压力、注水压力试验、髓腔内静脉造影以及髓芯活检的方法诊断股骨头坏死。此种方法不常用。

临床上综合病史、症状、体征以及X线检查，多能作出明确诊断。当3～12岁特别是4～8岁儿童，出现不明原因的持续性髋关节疼痛，跛行和髋关节外展和内旋活动受限时，应考虑患本病的可能。此外，许多病例因患者主诉膝部疼痛，未检查髋部而延误诊断。最早期的X线片表现为患侧关节囊肿胀，骨骺偏小，股骨头向外侧轻度移位，内侧间隙增宽。随诊中X线片上出现骨骺的密度改变，诊断便可基本成立。条件允许时，做核素扫描、CT、MRI均能提前作出诊断，有利于与其他髋关节疾患鉴别。

第三节　组织学检查

早期检查诊断可以防止股骨头塌陷，是治疗股骨头缺血性坏死的关键。目前公认早期诊断的方法有DSA、MRI、组织学检查、骨内静脉造影、放射性核素扫描、CT。组织学检查是诊断股骨头坏死的明确指标，包括三种方法：①髓芯活检；②骨组织内压测定；③关节镜检查。

一、髓芯活检

亦称核心活检、轴心活检、中心活检等。

1. 器械　长35 cm的空心钻头，前端为锯齿形，后端有便于操作的横向把柄，空心圆钻表面有分度标记，以便侧支插入的距离。可制成三种直径；6、8及10 mm，一个钻头配置一个钻芯、以作骨活检标本取样时用。

2. 麻醉　硬膜外阻滞。

3. 体位　仰卧位，患侧垫高40°。

4. 切口　以股骨大转子外侧为中点做纵行切口。

5. 操作步骤　暴露大转子基底部，沿阔筋膜张肌及股外侧纤维方向予以分开，用前后拉钩暴露股骨外侧，于股骨颈延长线用峨眉凿凿去一小片，沿此缺口用空心钻持续旋转逐渐插入，方向指向股骨头上端部分，该头于标记摄片时用皮肤标记标明。前倾角必须作出估计，如用X线电视屏操作就简单得多，器械的推进可以正、侧位同时观察。如股骨头明显硬化，钻头不易进入，可将短针芯，用铁锤轻轻锤击，以免损伤空心钻开口。钻头插入深度可从刻度测知，以达软骨下4～5 mm处为宜，如在X线电视屏下操作则更容易。到达所要求的部位后，将空心钻钻头旋转数次，再继续旋转下慢慢退出。然后将长芯插如空心钻内将标本推出，置于10%甲醛缓冲液中。有时需要于股骨颈或股骨头不同部位用小空心钻取第2个标本。髓芯残腔用生理盐水冲洗后任其敞开，股外侧肌、阔筋膜张肌及皮肤分层缝合，并置入引流管做负压引流。

6. 术后处理　数天后可起床活动，3周后可负重。

7. 活体标本　标本长5 cm，为圆柱形骨质，观察标本外形、结构、密度、颜色和坚固性。正常时股骨颈骨质呈红色，头部呈黄色伴散在红色，股骨近端部分较远端部分的股骨致密,标本对手的捏挤有抵抗性,仍可挤碎。标本坚硬如木或近乎液体均为病理征象,在股骨上端,由于标本取自股骨颈轴心线上,因此可看到平行但远端呈分散的骨小梁,在近端很容易看到平行骨小梁。

8. 光镜检查　电镜检查可早在缺血后4小时发现细胞学变化,而用光镜检查至少需缺氧24～72小时,在细胞自溶前可认识到其改变。最早可发现的骨坏死特征是出血,造血成分损失,脂肪细胞核缺失,微小脂肪囊泡和骨髓坏死,有时伴有纤维蛋白沉积。

(1) 骨松质小梁:骨松质小梁由骨板组成,骨板内单位呈环行,结构不十分明显,骨小梁聚在一个区域内,区域内中央管(哈佛斯管)相当少,内板形成弓状,沿骨小梁方向排列。骨小梁厚度以0.1～0.5 mm不等,并为0.5 mm至数毫米厚的间隙所分隔,表面细胞很少呈活力现象,在特殊情况下才能偶见破骨细胞。骨小梁内无吸收性塌陷,且破骨细胞活动亦很少见,骨细胞平均分布于骨小梁的陷窝内,周围为坚强的细胞间质,有些陷窝呈空虚状,或许因为组织切片很薄,切片制备过程中骨细胞散在,或因细胞死亡。但如果陷窝空虚量超过30%时即为病理变化。在许多实验研究中,骨细胞核缺失被作为骨坏死的依据。但其敏感性和特异性均较低。光镜下,骨细胞常显示皱缩,在常规处理的脱钙组织中,细胞核固缩并不是细胞死亡的可靠征象,而且,缺血和骨细胞核仍可在骨内持续存在。实验研究已经表明,甚至完全缺氧,骨细胞核完全消失之前,它可保持48小时至4周,因此,细胞核的存在或缺失不是判断骨活性的唯一标准。

(2) 骨髓:包括4种成分:造血细胞、脂肪细胞或间隙毛细血管及少许占据表面的结缔组织结构(包括血管周围的胶原纤维、网状纤维、少量网状细胞和组织细胞)。造血组织(红骨髓)很少占据整个骨髓间隙,常与脂肪组织融合,红骨髓分布各处呈斑点状,有时有很大的多核细胞——巨核细胞。脂肪细胞是很大的细胞,有一扁平细胞核,核居边缘,细胞圆形,当形成大片纯粹脂肪组织时为多边形。其直径为20～100 μm。脂肪细胞被周围的毛细血管所分隔,细胞间毛细血管有时为扁平,无功能,有时则为扩张和活动的。通过水合作用和脱水作用,血管窦、细胞间毛细血管和脂肪细胞相依存,形成一体。脂肪细胞可大可小。当出血时,间隙毛细血管扩张,脂肪细胞则萎缩,有些学者认为脂肪细胞来自血管外膜的网状组织,在某种情况下有些骨髓细胞由网状组织支持和保护。脂肪细胞、网状细胞及内皮细胞之间的形态学和生理学之间的联系,在骨髓的生理学和病理学方面起着重要作用。

9. 髓芯活检的意义　髓芯活检所取标本为股骨头骨松质组织,对股骨头缺血性坏死早期诊断是很重要的。在取材的同时进行髓内减压,从而打破了静脉淤滞而造成缺血的恶性循环,对于股骨头的修复有利。从治疗上讲,髓芯活检由于减低了髓内压,可以缓解疼痛,防止病情的进一步发展,促进股骨头血管的再生。但是,如果髓芯活检没有到达坏死区域交界区,则标本上只见到骨松质,不能作出诊断。这种假阴性结果是由于不适当取材造成的。活检能到达已证实坏死的交界区,将会显示坏死骨小梁及表面的新生骨。

二、骨组织内压力测定

骨内压是一种组织压力或间隙压力,称髓内压更为准确。股骨头缺血性坏死患者,由于股骨头静脉回流受阻,常有髓内压增高。

(1) 器械　测压套管针、骨内压测量仪和骨内压记录仪器。测压套管针为不锈钢制成，直径3～5 mm，针长8～15 cm。针芯尖露出针套外3 mm，呈三菱形。目前国内普遍采用河南医科大学骨科研究所研制的HM004-Ⅰ型或Hmu-Ⅰ型骨内压测量仪和Hmu-Ⅰ型骨内压测量仪。

（2）测压方法　患者仰卧，大转子区常规消毒。采用全身麻醉会使骨内压增高，所以采用局麻。依次浸润皮肤、皮下组织及骨膜，套管针在影像增强透视下定位，将皮肤戳一小口。于骨外侧肌起点近侧1.5 cm处将套管针水平插入，与身体纵轴成直角，用锤将针击入大转子2 cm左右。压力传送器置于直立位与套管针高度相同。导管连接在压力传送器三路开关上，接上肝素化盐水20 ml的针筒，导管和各连接部内气泡必须排空。正常情况下，套管针取出后应有一滴混有脂肪的骨髓血液充满套管针管腔，如无此脂肪混合血液，则套管需用细长腰穿针将肝素化盐水灌注，确保整个器械充满液体。导管中三路开关需保证不漏，在测压过程中，嘱病人切勿变更体位、躁动、咳嗽、喷嚏，并尽量维持血压平衡。骨内压的正常搏动范围较大，最好健、患侧同时测量进行对比。正常人股骨头骨内压平均为25 mmHg，高于30 mmHg即为不正常，股骨近侧干骺端骨内压平均为17.2 mmHg，范围为12～26 mmHg。

（3）压力测试　本测试为骨髓血管床容量的血流动力试验。向转子内注入5 ml生理盐水，将三路传送器开通，此时管内压力测量仪显示的压力值和记录仪的压力曲线和相应数值均升高，但病变骨的上升幅度明显大于正常骨，并且正常骨的注射压很快即下降至正常或接近基础压，而病变者在5分钟后仍然下降幅度很小而且明显高于基础压。压力测试可以获得各种数据。首先应注意注入液体时的阻力，正常时液体注入如同静脉推注，骨内有病变存在时，注射阻力明显增大；其次注意疼痛，骨内注射时可以发生亦可以不明显疼痛。最后注意注射时骨髓内压力反应，如果注射压力明显升高，5分钟后维持在10 mmHg以上，则为病理性的，试验即为阳性。

（4）骨组织内压力测定的意义　压力试验可以使我们发现潜在的病理变化，当病变尚不足以使骨内压力发生病理变化时，进行本试验可使骨髓血循环超负荷而诱发局部压力升高，从而能早期发现病理变化，证明股骨头内静脉回流紊乱，并预示股骨头内有血液淤滞。

三、关节镜下组织观察

1. 器械　关节镜、探针、各种手术器械及灌注吸引针。

2. 操作方法

（1）仰卧位：患者仰卧于骨折整复台上，牵引患肢。对侧腿置于屈曲外展位以不形成妨碍，会阴部垫好衬垫，以防压疮。手术区域向前达股动脉，向后达大转子后部，用消毒单包裹X线机的头部。从腹股沟韧带下的出口标出股动脉的走行，同时标出大转子和髂前上棘的轮廓。于股动脉外侧4 cm和腹股沟韧带下约4 cm做第一个入口，以25.4～30.5 cm的18号腰穿针与头部约呈30°～45°角穿入，在X线影像增强器的引导下，顺髋臼前壁进入髋关节（此时下肢牵引的力量为300～500 N，关节间隙7～8 mm），一旦穿刺针进入关节腔，空气进入消除了关节腔内的真空状态，可使关节间隙进一步加大。用30～50 ml的液体最大限度地扩张关节腔，拔出穿刺针，在原入口的部位做一个皮肤切口。再在X线的监视下，沿穿刺针的方向插入1个锐性套管针，进入关节囊后，换为钝性套管针,将关节镜连于套管,接上入水管向关节内放水。使用30°、70°关节镜检查关节,可以观察到股骨头髋臼前部前缘,还可能观察到关节内下的入口(是为了取出关节内游离体提供的入口),此入口位于关节镜入口稍外侧或更外侧。同法用穿刺针在X线影像增强器的监视下插入关节内,再沿针的方向插入锐性和钝性套管针。如入口比第一个入口稍偏外,为防止股外侧皮神经受损,应做皮肤有限的切开,显露并保护股外侧皮神经。

(2)侧卧位:患者仰卧并采用前入口时,很难观察到髋关节的后部,侧卧位则可解决这个问题。患者侧卧位,髋关节外展于20°~45°之间。不要屈髋,以防坐骨神经受到牵拉,手术区域向前达股动脉,向后稍过大转子的后部,用6 kg的力量,将髋关节牵开8 mm,标出股动脉、髂前上棘、腹股沟韧带以及大转子的前部、后部和上部的轮廓。在大转子上缘前方,在X线影像增强器的引导下插入18号腰穿针进入髋关节,注入10~30 ml液体扩张关节,沿同一方向插入锐性套管针,进入关节囊后,换为钝性套管针,插入深度足够后,拔出针芯,插入关节镜,接上入水管。为了观察髋关节前角,还需在髋关节前方选择一个入口,入针点在髂前上棘矢状线与大转子近侧顶点的水平线交点,针与头侧成45°,与内侧成20°,股外侧皮神经紧邻此口,为防止其损伤,于皮肤做小切口,分离皮下组织,以避开神经,当套管针穿过时可将神经推开。除此两个入口外,关节镜可选择不同的入口进入,通过旋转患肢,使髋关节充分显露,关节镜最好选择70°或90°的。

(3)术中所见:股骨头坏死者髋关节滑膜肥厚、水肿、充血,关节内常有不等量关节积液,股骨头软骨常较完整,但随着疾病的发展,可出现软骨面皱褶、压痕、关节软骨下沉,甚至软骨破裂、撕脱,使骨质外露,表明股骨头已塌陷,更有甚者股骨头变形,头颈交界处明显增生,呈蕈状。髋臼表面软骨早期多无改变,个别病例有关节内游离体。通过股骨头颈部开窗处和髓芯活检的大转子到股骨头的通道处,观察骨小梁及微小血管的变化情况:在缺血早期,可见到微小血管大部分栓塞,创面出血明显减少,骨小梁呈微黄色排列不规则,部分骨小梁断裂;在缺血晚期可见到明显的死骨形成,其骨小梁结构已不易分辨,呈现出乳白色珊瑚礁样改变,微小血管也不能见到,而正常的骨小梁呈淡红色和白色相间排列,其间的微小血管在创面明显出血,无闭塞。

第四节 分 型

一、卡特罗尔(Catterall)分型法

1971年Catterall根据病理改变及X线片所见股骨头受累的范围,将本病分为四型,这对选择治疗方案及判断预后具有重要意义,已被临床医生广泛接受和普遍应用。

Ⅰ型:股骨头骨骺前侧部位受侵害,不发生塌陷。

Ⅱ型:部分股骨头发生坏死,坏死骨的内侧和外侧有正常的骨组织柱,能防止坏死骨的塌陷。此型预后良好。

Ⅲ型:约3/4的股骨头发生坏死,股骨头外侧正常骨组织柱消失。X线检查显示有严重的塌陷。其预后较差。

Ⅳ型:整个股骨头均有坏死,股骨头塌陷,干骺端也有破坏。无论采取任何治疗方法,预后都很差,股骨头往往不能恢复正常轮廓。但适当的治疗,能减轻股骨头的畸形程度。

二、索尔特(Salter,1984)分级法

1984 年,Salter 依据软骨下骨折程度,将儿童股骨头坏死分为四级。

Ⅰ级:正位片无软骨下骨折,侧位片有。

Ⅱ级:正位片软骨下骨折局限于股骨头中央,侧位片骨折线自骺前缘开始,紧靠骺板向后略超过中线。

Ⅲ级:正位片骨折线从骨骺板外缘开始,累及全部骨骺;侧位片则骨折线从前缘至后缘。

Ⅳ级:位片见骨折线波及骨骺表面。

三、Herring 分型法(1992)

1992 年,Herring 等提出了外侧柱分型法。在双髋正位片中,A 型:外侧柱无受损。B 型:外侧柱受累小于股骨头正常高度的 50%。C 型:外侧柱受累、塌陷大于正常股骨头高度的 50%,此型预后较差。

四、Tonnis 分度法(1976)

依 X 线片的特点将儿童股骨头坏死分为三度。

Ⅰ度:股骨头骺轮廓清晰、变扁,密度增加或减小。

Ⅱ度:股骨头骺轮廓不清,凸凹不平或缺损、变扁,呈浓淡不均或云絮状。

Ⅲ度:股骨头骺几乎消失、严重变扁或分节碎裂。

五、儿童股骨头骺缺血性坏死分型法

根据股骨头骨骺累及程度及股骨颈干骺端反应改变,分四型作为诊断及疗效评定方法,简单、实用、易记、不混淆。

Ⅰ型:股骨头骨骺小,骨骺轮廓清晰,密度增加或减小。无干骺端反应。

Ⅱ型:股骨头骨骺变扁,骨骺轮廓不清,呈浓淡不均或云絮状,骺板不规则。干骺端有囊变区。

Ⅲ型:股骨头骨骺全部累及,骺碎裂致密,干骺端多囊性变。

Ⅳ型:股骨头骨骺大部分坏死吸收,或保持有骺斑点状轮廓,股骨颈增宽而短。

第五节　鉴别诊断

一、化脓性髋关节炎

化脓性髋关节炎是一种急性发作的严重关节感染。一般多发生在婴幼儿和少年儿童。髋关节炎的发病率最高,约占化脓性关节炎的 50% 以上,后果也最严重。因髋关节位置深在,周围肌肉厚,儿童对检查不合作,且髋部神经多为多源性神经支配,症状多变,以至延误诊断,影响治疗,导致关节强直,丧失功能,造成终身残废。近年来,因为急性血源性骨髓炎及化脓性关节炎发病率正在下降,医生对本病的警惕性低,更少有人专门研究

骨关节感染性疾病，所以一旦发病，常常延误诊断，且治疗不当造成悲惨的后遗症。70%化脓性髋关节炎患者发病前有全身其他部位的感染。

1. 全身症状　起病急、寒战、高热、脉快，呈典型急性感染中毒症状。

2. 局部症状　患髋痛，屈曲，外展，外旋，被动体位。儿童患者膝关节痛，髋前有压痛。叩击痛、托马斯征（+），血液检查：白细胞偏高，中性分叶核粒细胞高，ESR 高，CRP 升高。

3. X 线表现

（1）早期，X 线片示髋关节周围软组织肿胀；软组织密度增加，关节间隙增宽。小儿骨骺核外移。

（2）中期，关节软骨破坏后，关节间隙变窄；继而关节面骨质糜烂破坏；两者均以关节负重区软骨破坏严重处最明显，严重时干骺端化脓坏死，可发生病理脱位。

（3）关节面以外的骨边缘性侵蚀和破坏，是化脓病变从关节囊韧带附着处侵入骨内的征象，此时进展迅速，很快出现骨质破坏，死骨块游离，关节塌陷，关节软骨广泛破坏，关节间隙变窄或消失，头颈吸收。根据临床表现，本症诊断并不困难，但病变的程度把握困难。小儿诊断困难，Obletz 强调，新生儿有下列情况之一，应考虑化脓性髋关节炎：①被动活动下肢或压迫髋关节时，有疼痛反应；②会阴、臀部、下肢一侧有水肿、疼痛，或大腿屈曲、内收，臀部发现有肿块。笔者建议小儿全身感染时，即应注意化脓性髋关节炎，直到排除及肯定。

二、儿童的股骨头骨骺滑脱

股骨头骨骺滑脱是常见的发生于儿童的髋关节疾病，表现为股骨头骨骺通过骺板在干骺端移位。确切地说这个术语是不准确的，因为骨骺通过圆韧带包容在髋臼内，正确的描述应该是干骺端向上、向外移位，而骨骺仍位于髋臼内，在大部分患者中，头和颈之间有明显的内翻，骨骺相对于颈向上移位。目前大部分病例的病因还不清楚，内分泌紊乱、肾功能障碍或以前曾接受过放疗，都与此病的发生相关。长骨的生长发生在骺板的终端，骺板将骨干骨骺部分开。股骨上端的骨骺为髋关节的组成部分，为股骨头。如果股骨头离开了正常的位置，就造成了股骨头骨骺滑脱。本病很少见，主要发生在青春期增长迅速的阶段（女孩 10～14 岁；男孩 12～16 岁）。肥胖或生长迅速的孩子易得此病。成长中的孩子，其股骨生长主要体现在骨的上端，即能形成新骨的生长骺板。它是由软骨组成的，是股骨相对脆弱的部分，所以股骨上端的骨骺最易错位。由于生成板的撕裂，股骨头很可能突然脱离正常的位置，逐渐滑脱。其他原因现在还不清楚。股骨头骨骺为关节骨骺，因此，在其骨骺分离时极易损伤骨骺的滋养血管，而圆韧带血管又不能满足骨骺的血液需求，因此，极易发生股骨头缺血坏死。在急性分离时，因外力的作用，可出现急性关节损伤的各种病理变化；而慢性分离则会逐渐出现髋关节疼痛、活动受限甚至关节畸形。

损伤类型及临床表现：①急性股骨头骨骺分离，有明确的外伤史，多为间接暴力所致，分离发生后，髋部剧烈疼痛，局部压痛明显，患肢呈屈曲、内收、外旋和短缩畸形，髋关节功能丧失等，与其他髋部损伤的表现相似；②慢性股骨头骨骺分离，多无明确的急性外伤史，或者只有轻微外伤史。髋关节疼痛、活动受限、跛行等都是渐发生的。就诊时，其症状已经出现了数周或数月。慢性分离 1/3 的病例都为双侧发病，多数合并有内分泌及生长发育障碍。如女性肥胖及生殖器发育不良，或有的病人生长迅速、肢体很长等。

诊断要点：①发病年龄特点，多为儿童少年。②病史，髋部急性外伤或慢性发病历史。③临床症状与体征。④X线检查，急慢性股骨头骨骺分离的X线表现不尽相同，急性股骨头骨骺分离可见股骨头与股骨上端关系发生改变，即股骨上移、外移、外旋；慢性股骨头骨骺分离的早期X表现为股骨头骺线增厚、不规则，髋关节囊密度增大、增宽。以后病情渐发展，股骨头骨骺渐渐滑移、分离。此时，如发现一侧有股骨头骨骺分离，也要摄对侧髋关节X线片，以观察对侧是否也有骺分离。因为此病有1/3的病人发生在双侧。

三、髋关节结核

本病多见于10岁以下的儿童，在性别方面男孩多于女孩。一般发病隐渐，患者常有消瘦、食欲减退、脾气变坏、易哭、盗汗、体温增高、血沉增快等全身反应。局部疼痛。跛行在单纯骨结核最轻，单纯滑膜结核稍重，全关节结核最明显。在股三角和臀部常可发现饱满、压痛、脓肿或窦道。髋关节功能受限，在早期可表现为患髋不能过伸（正常儿童髋关节可过伸10°～20°）和不能完全屈曲。以后可出现屈曲挛缩。检查时可让病人仰卧，尽量屈曲健侧髋和膝，使腰椎放平，则患髋不能完全伸直，是为托马斯（Thomas）征阳性。合并病理性脱位者则患侧大转子升高，患肢短缩，患髋在屈曲、内收位，臀部可摸到脱位的股骨头。骨盆（包括双髋）正位X线片检查对诊断滑膜结核非常重要，片上可见患侧闭孔变小，骨质疏松和滑膜肿胀。主要X线表现为：①软组织肿胀；②关节间隙稍变宽或变窄；③骨质疏松或不同程度的骨质破坏；④破坏区周边出现轻度硬化缘；⑤病理性骨折或脱臼；⑥患侧骨骺过大或不同程度破坏、缩小甚至消失。因此可见，小儿髋关节结核X线表现因其病程长短而不同，可有硬化缘出现。熟练掌握其X线特点及临床病理改变，是诊断本病的关键。

四、儿童髋关节滑膜炎

一过性髋关节滑膜炎，中医称为髋错缝。大多发生在3～10岁的儿童，其中以男性较常见，大多数患儿发病突然。发病高峰3～6岁，右侧多于左侧，双侧髋关节发病的占5%。由于小儿股骨头发育尚不成熟，关节囊较松弛，下肢一旦过度外展，或由高处向下跳跃，或走路不稳造成下肢外展位扭伤，或过度跑跳劳累使关节囊受到损伤，或关节囊被挤压而引起髋关节滑膜炎，称为一过性髋关节滑膜炎。

发病原因可能与病毒感染、创伤、细菌感染及变态反应（过敏反应）有关。起病或急或慢。患儿述说大腿和膝关节前面或者侧方疼痛，查体可发现避痛性步态，髋关节前面有触痛，活动范围受限并感到不适。部分患儿首发表现为膝关节疼痛。此病容易误诊为膝关节、踝关节损伤。外周血白细胞计数和血沉正常。结核菌素皮肤试验、类风湿因子滴定、抗链球菌溶血素O抗体滴定，通常是阴性。X线表现：骨盆平片，包括双髋关节对比，多数病例可见到明显关节囊肿胀阴影，臀小肌平直阴影变为弧形，严重病例，闭孔肌、髂腰肌处亦可见到肿胀的关节囊阴影，髋关节间隙轻度增宽，以股骨头内侧最明显。X线像显示病变侧关节囊肿大，关节间隙增宽，在内侧尤其清楚。

诊断要点：①急性发病；②避痛性步态，髋关节前方有触痛，活动范围受限并感到不适；③双下肢不等长；④患儿述说大腿和膝关节前面或者侧方疼痛。前三点成立即可诊断为髋关节滑膜炎。

五、多发性骨骺发育异常

多发性骨骺发育异常，亦称 Fairbank 病或多发性骨骺成骨不全(dysostosis epiphysealis multiplex)，是一种少见的遗传性软骨发育缺陷，其特征为许多骨骺异常的骨化，患者生长发育障碍，手指粗短。1935 年 Fairbank 首先描述此病，有遗传性及家族史。男性较女性多见。发病年龄为幼儿及少年。以髋、肩、踝多见，其次为膝、腕及肘关节。因有多个不规则骨化中心的出现，使骨骺增大，有时可延至骨干。以后骨化中心不规则融合，造成关节面不平整，导致早期产生骨关节炎。病因不明，为先天性异常。诊断主要依靠 X 线检查。应与下列几种疾病作鉴别：

1. 甲状腺功能减退(克汀病)，骨骺改变相似，但患者的皮肤干燥，智力发育延迟，骨龄明显推迟，在胸腰段的椎体，可有特殊的表现，呈钩形。病人服用甲状腺素后症状会好转。

2. 点状骨骺发育不全。整个骨骺表现为许多分散的中心，较本病更为明显。距骨可成为分散的斑点。有先天性白内障(50%)。

3. Morquio-Brailford 病及脊柱骨骺发育异常(spondyloepiphyseal dysplasia)与双侧扁平髋等区别。主要表现为髋关节、膝关节的疼痛，活动受限，行走困难，呈摇摆步态。肩关节活动也受限。骨端常粗大、少数病人有关节屈曲畸形或关节松弛。手变短，手指变粗，身材短小。由于本病对四肢长骨的影响较脊柱明显，故表现为某种程度的短肢型侏儒。此外，尚有膝内翻、外翻，两下肢不等长及脊柱后突畸形等。X 线表现为对称性骨骺骨化中心出现晚，发育缓慢，与骨干融合的时间延迟。特征性的表现是骨化不规则，骨化中心的密度异常，往往呈斑点状或桑葚状，有许多小的分散的骨化中心，围绕在大的骨化中心周围，但数目不像点状骨骺发育异常那样多。这些多发性的骨化中心，使骨端变大。胫骨下端的骨骺自内向外方倾斜，深度减少，腓骨变长。距骨形态改变，以适应胫骨变形(占 50%)。长骨干较正常短，颅骨及牙齿正常。可分为两种类型：①Ribbing 型(轻型)，有多发性骨骺发育异常，骨骺扁，在手部骨质侵犯较轻微；②Fairbank 型(重型)，骨骺小，不规则的腕骨延迟骨化，掌骨及指骨的变化明显。多发性骨骺发育异常在愈合时，骨骺的密度恢复正常，但不规则的形态常大部或小部分遗留下来，到成年人时导致早期产生骨关节炎。

六、黏多糖贮积症

黏多糖贮积症(MPS)是一种以黏多糖代谢障碍为特点的遗传性疾患，是某种或某些黏多糖降解所必需的溶酶体酶活化发生突变而引起的酶缺乏所致，可造成骨骼、内脏、角膜和智力上的异常。黏多糖分布在结缔组织的基质中，它是软骨、骨膜、血管壁及皮下组织的重要组成部分，在病理情况下，异常的黏多糖可沉积于体内各组织、器官，如软骨、筋膜、肌腱、血管、心瓣膜、肌肉、骨细胞、软骨细胞、网状内皮系统及皮下组织等。此外，肝、肾、神经节细胞也有类似的改变。骨骼病变可能与骺板软骨细胞的正常增厚发生障碍有关。病人尿黏多糖排泄显著增高，并根据其尿黏多糖的生化特性将其分为七型。

1. 黏多糖贮积症Ⅰ型(Hurler syndrome)　为黏多糖贮积症的原型，也是最严重者。

脂类沉积于中枢神经系统及其他器官。系常染色体隐性遗传。其特点为身材矮小、头大、面容丑陋，两眼间距增宽，塌鼻梁、唇外翻、舌伸出，表情迟钝，角膜混浊，智力低下，脊柱后突，腹膨隆，尿中硫酸皮肤素和硫酸乙酰肝素显著增加，在白细胞及骨髓细胞中，可发现异染颗粒（Reilly 小体），病人大多在 20 岁前夭折。以上肢变化明显，呈特有的骨干中央因髓腔扩大而变粗变短，两端逐渐削尖，变尖的尺桡关节呈相对倾斜，颅骨增大伴畸形。脊柱有驼背，但椎体上、下缘凸出，使椎体近似卵圆形。T_{12}、L_1 或 L_2 椎体变小并向后移，像被挤出样，向后突出的椎体、前下缘呈鸟嘴状。

2. 黏多糖贮积症Ⅱ型（Hunter syndrome） 与Ⅰ型相似，但程度轻且进展慢，为伴性隐性遗传。临床及 X 线表现如Ⅰ型，病人通常可活至成年。

3. 黏多糖贮积症Ⅲ型（Sanfilippo syndrome） 与前二者不同，为常染色体隐性遗传。进行性智力低下为其特点，10 岁左右时即很严重。其表现为Ⅰ及Ⅱ型，但较轻，有的面容也无改变。尿内有过量的硫酸乙酰肝素排出。

4. 黏多糖贮积症Ⅳ型（Morquio syndrome） 为常染色体隐性遗传，约 1/3 有家族史，男性稍多，骨骼改变要到行走时才出现。典型表现为侏儒伴下背部驼背，膝外翻，扁平足。站立时髋及膝弯曲呈半蹲姿势。头向前伸且下沉在高耸的两肩之间，鼻梁塌陷，手足变形，10 岁左右可出现角膜混浊及主动脉瓣关闭不全。大多在 20 岁前死亡，但智力减退不明显。尿黏多糖为硫酸角质素排泄增高，正常为 0.1 mg/L，但病人可达 45 mg/L，白细胞中有 Reilly 小体。X 线上最突出的是一致性的扁平椎，椎体中央呈舌状突出。此外，管状骨粗短，干骺端增宽，骨盆变形，股骨头扁，骨骺碎裂。可因 C_2 齿状突发育不全而致 $C_{1\sim2}$ 半脱位。很少能活过 20 岁。

5. 黏多糖贮积症Ⅴ型（Scheie syndrome） 此型与Ⅰ型相似，有中等以上的智力，可活至中年。

6. 黏多糖贮积症Ⅵ型（Maroteauz-Lamy syndrome） 本病的临床及 X 线表现与Ⅰ或Ⅱ型相似，生物学变化与Ⅴ型相似。

7. 黏多糖贮积症Ⅶ型（Sly syndrome） 由于 β 葡糖苷酸酶缺乏所致，少见，病人常有肝脾大。

第七章

儿童股骨头缺血性坏死的治疗

Perthes 病的病因至今尚不十分明确，很难预防，有学者认为本病是一种自愈性、自限性疾病，因此正确的治疗方法就是阻止其股骨头畸形和退行性关节炎发生的不良预后。我们总结的治疗目的是：①避免股骨头的机械压力，保持股骨头外形，并与髋臼形态相一致，使股骨头能深置髋臼内，以利股骨头的生物塑形，保持髋关节的正常活动范围；②改善或恢复股骨头的血循环，使股骨头在发育过程的畸形得以改善，促使股骨头的外形充分复原；③降低关节内和骨内压力，避免或减轻后期发生的骨关节病，使病儿日后的关节疼痛减轻，能够负重行走；④避免长期卧床，使之能够自己活动，照顾个人生活；⑤对于已造成畸形的股骨头进行尽可能的修复，以恢复功能和延长关节的使用寿命。

1994 年 Herring 指出：①发病年龄 <6 岁的患儿预后良好，无临床及 X 线危象征，股骨头受累轻不需治疗，如临床有髋关节刺激症状则给予卧床牵引，口服药物对症处理；②6～9 岁患儿，受累达 Herring B 型或 Catterall Ⅱ、Ⅲ型，应每 3～4 个月随诊，如有进展，则以保守或手术包容治疗；③手术治疗临床危象征有半脱位，股骨头受累达 Herring C 型，Catterall Ⅳ型，年龄 9 岁以上应立即予以治疗，包括保守和手术。Salter 于 1980 年长期观察 34 例 Perthes 病儿，平均发病年龄为 7 岁，应用不负重支具治疗，平均随访 36 年，认为残留的股骨头畸形是导致日后骨关节病的最主要因素，也是唯一可以预防的因素。Saito 于 1985 年报道 51 例(56 髋)经 10～30 年随访，年龄最小的 18 岁 Perthes 患者中，有 13 髋(23%)在 30～40 岁时发生骨关节病，因此认为本病最有意义的预后因素是股骨头畸形和半脱位，髋臼不能完全覆盖股骨头，从而影响髋臼顶，发生髋臼侧缘倾斜。既往认为股骨头发生畸形的机制是由于股骨头骨骺受到机械性压迫而造成塌陷变形，因此在 X 线征象完全恢复正常以前，患髋不宜负重，这通常需要 2～3 年，甚至 4 年以上。这样长时间的制动对儿童是不适宜的，也是不可能的，甚至是有害的。近年许多学者指出股骨头发生畸形的主要原因是股骨头髋臼解剖关系的异常，股骨头有半脱位倾向，向外突出，活动受限，是造成股骨头畸形的主要因素，所以提出了股骨头深置于髋臼内的“包容治疗”原则。在

"包容治疗"的前提下,很多病例是需要为病变的股骨头提供营养供给。这包括恢复血循环和关节液的正常循环。所以,笔者认为应当给予带有血运的骨或骨膜移植治疗。在笔者医院长期随访的病例中,经过恢复血运治疗的髋关节预后良好。

Perthes 病的治疗方法包括非手术和手术治疗两种,但治疗应遵循的基本原则是:一旦诊断确立,首先治疗的目的是使股骨头包容在髋臼内,这样可以使股骨头通过生物学塑形以同心方式重塑。再者保持股骨头的营养,使其再生能力增强,避免股骨畸形,也对治疗效果有重要的影响。所以,恢复正常的血供促进骨生长重建的手术也是非常必要的。

第一节　非手术治疗

非手术治疗的适应证如下:①病变仅累及头骺前外侧部分或骨化核压缩在 50% 以内。②患儿年龄小,6 岁以内。③下列 5 个危象征(head at risk)只伴有一项或两项者;A. Gage 征:股骨头骨骺外侧有一小的 V 形骨质疏松碎片。B. 干骺端受累病变扩展,范围增大。C. 髋臼外缘,骨骺外侧有斑点状硬化或钙化。D. 股骨头向外侧脱位,变形的股骨头有一部分凸于髋臼之外。E. 骺板呈水平位,产生剪切力,造成股骨头的半脱位。

一、卧床休息和牵引

一般采用牵引或单纯卧床休息 3 ~4 周,可明显地缓解疼痛和增加髓关节的活动范围,这也是进一步手术治疗的基础。特别是对疑为本病而不能立即确诊的病例尤为重要,既是观察又是治疗,对患儿有益无害。

二、髋人字形石膏固定

石膏固定简便易行,经济省时,适合短期固定,以便于进一步观察,估计股骨头骨骺坏死范围,确定下一步治疗方案。每次石膏固定以 2 ~3 个月为宜,若需要继续固定,则要拆除石膏休息数日,然后再次石膏固定,这样能防止膝关节僵直和关节软骨变性。Petric 于 1971 年采用股骨头深置负重治疗,方法是将髋关节置于 45°外展,5° ~10°内旋位,缠一行走石膏,平均使用时间为 19 个月。当股骨头骨骺深置于髋臼后,让病儿行走,关节内压力可帮助塑形,以维持髋关节的正常解剖形态。但病变严重者仍然需要其他治疗方法。

三、矫形支具的应用

近年来不少学者强调,在股骨头骨骺缺血坏死的早期,将股骨头完全放置在没有病变的髋臼内,既能缓解疼痛、解除软组织痉挛,使髋关节获得正常范围的活动,又可起塑形和抑制的作用,防止坏死股骨头的变形和塌陷。就其种类可分为卧床条件下及可行走条件下应用的两种支架。包括 Milgram 卧床支架和 Harrison 支架、Bobechko-Toronto 支架等行走支架。其原理均是为了增加股骨头的包容而设计。多数学者认为应将下肢固定于外展 35° ~55°,内旋 5° ~10°为佳,因为此角度外展肌对髋关节的不利影响最小。应用支具固定应定期复查 X 线片,观察股骨头骨骺形态的变化,当股骨头骨骺坏死完全恢复后才可解除支具负重行走。

支具治疗的禁忌证:①无明显症状的患儿;②患儿及其家属在心理上不接受,不能很好配合;③在不同时间双侧相继发病。

四、药物治疗

对儿童股骨头骨骺坏死药物治疗应慎重,镇痛药可采用非甾体类药物。但亦有长期应用吲哚美辛或其他镇痛药诱发骨坏死的报道。这些药物一方面可使关节疼痛减轻,另一方面能抑制前列腺素产生,妨碍骨质修复。对患儿的远期影响并不十分清楚,故应谨慎使用。

五、高压氧治疗

高压氧可迅速提高血氧张力,增加弥散量和弥散距离,从而增加病变区血流,使有效代谢增加,无氧代谢降低,病变部位乳酸积累减少,从而产生较高能量,为病变组织的再生及功能恢复提供物质基础;另外,高压氧治疗能加速微细血管侧支循环的建立,能促使部分可逆细胞向好的方向发展,所以对于新生血管的形成和成骨细胞的生长有促进作用。对于儿童骨坏死可根据病变及患者情况选择性应用。

六、TDP 电磁波治疗

20 世纪 80 年代初,许多学者开始研究使用脉冲电磁场疗法治疗骨坏死,并取得明显疗效。Rock 等将带有电磁场的装置放于大转子处,每天 8 小时,证明电磁场在 2 ~3 年内能减轻股骨头坏死的临床症状,改善 X 线表现,其治疗效果优于髓芯减压术。实验证明:72 Hz 单脉冲电磁场可增加新骨形成速度,减少骨吸收速度,并可延缓股骨头塌陷进程,不失为一种手术前治疗的选择。Marvin 等证明:髓芯减压和骨移植后股骨头内植入刺激液电极能减缓病变的进展,经过平均 21 个月随访,92% 的患者 X 线表现有改善,更有效的改善治疗效果,临床评价满意。

第二节　手术治疗

一、包容疗法(截骨术)

髋关节是人体最大的杵臼关节,同时也是人体最深的关节,其主要功能为负重及运动,以负重功能最为重要。髋关节主要由髋臼及股骨头构成,一般情况下髋臼容纳大部分的股骨头,允许股骨头以髋臼为中心作一定范围的前屈、后伸、内收、外展、内旋、外旋和环转动作;另外,股骨颈干角的存在,增加了髋关节的活动范围,使髋关节活动具有一定的灵活性;正常情况下髋臼对股骨头具有良好的包容,从而保证髋关节活动的稳定性,髋臼周边由纤维软骨组成的髋臼唇可以增大髋臼的关节面积,使髋臼与股骨头得到最佳匹配,使应力得以均匀地下传,避免应力集中现象发生。另外,股骨头凹处的股骨头韧带以及髋关节周围覆盖致密而坚韧的韧带和强大而丰厚的肌肉,增加了髋关节稳定性。儿童股骨头缺血性坏死时髋关节发育不成熟,上述解剖结构及功能均逐渐出现异常,股骨头受累、塌陷、畸形;头臼不对称,关节接触面不均匀,应力集中于股骨头某一处,压力不平衡是造成股骨头畸形、扁平髋的重要因素。力学因素在髋关节发育以及股骨头坏死发生、发展过程中均具有重要意义。在婴幼儿时期，通过坐、爬、站等技能的学习和锻炼，不断改变股骨头和髋臼的关系，从而刺激相应髋臼前、后、及外侧缘的发育。对儿童股骨头缺血性坏死的研究表明，良好的头臼关系能够使关节接触面压力均匀分散在整个关节面上，避免应力集中发生，有利于股骨头的生物性塑形；而不匹配的头臼则可以加速坏死发展。所以通过对这些基础理论的了解与掌握，如何在恢复股骨头血运的同时改善股骨头与髋臼的生物力学关系，对小儿髋关节疾病治疗有重要的指导意义。Perthes 病属自限性疾病，在骨修复过程中，最初形成的新骨是交织骨，具可塑性。修复时软骨下骨折逐渐发生骨吸收，由血管性纤维组织代替，再被原始交织骨沉着即生物性塑形；生物性塑形使股骨头逐步塑形成正常骨或根据承受的应力而改变形状。如果股骨头的生物性塑形在良好的髋臼包容下进行，则股骨头将可获最佳的恢复，这就是包容下负重治疗的依据。要恢复髋关节解剖关系、维持髋关节功能，缓解由于髋关节刺激引起的疼痛，外展、内旋活动受限，治疗的关键是增加股骨头在髋臼内的“包容”。临床上“包容”要求股骨头对准髋臼，髋臼能覆盖整个骨骺，骺板外侧处于髋臼缘或髋臼缘之内。

包容疗法包括手术和非手术疗法，对于早期儿童股骨头缺血性坏死患儿，可以通过非手术疗法治疗，例如采用髋外展石膏或外展支具等。手术治疗方法则包括改变髋臼与股骨头相对关系的各种截骨术，例如 Chiari 骨盆截骨术、转子间旋后截骨术等。对于一些患儿来讲，虽然通过非手术疗法也能实现，但是治疗周期长，患儿难以坚持到底，而且保守治疗无法恢复坏死股骨头的血供，往往仍需手术治疗。而手术治疗则可明显缩短疗程，且效果更加确切，术后可早期行走，恢复血运，同时能有效地使股骨头处于髋臼内恢复髋关节解剖关系，改善股骨头与髋臼内的生物力学环境。目前 Perthes 病的包容疗法主要包括髂骨截骨术（改变髋臼的位置、方向）和股骨截骨术（改变股骨头的位置、方向），每种术式包括多种手术方法，详述如下。

（一）髂骨截骨术

1. Canale 髂骨截骨术

（1）手术方法：取髋前 Smith-Peterson 切口进入，游离缝匠肌、阔筋膜张肌和股直肌，显露髂前上棘。自其止点松解髂腰肌腱，骨膜下剥离髂骨内外板至坐骨切迹。用直角钳将线锯穿过坐骨切迹，尽可能靠近髋臼关节囊的附着点，小心地水平向前锯断髂骨。最大程度地屈膝并屈曲外展髋关节，以张开截骨处。以巾钳将截骨远端向外侧牵拉，按张开的截骨处大小，取全厚髂骨块 2 cm×3 cm，嵌入截骨部位，以 2～3 枚螺纹针固定并将尾端留于皮下，以便日后取出（图 7-2-1、2）。

（2）术后处理：用髋人字形石膏固定 8 周，然后用单人字形石膏固定，保护性负重 6 周。

2. Salter 骨盆截骨术　适合整个骨骺受累的 6 岁以上儿童，或有髋关节半脱位者。

（1）手术方法：取髋关节前侧切口进入，保护股外侧皮神经；分离阔筋膜张肌与缝匠肌间隙，显露其下方股直肌，将髂骨骨骺连同髂前上棘一同翻向内侧，股直肌止点切断下翻，不结扎旋股外侧动静脉；显露关节囊内侧，并切断髂腰肌腱性部分，骨膜下剥离髂骨内外板，直达坐骨切迹。用直角钳把线锯通过坐骨切迹引出，然后在髂前下棘水平截断髂骨。当将髋关节和膝关节屈曲后，截骨处可自然张开，向外牵开截骨远端，使远端向前、下、外旋转，同时在同侧或对侧髂骨翼切除 2 cm×3 cm 大小的楔形全厚骨块，嵌入截骨断

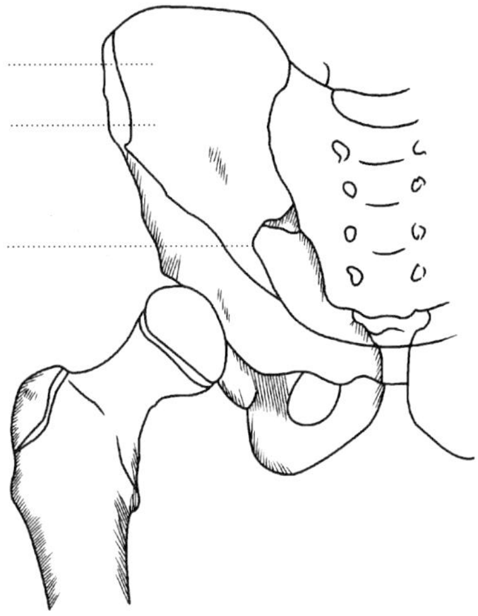

图 7-2-1　截骨线

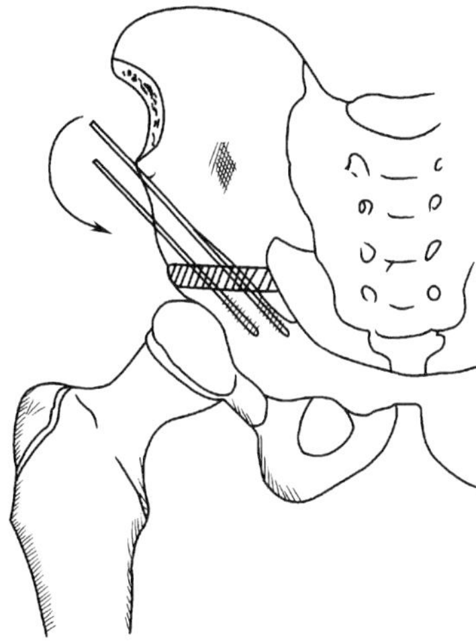

图 7-2-2　Canale 截骨术

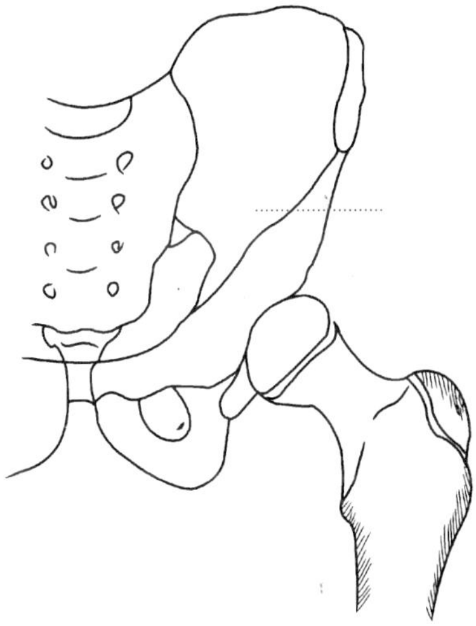

图 7-2-3　截骨线

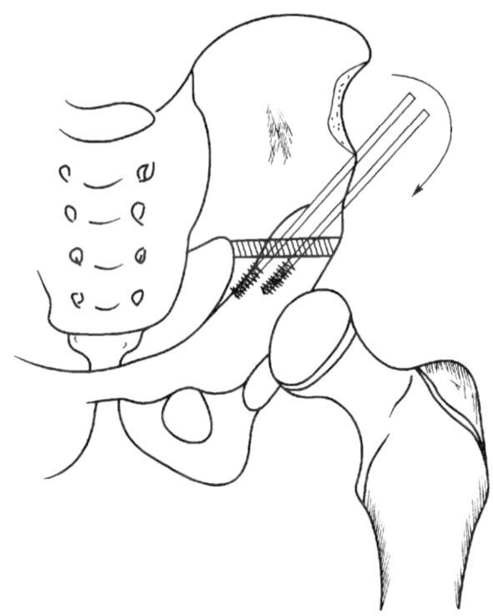

图 7-2-4　Salter 截骨术

端，并用 2 枚螺纹针固定，针尾露出皮肤外，以备日后拔除。也可使用钢板螺钉内固定（图 7-2-3、4）。内置引流管，逐层缝合。

术中可根据情况切开关节囊，清除髂臼内的脂肪及增生组织，包括肥厚的盂唇及部分关节囊，试行复位。检查前倾角的大小，如大于 60°，则行股骨近端旋转截骨术；向下后延长切口，显露股骨近端，行股骨短缩、内翻、外旋截骨，短缩之长度根据脱位程度及股骨重叠多少而定；外旋角度不宜过大，以防后脱位；内翻截骨，增加关节稳定性，4 孔钢板固定；手术时对内收肌和髂腰肌均应切断，在关节囊外分离髂腰肌至股骨小转子处，应注意保护股神经；髋臼内的脂肪组织和圆韧带均应清除，特别注意要切断髋臼横韧带；做髂骨截骨时应用线锯锯断而不应用骨刀，理想的截骨应是在髂骨上、下棘之间，保持内低外高，后低前高；髂骨远端应以耻骨联合为轴心，向前、下、外方向牵引旋转，改变髋臼的方向；注意保持不能造成髂骨截骨后方张开，这样达不到髂骨充分旋转（图 7-2-5）。

（2）术后处理：术后单侧髋人字形石膏固定 6 周，X 线片证实骨折愈合后拔针，拆除

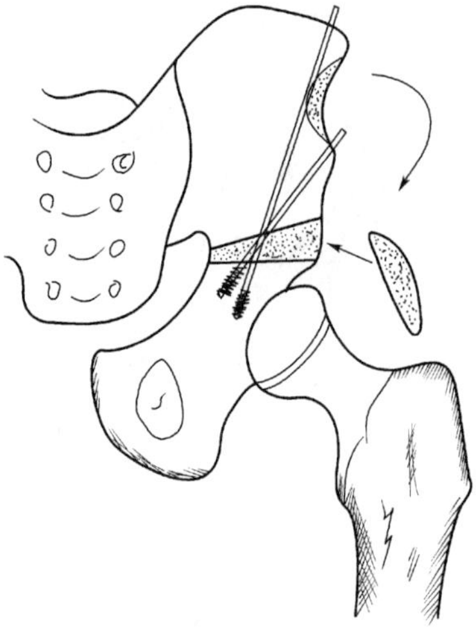

图 7-2-5 髂骨截骨术

石膏固定，并可让患儿负重行走。

Salter 骨盆截骨术的原理是以耻骨联合为铰链，使整个髋臼连同耻骨和坐骨作为一个单元一同旋转，使髋臼向前下方移位，从而更好地覆盖股骨头。属 Catterall Ⅲ型以上和病变处于坏死期、碎裂期，股骨头有明显外移或半脱位者，均可行 Salter 骨盆截骨术。但此种术式并没有增加髋臼的面积，对股骨头相对较大者不能完全被包容入髋臼。关节腔压力增加，可能引起股骨头进一步坏死。同时年龄太大，骨盆旋转困难，不能有效改变髋臼方向而达到对股骨头“包容”的目的。

本术式有以下优点：①住院时间短，恢复快；②增加了关节软骨包容，保留了关节功能，促进头臼塑形，减少骨关节炎的发生；③术中关节囊剥离至真臼上缘，重叠加强缝合，且纠正前倾角，防止了术后早期脱位；④有效复位，根据情况采用股骨短缩截骨，髂腰肌腱切断减轻了头臼压力，术中不切断旋股外侧动静脉束，有效防止了股骨头坏死；⑤术后早期功能锻炼，能促进头臼塑形，防止关节僵硬。Ishida 等采用 Salter 骨盆截骨术治疗 32 例患儿(37 髋)平均随访 115. 94 个月，依据 Mose 环分类：良 16 髋，差 21 髋。同时，Ishida 等认为 7 岁以下的患儿疗效较好。

3. Chiari 骨盆截骨术　由 Chiari 于 1955 年提出，该手术是将截骨远端内移，以增加股骨头外侧的包容，使身体的负重力线移向内侧，增强了髋外展肌群的力量，改善跛行步态。此术式主要用于治疗大龄儿童及成人髋臼发育不良。包括：①Perthes 病伴明显半脱位患者；②Catterall Ⅲ、Ⅳ型病例；③年龄在 6 岁以上有两个以上危象患者；④Ⅱ期患儿非手术治疗期，半年内头骺继续变扁，小于 50%，干骺端出现广泛病损者。

(1) 手术方法：在硬膜外阻滞下，按 Smith-Peterson 切口，注意保护股外侧皮神经。沿缝匠肌和阔筋膜张肌间隙暴露关节囊后，将关节囊弧形切开，不脱出股骨头，亦不切断圆韧带，在股骨内、外旋情况下，尽量切除前、外侧滑膜组织，但不切除或搔刮内后滑膜组织，因该处有支持带动脉穿入支，避免损害股骨头骨骺的血液供应。同时以自制环钻钻取头骺组织少许，与被切除的滑膜组织同送病理检查。随即缝合关节囊。然后纵行切开髂骨骨突，于髂骨内、外板骨膜下剥离，显露坐骨切迹后，由该部至髂前下棘关节囊外，内高外低约 10°~20°，用线锯横断髋骨。下肢外展同时向股骨头轻加压内推，使截骨远端髋臼在直视下内移 1 cm，然后切取髂骨翼骨板 2. 5 cm×1 cm，嵌于髋臼顶外侧裂隙内，并用克氏针做内固定(图 7-2-6、7)。手术必须要充分显露髂骨内外板和坐骨切迹。截骨平面应设在关节囊附着点与股直肌返折头之间，由髂前下棘至坐骨切迹间进行，从前向后清晰地显露关节囊附着点，有助于确定截骨平面。截骨线应与水平面成 10°的外低内高状，这样可使截骨远端易于向内推移。完成截骨后固定骨盆，握持患肢使其外展，推大转子向内，远端内移的程度应为髂骨宽度的 1/2~2/3，必要时可达髂骨厚度的 100%，并用 2 枚克氏针做内固定。Chiari 骨盆内移截骨术是关节囊成形手术，因此术中应避免损伤关节囊,尤其是关节囊的顶部,该部位在截骨内移后成为股骨头与髂骨间的衬垫。如果该部位损伤或破坏,将导致股骨头直接与骨性髂骨接触,会导致早期的创伤性关节炎发生。术中注意截骨时应放置骨膜剥离器保护坐骨切迹,避免截骨远端后移而刺激、压迫坐骨神经。

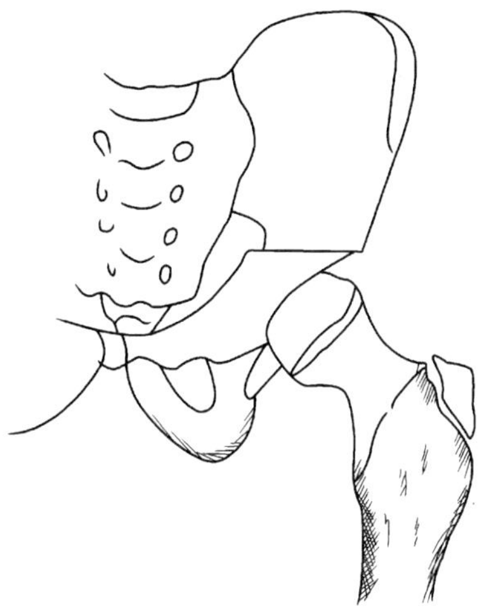

图 7-2-6　截骨

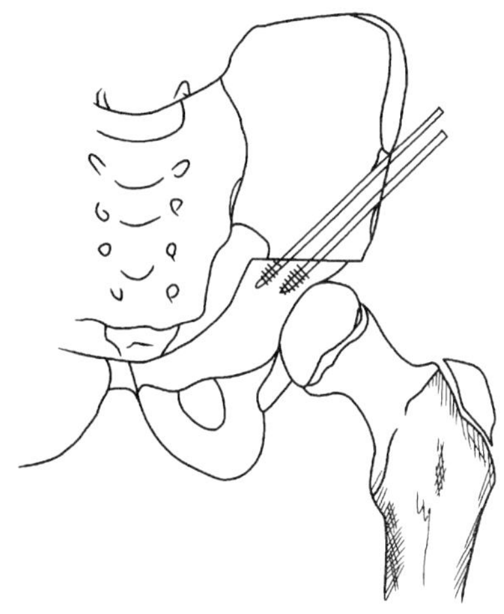

图 7-2-7　固定

（2） 术后处理:术毕髋人字形石膏外展、内旋位固定 2 个月。

Chiari 骨盆截骨术的基本原理是通过内移截骨改变股骨头的外侧覆盖,使病变股骨头全部容纳在髋臼内,尽量恢复同心圆关系,使股骨头负重合理分配,有利于坏死部位股骨头修复与磨造。林亮明等用 Chiari 截骨术治疗大龄 Perthes 病患儿 40 例,其中 14 例(15 髋)获得长期随访,依据 Mose 环分类评价:良 3 髋,可 7 髋,差 5 髋。通过临床实践,许多学者发现 Chiari 截骨术可有效的增加股骨头包容,消除半脱位髋臼外缘和股骨头点面接触所发生的应力集中现象,通常可以明显减轻髋关节疼痛症状,但术后很多患者仍存在长期跛行问题,其主要原因在于 Chiari 截骨术后髋关节外展肌力矩减小,肌肉强度降低,导致关节稳定性下降。有研究表明高成角截骨或较大程度的内移截骨可以使臀中肌外展力矩减少达 65%,因而当行骨盆内移截骨时,应正确掌握骨盆内移截骨角度及内移程度,以防止因骨盆内移截骨后臀中肌外展强度不够而引起的跛行。

Chiari 骨盆截骨手术也有一定的局限性和不足:其属于单平面截骨,难以解决髋臼前方的缺损;新增加的髋臼为不具软骨面的台阶,截骨后使骨盆横径缩小,女性影响日后的分娩;以及经 Chiari 骨盆截骨治疗的髋臼发育不良的患者,最终可能需要行全髋关节置换手术。

4. 髋臼外侧造盖术

（1） 手术方法:术前常规行胫骨结节牵引,最好将股骨头拉至髋臼相同位置,采用硬膜外阻滞,行 Smith-Peterson 或髋后外侧切口,其下段向股外侧延伸,于髂前下棘下弧形切开,切开皮肤、皮下组织,注意保护髂前上棘下 1.5 cm 处的股骨外侧皮神经。彻底松解缝匠肌、阔筋膜张肌、股直肌。自髂骨外板骨膜下剥离臀肌至关节囊附着处,将股直肌直头及反折头、臀中肌、臀小肌切断,切断压迫于原发髋臼入口前侧的髂腰肌。切开髋关节囊,彻底清除原发髋臼内的填充组织。沿髋臼上缘 1 cm 处切开骨膜,用骨膜剥离器剥离髋臼上缘的骨膜，并沿髋臼上缘 1 cm 处做弧形截骨，截骨方向是从后向髂前下棘上方。截骨中要注意骨刀勿穿通髂骨内板及髋臼软骨。骨刀进入深度、截骨长短根据髋臼大小决定，一般 3 ~4 cm。向下翻转骨瓣，其角度根据术前髋臼指数而定，一般向下翻转 30° ~40°。从髂骨外侧骨皮质向上掀起一个 3 cm 宽、3.5 cm 长的骨瓣，取骨瓣上方的髂骨骨松质条，并将其插入骨槽内，用 2 枚可吸收螺钉将髂骨或异体骨块支撑骨瓣固定于髋臼的上缘，于髋臼上方形成一个顶盖。在骨瓣和骨条之间的间隙内植入骨松质，折叠缝合关节囊，于新造的臼盖上修复股直肌返折点。放置引流，逐层闭合切口。

（2）术后处理：髋人字形石膏固定患髋于内旋、伸屈中立位，外展 20° ~30°位 2 个月。

此术式由于截骨处未完全断离，手术损伤小；加之植入自体骨块或异体骨块并用螺钉内固定，稳定性好；适用范围广，不受年龄限制，无任何排异反应。尤其是加大臼对头的包容和改变髋臼指数非常满意。

（二）股骨截骨术

1. 转子间旋后截骨术

（1）手术方法：采用髋关节外侧入路，行骨膜下剥离，大转子于基底部切断向近端牵开。分清股骨的纵轴，将骨凿插入股骨近端，然后将 130°角状钢板沿骨凿孔插入股骨颈，使钢板远端部分与股骨轴成 90°角，朝向股骨后侧。用电锯行转子间不全截骨，保持股骨后面骨壁的完整性，截骨方向与股骨颈长轴平行，保护好旋股内侧动脉，关节囊，上、下孖肌，梨状肌。于髂腰肌转子止点进行分离，截骨近段绕股骨颈长轴向后旋转 90°，使其与远端股骨的角状截骨面紧密接触。用钢板及螺丝钉固定远端股骨，大转子用螺丝钉或钢丝固定，冲洗创面，放 1 ~2 条引流管（图 7-2-8 ~11）。

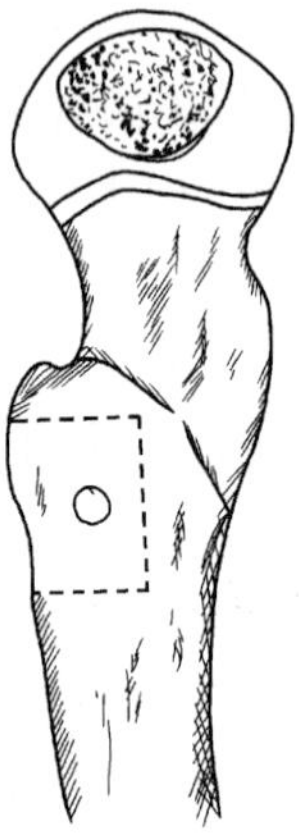

图 7-2-8　截骨线

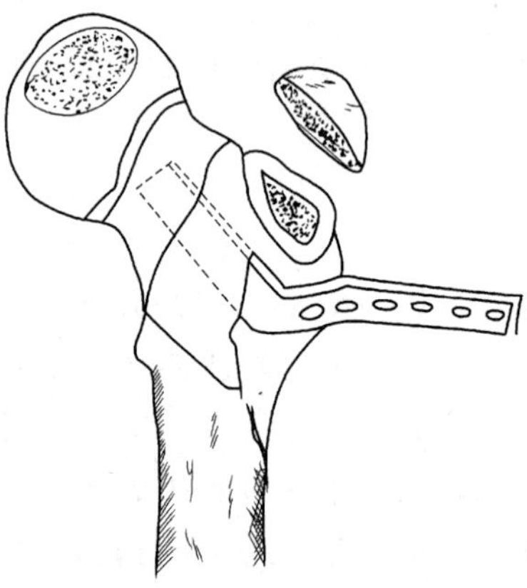

图 7-2-9　插入角状钢板

（2）术后处理：下肢轻度内旋位石膏靴固定。术后4 ~48 小时拔除引流管，术后患肢 4 ~4.5 个月不能负重，术后 5 ~6 个月如果 X 线片满意可以负重行走。术中如发现髋臼发育不良，CE 角 <20°，可行骨盆截骨术，包括三相截骨、Salter 截骨、Chiari 截骨及髋臼成形术。

2. 内翻去旋转截骨并 Campbell 螺丝固定术　适用于 8 ~10 岁下肢等长，关节造影证实无覆盖且 CE 角减小，股骨前倾角增大。本术式的缺点是：过度的内翻成角可能无法随生长而矫正，使原有的下肢短缩进一步加大，可能由于臀中肌长度小引起臀肌失效，截骨

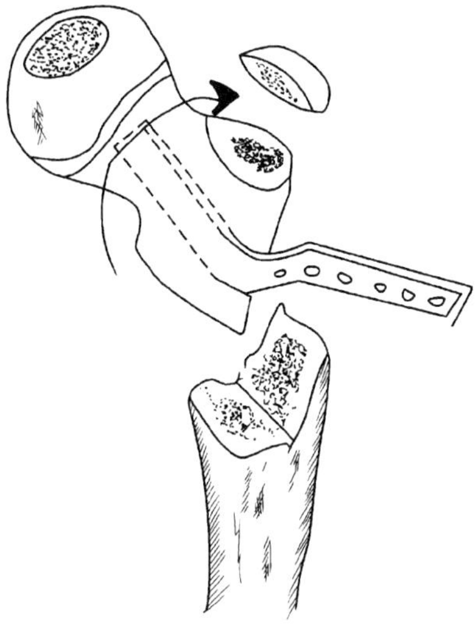

图 7-2-10　转子间旋后截骨术

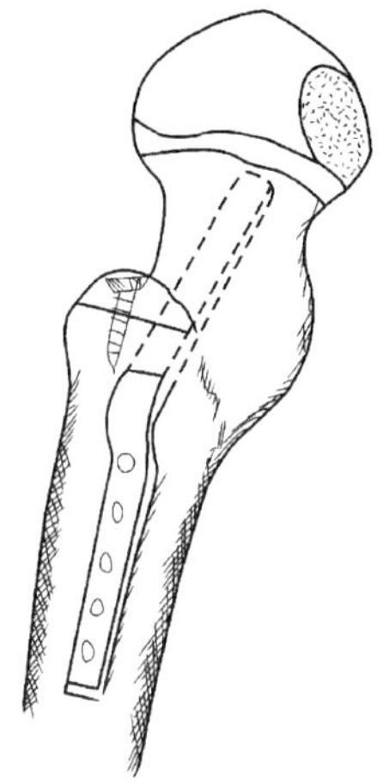

图 7-2-11　股骨近端向后旋转 90°
并用角状钢板螺钉固定

处不愈合及二次手术取内固定。

(1) 手术方法:患儿仰卧位,由大转子向远端做长约 8～12 cm 的外侧切口,牵开股外侧肌暴露股骨外侧面。分清臀大肌在股骨的止点,以骨刀在股骨骨皮质做一横线,标记出位于小转子或略远的截骨线。然后在股骨骨皮质做纵行标记以确定矫正旋转的角度(表 7-2-1),使标记线通过钢板的孔或钢板附近以利观察。安放钢板时,应使截骨线位于钢板六角孔开口和第一孔之间,确定导针插入点,将导针插入股骨颈中线,注意不要穿过骨骺板,经透视或摄片确保导针位于小转子水平或略向近端。测量导针的深度,以确定所需螺丝钉的长度,在导针上用骨皮质骨钻钻透外侧皮质,并以攻丝锥攻出一定长度。拧入股骨颈内的六角螺丝钉,不要全拧紧。然后截断股骨,旋转股骨以纠正其前倾角。之后由内侧骨皮质截除楔形骨块,使颈干角在 120°～135°之间,然后将钢板安放上,其六角孔与六角螺丝钉对接,以 T 形把持器暂时固定钢板。将固定螺栓经钢板上的六角孔拧入拉力螺丝钉的六角头,完全拧紧使近远端牢固结合,透视或摄片满意后用 4.5 mm 螺钉和六角形改锥固定钢板于股骨干,冲洗切口,逐层关闭切口,必要时安放负压吸引(图 7-2-12～15)。

表 7-2-1　内翻截骨楔形骨块底部高度的计算方法

拟矫正度数	截骨处股骨干宽度(mm)												
	10	12.5	15	17.5	20	22.5	25	27.5	30	32.5	35	37.5	40
10	1.5	2.0	2.5	3.0	3.5	4.0	4.5	5.0	5.5	6.0	6.5	7.0	7.5
15	2.0	3.0	4.0	4.5	5.0	6.0	6.5	7.5	8.0	9.0	10.0	10.5	11.5
20	3.0	4.0	5.0	6.0	7.0	8.0	9.0	10.0	11.0	12.0	13.0	14.0	15.0
25	4.5	5.0	6.5	7.5	9.0	10.0	11.5	12.5	14.0	15.0	16.0	17.5	18.5
30	5.5	6.5	8.0	10.0	11.5	12.5	14.0	15.5	17.0	18.5	20.0	22.0	23.0
35	6.5	8.0	10.0	12.0	13.5	14.0	17.0	18.3	21.0	22.0	24.0	26.0	27.5
40	8.0	10.0	12.5	14.5	16.5	18.5	20.0	23.0	25.0	27.0	29.0	31.5	33.5

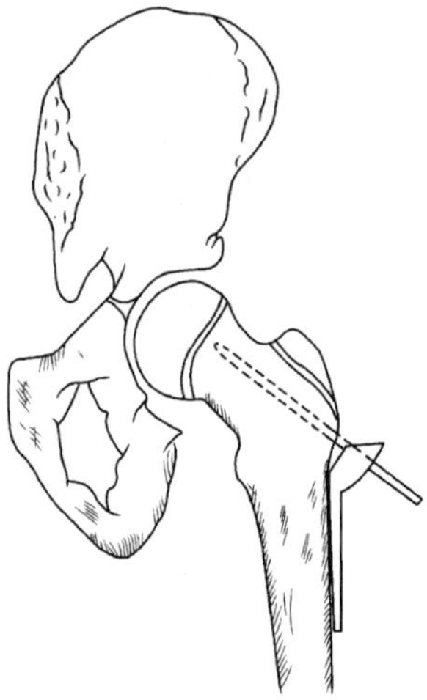

图 7-2-12　导针引导

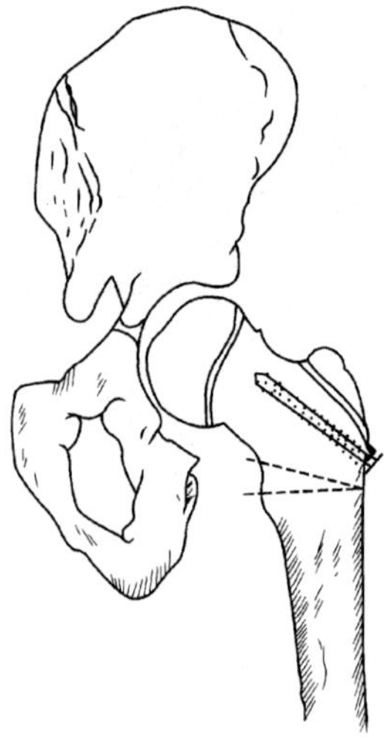

图 7-2-13　切取楔形骨块

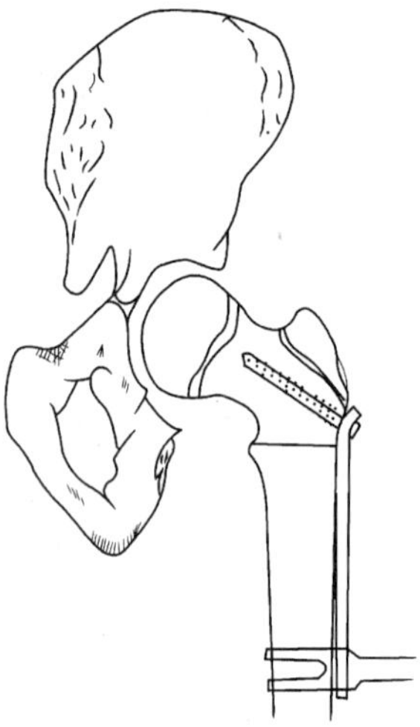

图 7-2-14　安装侧钢板

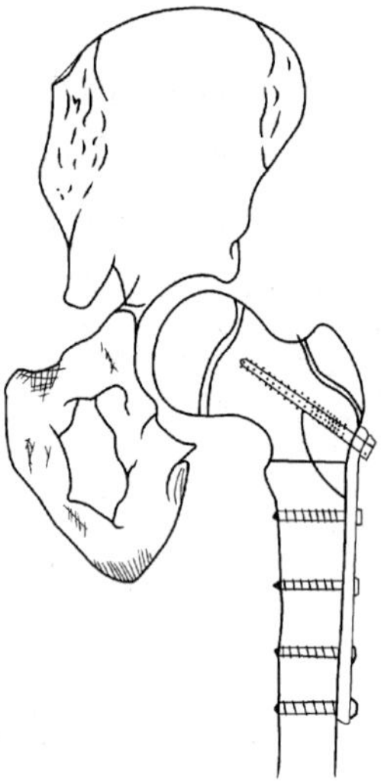

图 7-2-15　固定钢板

由 Orkan 和 Roth 制表，数字由 Axer 于 1978 年个人提供。楔底高度(mm)在水平轴(拟矫正成角度)与垂直轴(截骨处股骨干宽度)的交点读取

(2) 术后处理：使用一条半腿髋人字形石膏固定 8～12 周至截骨部愈合。术后 2～24 个月取出内固定。

3. 外侧张开楔形截骨术

(1) 手术方法：自大转子中点起做外侧直切口，向远端延长约 10～13 cm。骨膜下剥离股骨近端至股外侧肌起点。使用自动持骨器尽可能向远端与股骨干垂直，将患肢完全固定于内旋位，选用两个大小相等的 Sherman 钢板，使其长度的一半等于大转子基底部至截骨处的长度，其中一个钢板按设计截骨角在中间预弯，另一钢板紧贴股骨外侧并使其近端抵在大转子基底部，在股骨干拟截骨处做横行标记。经钢板近端两孔拧入直径 2.8 mm 的长钻头钻透双侧骨皮质，将钻头原位保留，去掉这一钢板。测量转子下截骨处的股骨干宽度，按表

7-2-1 查出拟张开的楔形底长度。然后根据具体情况选用张开楔形或翻转楔形截骨方法。

1）张开楔形方法：患肢维持于内旋位，以摆锯按先前的标记横行截断股骨，借助突出的长钻头使股骨近段内旋并外展。将股骨远段外旋至髌骨朝前，将远近段内侧骨皮质拉在一起。以两把自动持骨器将预弯钢板放入钻头固定于股骨远近两段。试着内旋下肢，应有几度内旋。拧入股骨近远端螺丝钉。

2）翻转楔形方法：按表计算出该切除的楔形底高度，在髋部内旋患肢，在股骨前面画出基底向内侧的1/2 高度的楔形骨块。以摆锯锯下骨块，患肢外旋至所需的角度。将楔形骨块翻转180°后，基底向外或翻转插入截骨处。由于基底位于外侧，这时所得内翻角与完全去掉一个整个高度、底向内的楔形骨块是一样的。将预弯钢板固定截骨部，使骨皮质完全接触。翻转的楔形骨块可用克氏针固定。

（2）术后处理：髋人字形石膏固定6～8周，至X线片证实骨愈合。患儿髋关节僵硬，可鼓励其在水中行走，术后第1年每3个月随访1次。

4. 外翻伸展截骨术　Perthes病的一个后遗症是股骨头畸形，靠近股骨头前外侧未被髋臼覆盖的区域出现一条沟，成双角征，髋关节外展受阻挡，内旋时亦有疼痛。采用关节镜下清理，使股骨头软骨面尽量平整光滑，同时配合Catterall外翻伸展截骨，即外翻截骨同时，辅以伸展截骨（使截骨近段略后倾），采用Campbell儿童螺钉和侧方钢板固定。

5. 股骨头缘隆起截除术　Perthes病晚期股骨头畸形，呈蘑菇形或股骨头在髋臼外缘向外侧隆起。患儿有外展受限或外展时弹响，对这样的病人可采用股骨头缘隆起切除术。

（1）手术方法：患者仰卧位，患髋垫高40°，取髋外侧切口，起于大转子近端约5 cm处向远端延伸7.5～10 cm。于臀中肌与阔筋膜张肌间隙进入，显露臀上神经下支，小心牵开这一支配阔筋膜张肌的神经，分离显露髋关节囊并沿股骨颈前上面纵向切开。由于股骨头的隆起常位于外侧，可以从术野看到隆起，如果隆起更靠后，则可将部分臀中肌腱自大转子上剥离。用骨刀将隆起完全切除，注意保护股骨头骺的外侧。

（2）术后处理：患肢皮牵引，然后进行2～3周CPM功能锻炼。

6. 转子下移术　Perthes病可引起股骨头骨骺早闭，股骨颈停止纵向生长，但是大转子继续生长，从而导致大转子上移，即功能性髋内翻。这会减少肌肉的力臂和机械优势，影响肌肉稳定髋关节的作用，增加髋关节的反应力，外展时大转子亦会撞击髋臼顶，影响髋关节的外展。大转子上移术可恢复转子部的正常肌张力，使转子部肌肉的肌力更均匀地分布于髋关节，增加股骨颈的长度，增加外展范围并减少髋臼的撞击。

（1）手术方法

1）Wager法：患者仰卧位，取髋关节外侧切口。纵行切开皮肤、皮下组织及阔筋膜，将股外侧肌于大转子止点掀起。将臀中肌向后拉开。与股骨颈和大转子骨骺平行，于大转子上部向转子窝插入1枚克氏针，透视下确认导针的位置后，用摆锯与克氏针平行截骨，以骨刀截断大转子内侧缘。剪断大转子边缘的关节囊、粘连及其内面的软组织，使大转子游离，将其向远侧和外侧移位。在股骨上端外侧用骨刀做出新鲜创面，将大转子移至其上面，透视下检查大转子的位置，大转子尖应与股骨头中心齐平。位置满意后，以2枚螺丝钉固定大转子。

2）Macnicol法：将大转子沿股骨颈上缘截断后，自后外侧骨皮质上切下一楔形骨块，使大转子不致过度向外隆起，以2枚加压螺丝钉固定大转子。术后1周可扶拐行走，逐步进行活动练习，但应避免直坐及髋外展、屈曲及内旋。

（2）术后处理：术后7天开始扶拐行走，3天内不能进行髋关节外展、外旋动作，避免直坐和屈髋，以防外旋肌牵拉引起内固定物松动。

二、带血管蒂、带肌蒂骨瓣转移术

在病变股骨头得到良好包容的前提下，可以应用各种带血管蒂的骨膜、骨骼转移来恢复股骨头的血供，解除骨内压，重建股骨头的外形，为软骨下骨及骨骺提供力学支撑。笔者在长期随访中发现，比较单纯恢复股骨头包容的治疗方式取得了更好的远期临床疗效。具体包括以下几种术式。

（一）带旋股外血管横支大转子骨瓣转移再造股骨头

适用于 Catterall Ⅳ型，股骨头碎裂、变扁，呈蘑菇样无法修复者。

1. 应用解剖　旋股外血管横支在股直肌深面向外侧走行，于阔筋膜张肌肌门向外，向深面和外缘，发出大转子前支、外侧支，一般2～3个分支，横支主干在大转子下方向后与旋股外侧动脉分支相吻合，一般有两条静脉伴行。

2. 手术方法

（1）麻醉、体位、切口：连续硬膜外阻滞或全麻，仰卧位，患髋垫高40°。切口选择在髂前上棘和髌骨外缘的连线上，沿髂骨至髂前上棘下3 cm处，然后转向大转子外侧，再转回到连线上形成一双S形切口。

（2）切取带血管蒂大转子骨骺：切开皮肤、皮下组织，保护股外侧皮神经，于髂前上棘切断缝匠肌。分离开股直肌及阔筋膜张肌间隙，于股直肌深面筋膜内分离出旋股外侧动脉，于阔筋膜张肌内面肌门向外分离，于股外侧肌起点下1～2 cm处切开肌肉显露横支血管，游离出血管蒂。为了保护大转子分支可带部分肌肉，切取大转子骨骺2.0 cm×2.0 cm，大小与股骨头骺相仿，勿伤及骺板，盐水纱布包裹备用。

（3）头骺病灶清除及大转子骨骺转移：将阔筋膜张肌自髂骨外板剥离，显露髋关节囊。十字切开髋关节囊，于C形臂X线机下用1枚克氏针定位骺板。切除碎裂塌陷的股骨头骺，勿伤及骺板，将带血管蒂大转子骨骺转移其上，恢复股骨头的球形外观。用克氏针于骺板及大转子骨骺钻孔，羊肠线固定。冲洗切口，缝合关节囊，逐层缝合关闭切口，放置胶管引流（图7-2-16A、B）。

3. 术后处理　术后患肢外展、内旋位皮牵引（可足部穿矫正鞋维持下肢内旋）2个月左右。每月复查X线片，满意后方可下地活动，1年内不做剧烈活动。

（二）带旋股外侧血管升支髂骨骨膜瓣转移术

1. 应用解剖　该分支在起始处外径为（3.15±0.9）mm。升支主干经股直肌深面向外上走行，至阔筋膜张肌内侧面，分出髂嵴支、臀中肌支和阔筋膜张肌支。髂嵴支沿内侧面向上走行，在髂前上棘分出2～3支。升支长度为（8.15±3.06）cm。

2. 手术方法

（1）麻醉、体位、切口：全麻或硬膜外阻滞，仰卧位，患侧髋部垫高30°。切口采取Smith-Peterson切口，长约10.0 cm，切口起自髂嵴前部，沿髂嵴向前达髂前上棘，然后沿大腿前外侧向远侧延伸。

（2）切取升支的髂嵴支髂骨骨膜瓣：切开皮肤、皮下组织和深筋膜，保护股外侧皮神

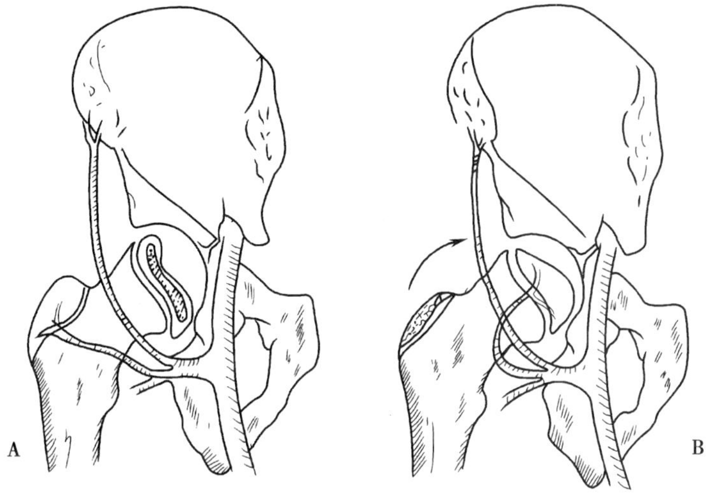

图 7-2-16　带旋股外侧血管横支大转子骨瓣转移术

经，于髂前上棘处切断缝匠肌。分开阔筋膜张肌和股直肌间隙，于股直肌深面筋膜内分离出旋股外侧血管升支主干，分离至阔筋膜张肌肌门，分离出髂嵴支，带 0.5 cm 阔筋膜张肌肌袖分离髂嵴支至髂嵴前部外侧，中途结扎臀中肌支及阔筋膜张肌支（如髂嵴支较细，可连同臀中肌支一同带上），为保证骨膜瓣能够完整切取及其血管网不受损伤，带一薄层骨质切取髂骨骨膜瓣 2.0 cm×2.0 cm。将骨膜的生发层向外，用可吸收线翻转缝合 2 针，生理盐水纱布包裹备用，同时切取适量松质骨柴备用。

（3）头骺开窗及骨膜瓣植入：十字切开关节囊，于 C 形臂 X 线机下用 1 枚克氏针定位骺板。于头骺部前部偏下用骨刀凿开软骨面，向近侧翻开成合页状，清除头骺部死骨及肉芽组织。将髂嵴支骨膜瓣植入头内软骨下，将骨松质填入，翻开之软骨面复位，用可吸收线缝合，注意勿压迫血管蒂部（图 7-2-17A、B，18～29）。

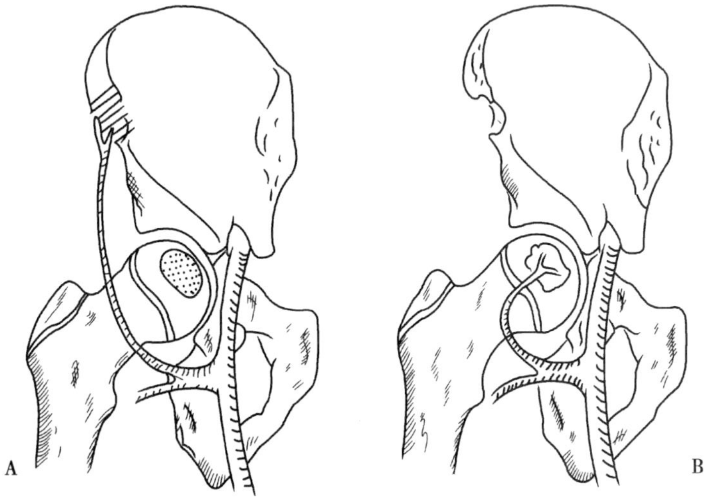

图 7-2-17　带旋股外侧血管升支髂骨骨膜瓣转移

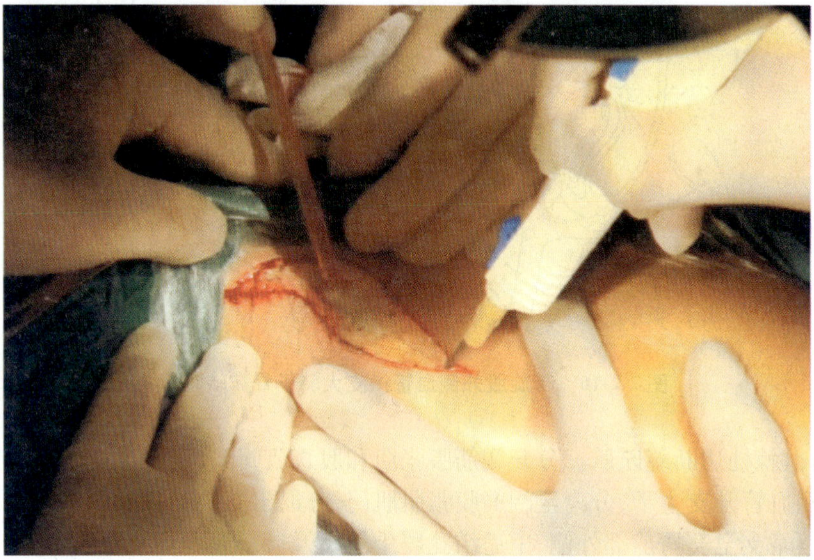

图 7-2-18　采取 Smith-Peterson 切口，长约 10.0 cm，起自髂嵴前部，沿髂嵴向前达髂前上棘

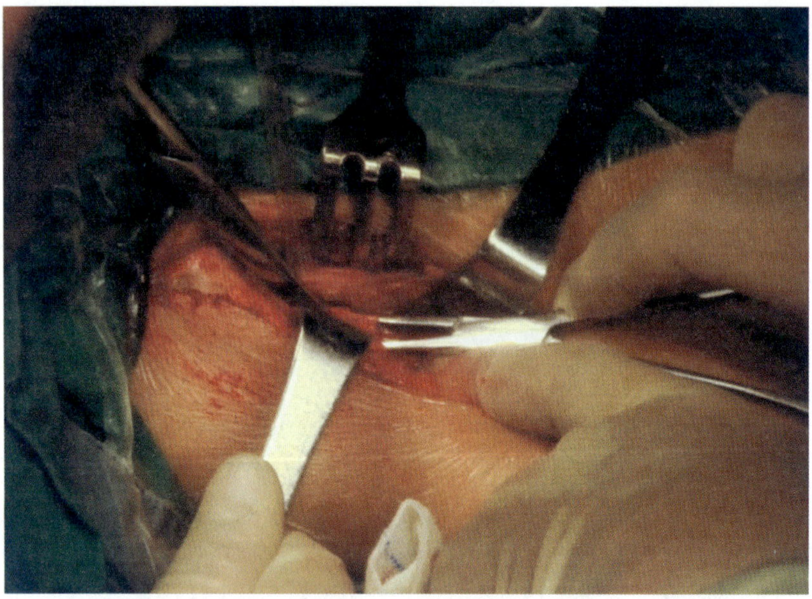

图 7-2-19　适当游离皮肤边缘，切开至皮下，保护股前外侧皮神经

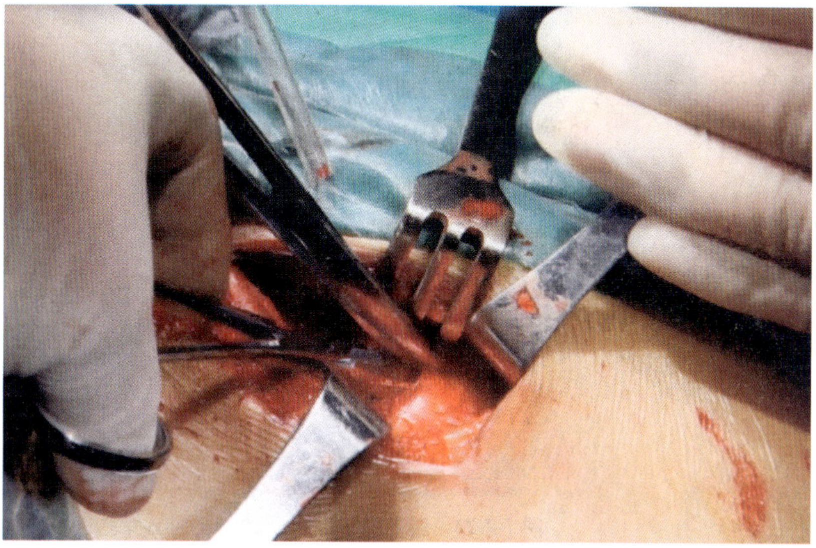

图 7-2-20　切开深筋膜

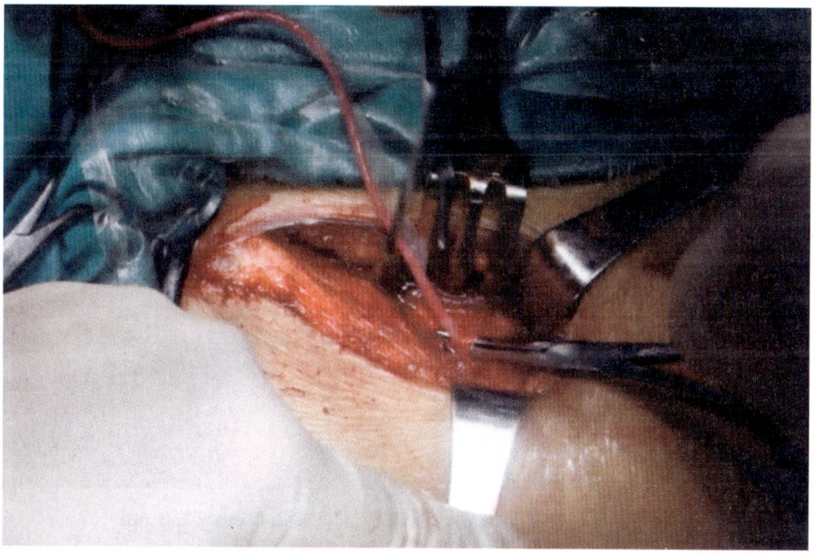

图 7-2-21　暴露阔筋膜张肌、缝匠肌和股直肌等，于阔筋膜张肌肌门处分离旋股外侧血管髂嵴支

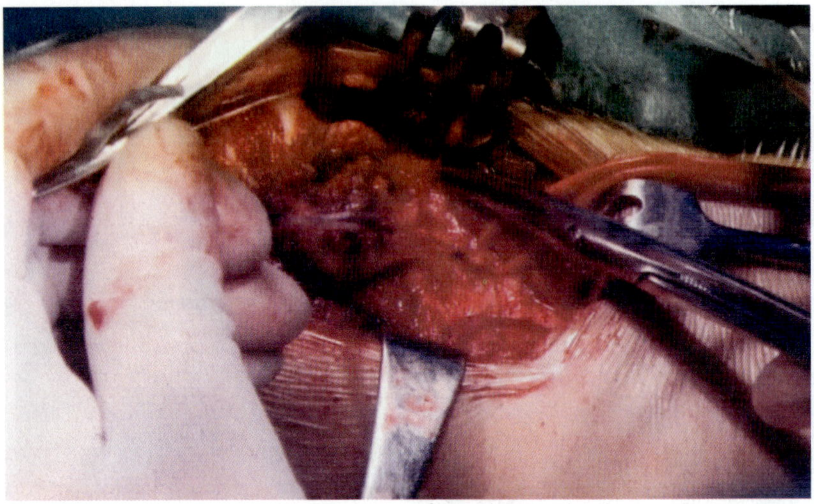

图 7-2-22　游离保护血管

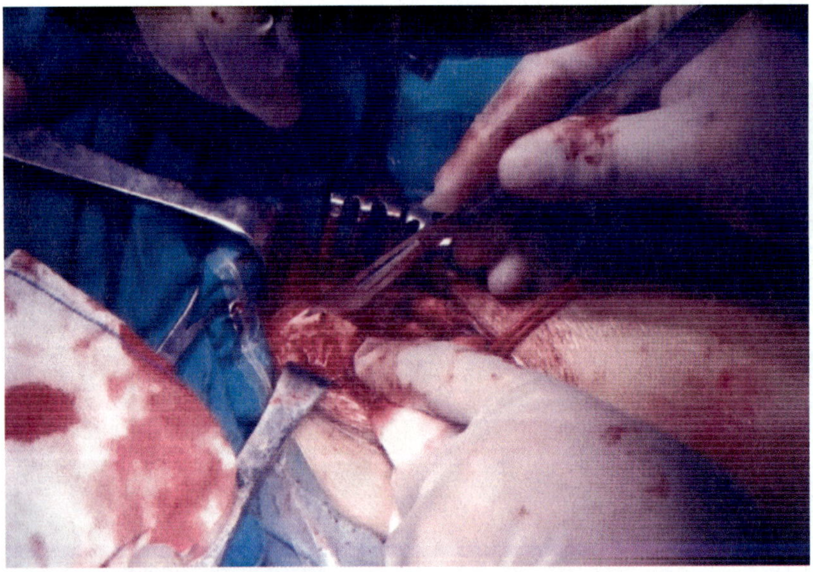

图 7-2-23　带一薄层骨质切取髂骨骨膜瓣 2.0 cm×2.0 cm

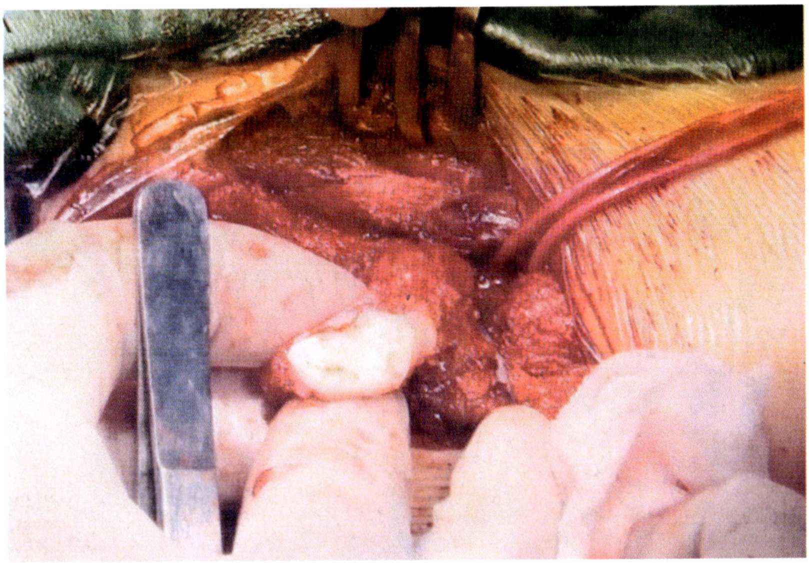

图 7-2-24 剥离髂骨前部内面，保留髂前上棘外侧肌附着部和近髂嵴约 3 cm 肌袖，用骨刀切取髂骨骨膜瓣备用，以盐水纱布保护

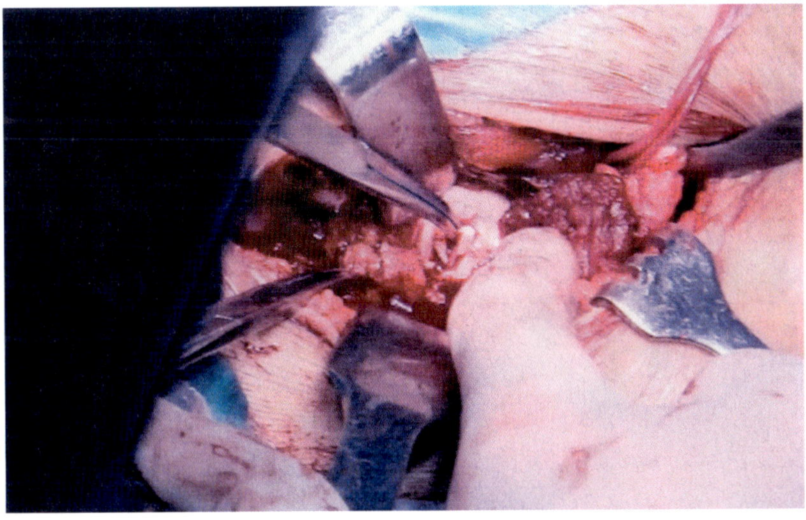

图 7-2-25 暴露股骨头颈部，清理股骨头病变部位

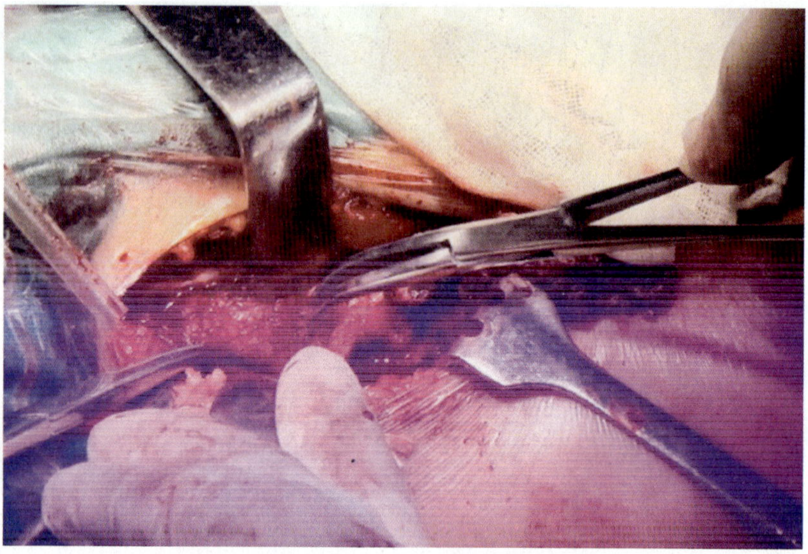

图 7-2-26　可选择性植入自体松质骨

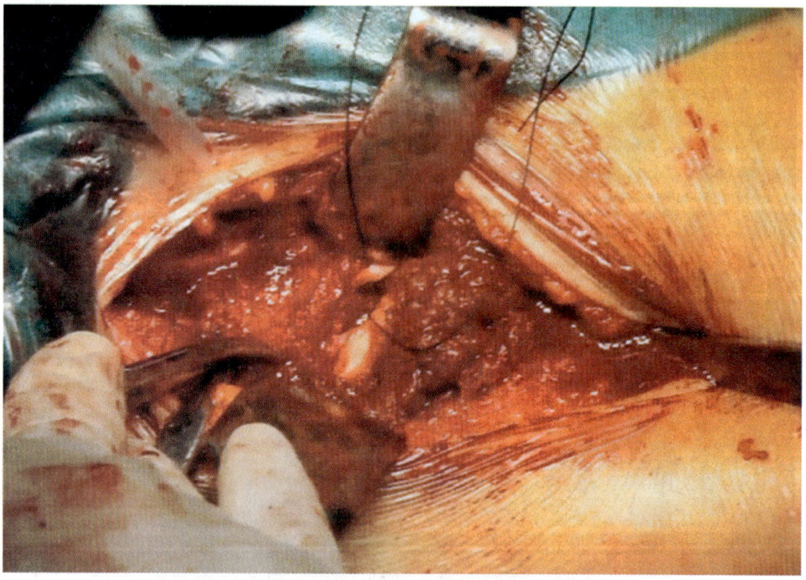

图 7-2-27　缝合固定骨膜瓣

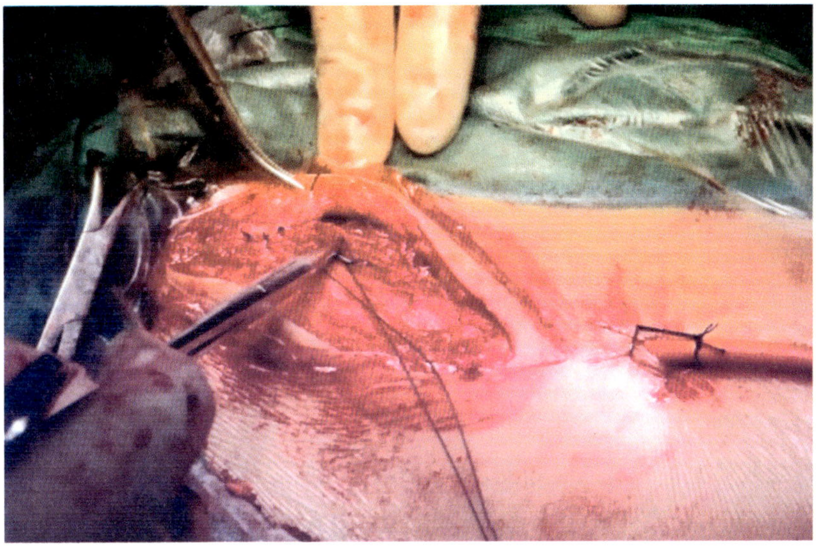

图 7-2-28　修复缝合深部及皮下组织

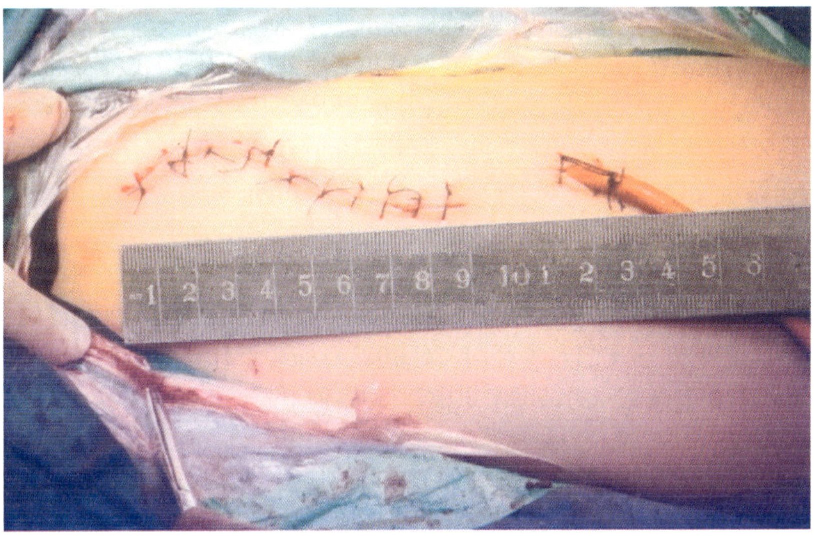

图 7-2-29　术后切口长约 9 cm

3. 术后处理　术后患肢外展、内旋位皮牵引 2 个月左右，每月复查 X 线片，满意后方可下地活动，1 年内不能做剧烈运动。

（三）带旋髂深血管蒂髂骨骨膜瓣转移术

1. 应用解剖　同旋髂深血管应用解剖。

2. 手术方法

（1）麻醉、体位、切口：硬膜外阻滞或全麻，仰卧位，患侧髋部垫高 40°。切口由髂嵴中部起，沿髂嵴弧度至股动脉搏动处，然后沿股动脉向大腿前外侧延伸，切口长约 15.0 cm。

（2）切取髂骨骨膜瓣：在股三角靠近股动静脉处，分离出旋髂深血管，可将旋髂浅动脉、静脉结扎。注意保护髂前上棘远处 2.5 cm 发出的股外侧皮神经，向上分离，必要时可切断腹股沟韧带(术后原位缝合)。切开腹外斜肌及腹内斜肌,解剖拉开精索或子宫圆韧带,将位于腹内斜肌与腹横肌之间的髂腹下与髂腹股沟神经由肌肉中分离出来予以保护。切开腹横筋膜,向上分离旋髂深血管,保留髂骨内侧面的肌肉 0.5 ~ 1 cm,以免损伤血管。切断结扎旋髂深血管腹肌支,以血管走行为中心,切取 2 cm × 2 cm 骨膜瓣,为保持骨膜瓣的完整性,应带一薄层软骨,外翻骨膜,缝合 3 针,生理盐水纱布包裹备用。

(3) 头骺部开窗及骨膜瓣植入:于股直肌、缝匠肌及阔筋膜张肌间隙进入,将阔筋膜张肌从髂骨外板剥离,显露髋关节囊。十字切开髋关节囊,于 C 形臂 X 线机下用 1 枚克氏针定位骺板,于股骨头骺部前部偏下用骨刀凿开软骨面,向近侧翻开成合页状,清除头骺部死骨及肉芽组织,将带旋髂深血管蒂的髂骨膜瓣植入头内软骨下,将骨松质填入,翻开之软骨面复位,用可吸收线缝合,注意勿压迫血管蒂。

3. 术后处理同前。

(四) 旋股外血管升支的髂嵴支、髂前下棘支双骨膜瓣转位术

1. 应用解剖　旋股外侧动脉:该动脉由股深动脉发出占 95%,仅 5% 直接发自股动脉。根据旋股外侧动脉起源和分支情况可分出四种类型:

Ⅰ型(80%):旋股外侧动脉发自股深动脉,分出升支、横支和降支;

Ⅱ型(5%):股动脉发出旋股外侧动脉,分出升支、横支和降支;

Ⅲ型(5%):股动脉发出升支,股深动脉发出旋股外侧动脉,分出横支和降支;

Ⅳ型(10%):股动脉发出旋股外侧动脉,分出升支和横支,降支从股深动脉发出。

(1) 旋股外侧血管升支:升支自主干发出后,在股直肌深面向外上走行,至阔筋膜张肌肌门处,分出髂嵴支、臀中肌支及阔筋膜张肌支。升支髂嵴支向上走行,止于髂嵴前部外侧缘。

(2) 髂嵴支:升支的髂嵴支起点外径(1.23 ± 0.61)mm,进入阔筋膜张肌后,走行于该肌内侧,距髂前上棘 2 ~ 3 cm 处分出 2 ~ 3 支,进入髂嵴前部外侧缘骨质。

(3) 髂前下棘支:该支起点外径(1.26 ± 0.30)mm,于升支发出后,向外上方走行于股直肌深面与髋关节囊之间的结缔组织中,直达髂前下棘。

2. 手术方法

(1) 麻醉、体位、切口:硬膜外阻滞或全麻,仰卧位,患侧髋部垫高 30°。

切口采取 Smith-Peterson 切口,长约 10 cm。切口起自髂嵴前部,沿髂嵴向前达髂前上棘,然后沿大腿前外侧向远侧延伸。

(2) 切取升支的髂嵴支髂骨骨膜瓣:切开皮肤、皮下组织和深筋膜,保护股外侧皮神经,于髂前上棘处切断缝匠肌。分开阔筋膜张肌和股直肌间隙,于股直肌深面筋膜内分离出旋股外侧血管升支主干。分离至阔筋膜张肌肌门。分离出升支髂嵴支,带 0.5 cm 阔筋膜张肌肌袖,分离髂嵴支至髂嵴前部外侧,中途结扎臀中肌支及阔筋膜张肌支(如髂嵴支较细,可连同臀中肌支一同带上)。为保证骨膜瓣能够完整切取及其血管网不受损伤,带一薄层骨质切取髂骨骨膜瓣 2 cm × 2 cm,将骨膜的生发层向外,用可吸收线翻转缝合 2 针,生理盐水纱布包裹备用。同时切取适量松质骨柴备用。

(3) 切取髂前下棘支髂骨骨膜瓣:将股直肌拉向内侧,切开其深面筋膜,沿升支主干找到髂前下棘支,该血管不被肌肉包绕,可以单独分离该血管蒂至髂前下棘。为显露方便,可将股直肌止点部分切断,于髂前下棘切取髂骨膜瓣 1.0 cm × 1.0 cm,切取及翻转缝合方法与升支髂嵴支骨膜瓣相同，生理盐水纱布包裹备用。

（4）头骺、颈部开窗及骨膜瓣植入：十字切开关节囊，于C形臂X线机下用1枚克氏针定位骺板。于股骨头颈部开窗1.5 cm×1.5 cm大，清除干骺端死骨及肉芽组织，将髂骨骨膜瓣植入，再植入松质骨柴，骨膜瓣根部与周围软组织缝合固定。于头骺部前部偏下用骨刀凿开软骨面。

向近侧翻开成合页状，清除头骺部死骨及肉芽组织。将髂前下棘支髂骨骨膜瓣植入头内软骨下，将骨松质填入，翻开之软骨面复位，用可吸收线缝合，注意勿压迫血管蒂部（图7-2-30～43）。

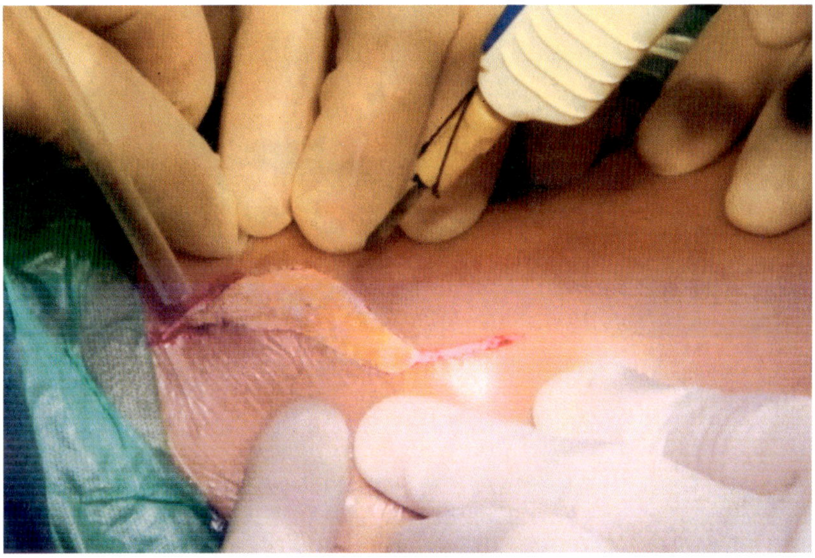

图7-2-30　采取Smith-Peterson切口，长约9.0 cm，起自髂嵴前部，沿髂嵴向前达髂前上棘

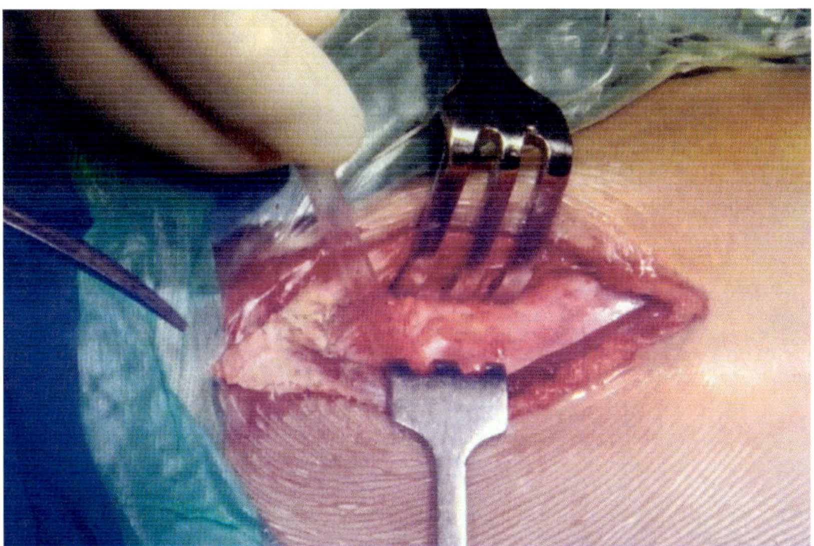

图7-2-31　切开至皮下，保护股前外侧皮神经

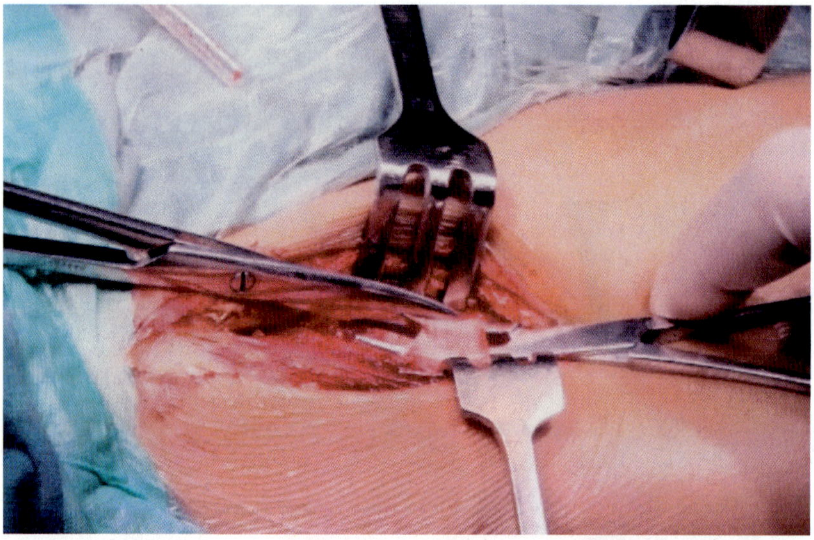

图 7-2-32　切开深筋膜

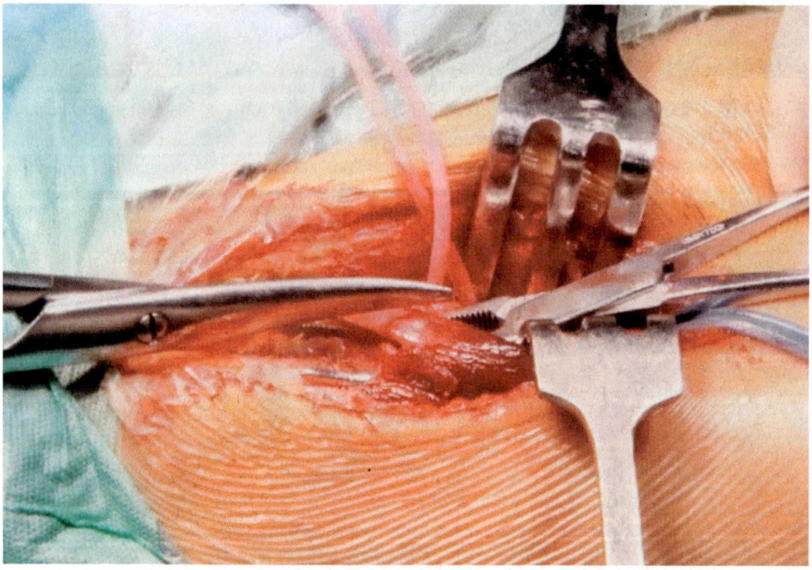

图 7-2-33　保护血管，部分游离切断阔筋膜张肌

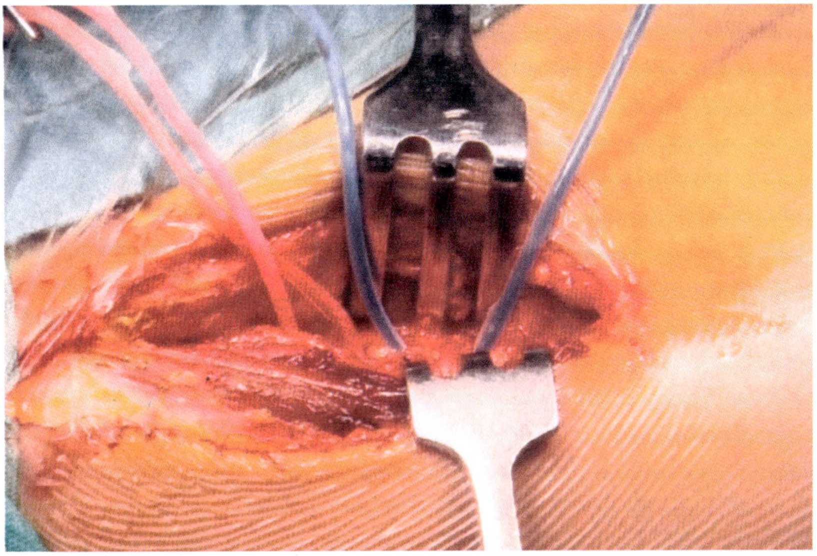

图 7-2-34　于阔筋膜张肌内面肌门向外分离，探查到旋股外侧血管升支髂嵴支，游离保护；并于股直肌深面分离保护髂前下棘支

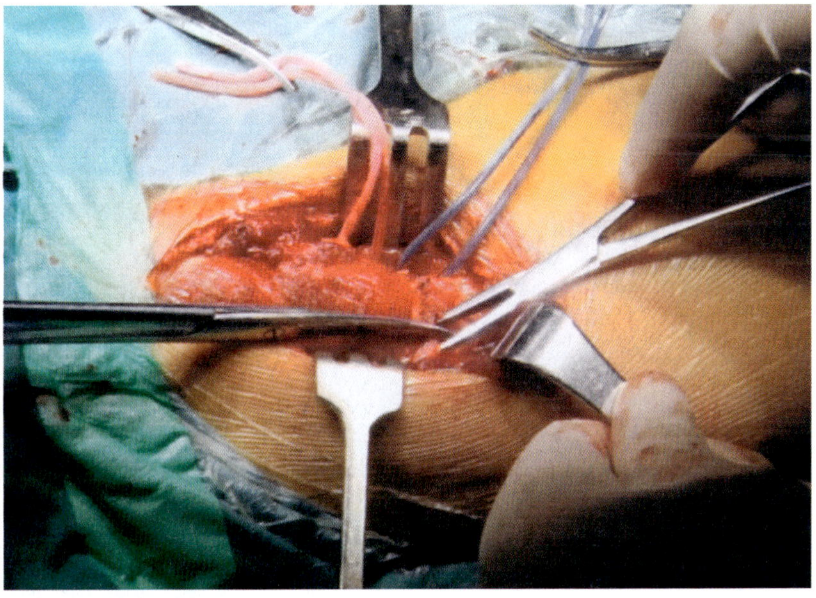

图 7-2-35　结扎肌支

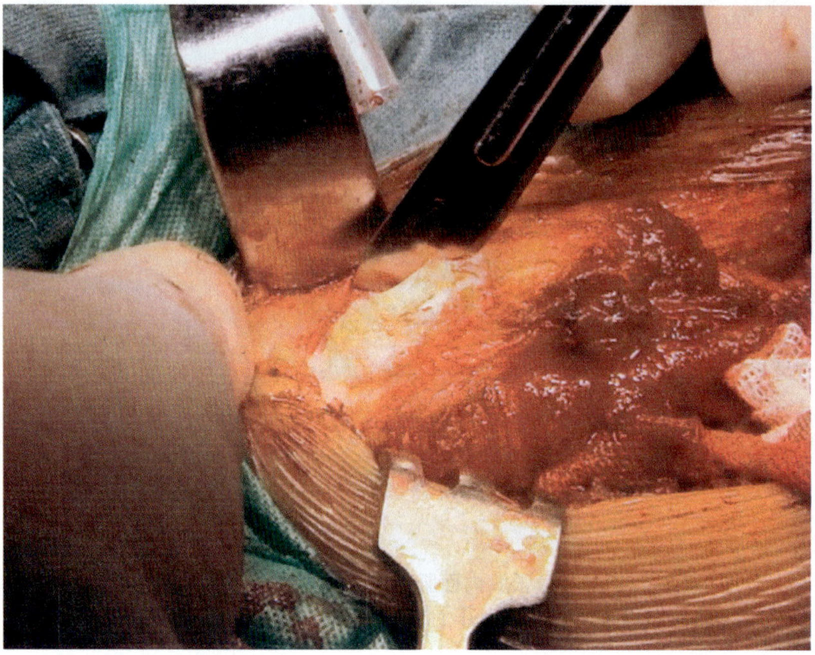

图 7-2-36　带一薄层骨质切取升支的髂嵴支髂骨骨膜瓣 2.0 cm×2.0 cm

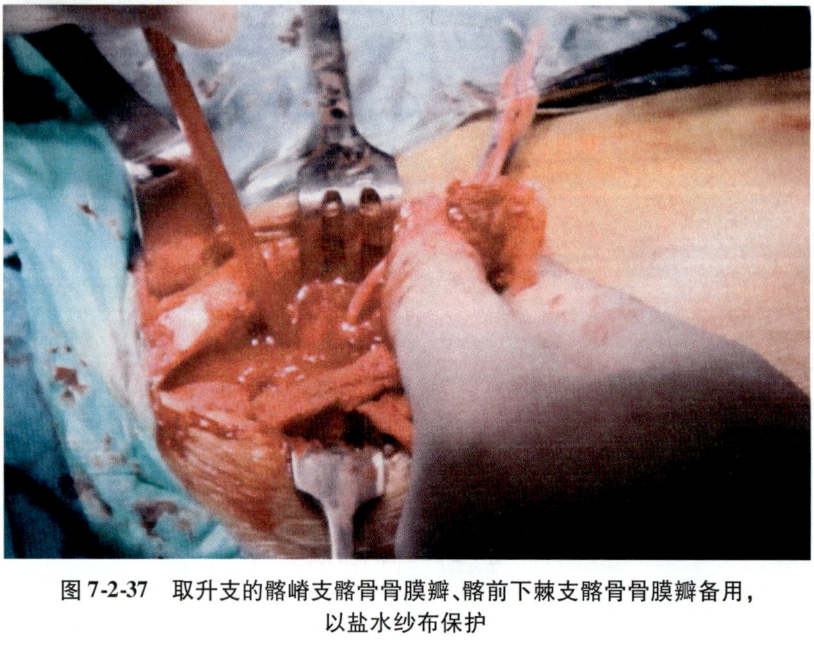

图 7-2-37　取升支的髂嵴支髂骨骨膜瓣、髂前下棘支髂骨骨膜瓣备用，以盐水纱布保护

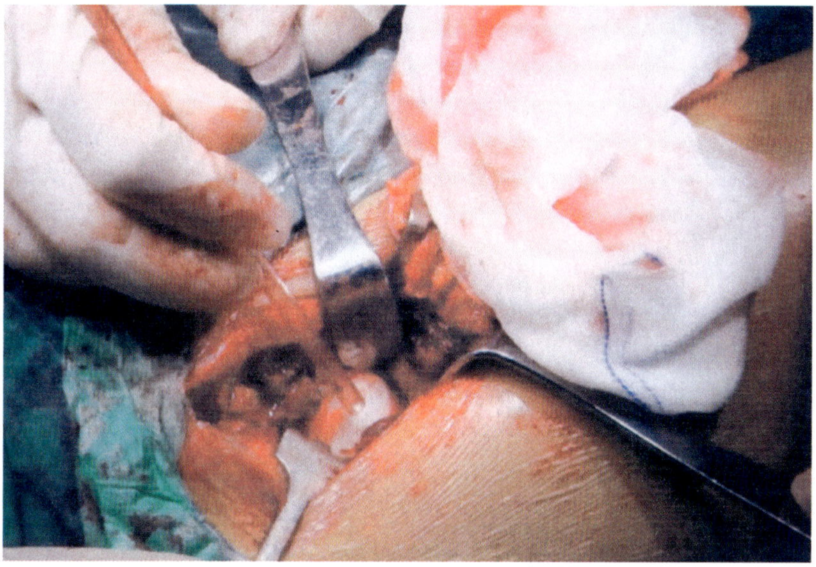

图 7-2-38　显露股骨头

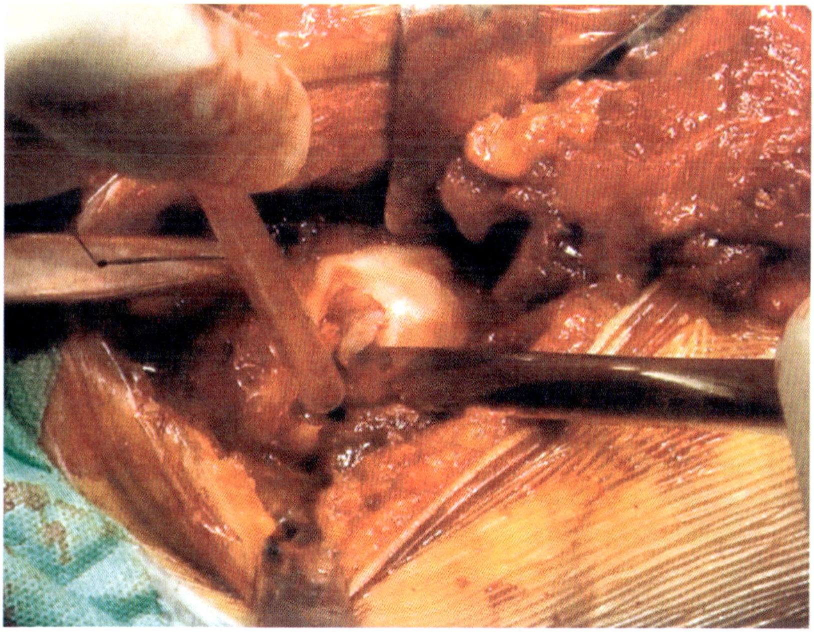

图 7-2-39　坏死处开窗

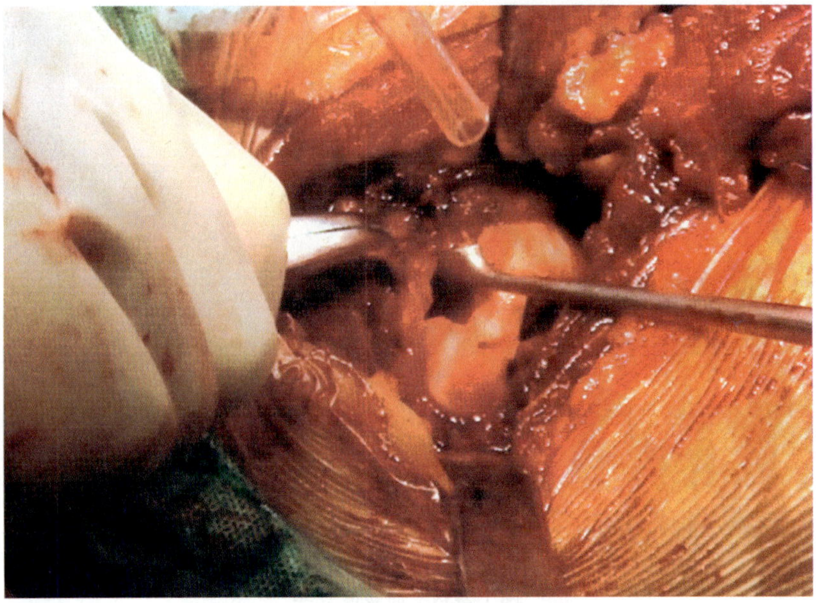

图 7-2-40　清理股骨头内坏死组织，保护骺板

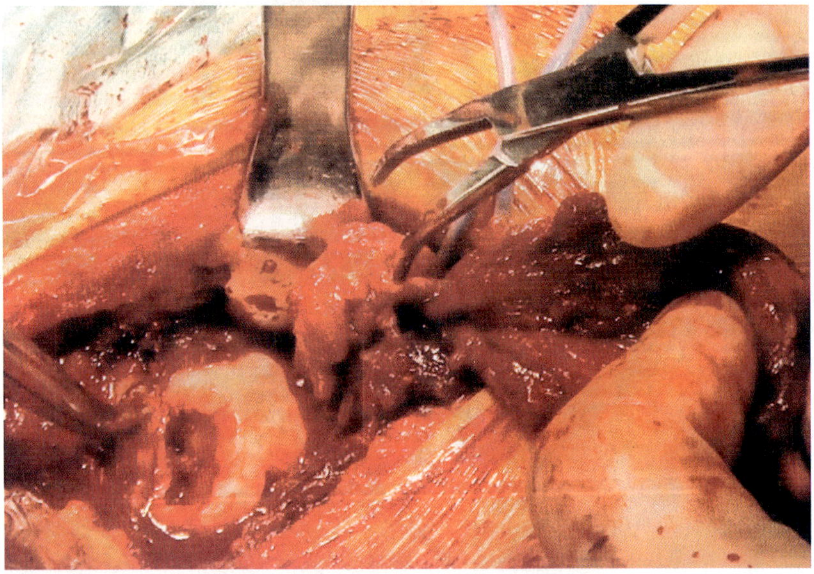

图 7-2-41　可选择性的植入自体松质骨

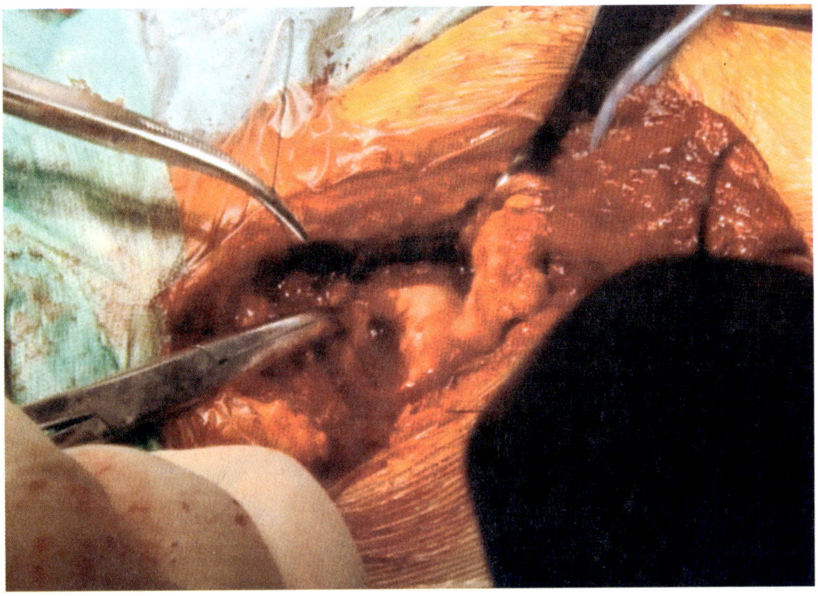

图 7-2-42　缝合固定血管蒂上的少许肌肉组织

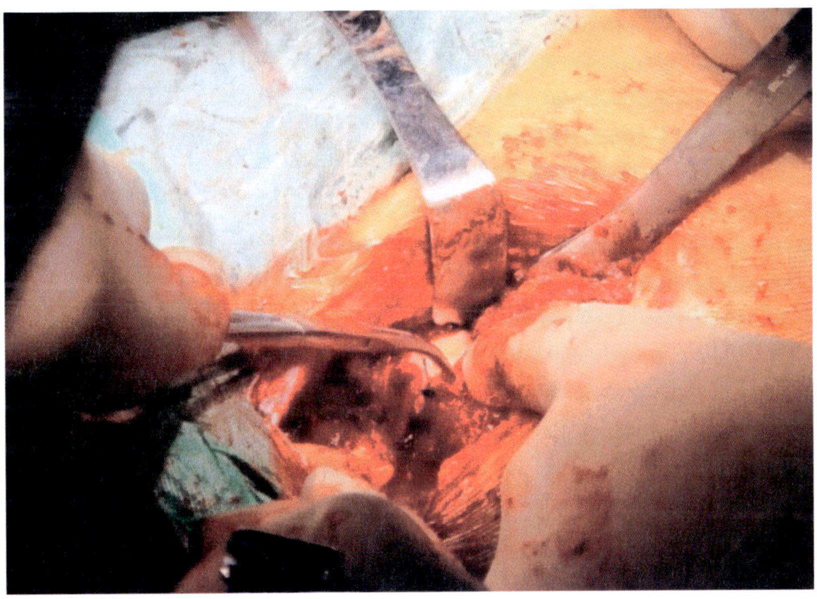

图 7-2-43　分别固定双骨瓣

三、滑膜切除及钻孔减压术

1. 手术方法　在蛛网膜下腔阻滞(腰麻)或全麻下做髋关节前弧形切口,保护股外侧皮神经,将股四骨头肌腱拉向内侧,显露出关节囊。将关节囊纵行切开,不切断圆韧带及脱出股骨头,在股骨头内、外旋情况下,尽量剪除滑膜组织。滑膜切除后,再围绕股骨头下方颈部斜向股骨头骨骺方向,用1 mm克氏针每距0.5 cm钻孔1个,深度穿过骺板即可,起到减压作用。关节腔冲洗后,用羊肠线缝合关节囊。

2. 术后处理　术后用胶布行小腿皮牵引3周，出院后继续皮肤牵引或石膏固定2个月，半年内避免剧烈运动。

四、血管束及BMP人工骨植入术

适用于Catterall Ⅱ-Ⅲ型，骺核未全部坏死的患儿。

1. 手术方法　前外侧入路，切开皮肤、皮下组织，于股外侧皮神经外侧切开深筋膜，显露缝匠肌、阔筋膜张肌，骨膜下剥离髂骨外板的肌肉，将股外侧皮神经、缝匠肌牵向内侧，轻轻提起股直肌肌腹，于股直肌反折头下暴露旋股外侧血管主干。术者佩戴手术放大镜（放大2～3倍），更换小血管外科器械，仔细分离旋股外侧血管的升、横、降支及其属支，直至肌肉内的终末小支，尽可能获得最大长度，每分离出一条血管，以3-0丝线结扎末端，最后按血管归属，汇合成2束，生理盐水纱布包裹置股直肌与股中间肌间隙内保护备用。

2. 头颈部钻隧道、血管束植入　显露并切开关节囊，切除增厚的滑膜，于前下方切除一三角形关节囊（以便植入血管束），剥离髂腰肌于小粗隆之附丽，小心脱出股骨头，用直径1.5～2 mm之螺纹针自头颈部前方向钻两个隧道，深度穿过骺板，至病变区域。可根据骨骺病变情况，植入自体骨松质或BMP人工骨。最后将血管束经骨隧道引入股骨头达软骨面骨骺内，应检查血管束无受压、无扭曲后固定。逐层缝合切口。

3. 术后处理　术后患肢外展、内旋位皮牵引2个月左右，每月复查X线片，满意后方可下地活动，1年内不能做剧烈运动。

五、骨髓基质干细胞移植术

（一）骨髓移植术

1. 股骨头缺血性坏死病理变化过程中的骨髓病变　各种各样原因而致的股骨头缺血性坏死有着相似的病理过程，缺血后骨和骨髓活性成分坏死，随后启动修复过程，如病变范围<15%，可以完全修复，如坏死范围较大，修复不完全，导致关节软骨下力学性质改变，关节面塌陷，最终导致关节炎发生而致残。Arlet和Durroux将其病理过程分为四期：

Ⅰ期，造血骨髓的丧失、水肿和泡沫细胞的形成；

Ⅱ期，脂肪坏死；

Ⅲ期，骨髓和骨小梁完全坏死；

Ⅳ期，修复开始，出现纤维和同位骨的形成。

（1）骨髓的水肿、坏死和细胞数目的下降：Nakamura研究了股骨头缺血性坏死模型的早期MRI和组织变化，他用狗股骨头脱位造模，分别于造模后3天和1、2、4周进行MRI和组织学检查。造模3天后发现骨髓水肿和出血，骨髓细胞数目下降，相应区域MRI T_2高信号。1周后骨髓中出现不成熟的纤维组织。相应组织MRI检查T_1低信号、T_2高信号。2周后同位骨和纤维组织出现，T_1为混杂的低信号，边界不清。4周出现更多的同位骨和成熟的纤维组织，这时MRI显示在负重区T_1低信号。Chemetsky等研究了65例激素和非激素性股骨头缺血性坏死患者的病理变化，其中19例激素性股骨头缺血性坏死患者和13例非激素性股骨头缺血性坏死患者发现有骨髓水肿，两组中存在骨髓坏死的各2例。Hernigou等研究了激素和酒精股骨头缺血性坏死患者髂骨处骨髓基质干细胞和造血干细胞数目的变化。他们选择了 11 例先天性股骨头缺血性坏死患者、30 例激素和酒精性股骨头缺血性坏死患者、33 例健康骨髓捐献志愿者和 34 例因骨不连而行骨髓移植的患者，通过对骨髓培养形成的粒细胞-巨噬细胞祖细胞（GMP）和成纤维细胞克隆形成集落单位（FCF）计数来评价骨髓造血干细胞和基质干细胞的活性。先天性股骨头缺血性坏死组 GMP 49.5 ±19.9，FCF 8.45 ±4.61。激素性股骨头缺血性坏死组 GMP 38.9 ±15.1，FCF 2.29 ±1.73。酒精激素性股骨头缺血性坏死组 GMP 38.9 ±15.1，FCF 2.29 ±1.73。健康骨髓捐献志愿者组 GMP 106.6 ±67.6，FCF 19.4 ±14.2。因骨不连而行骨髓移植的患者组 GMP 61.5 ±17.8，FCF 13.0 ±5.70。激素和酒精性股骨头缺血性坏死患者粒细胞-巨噬细胞祖细胞（GMP）和成纤维细胞克隆形成集落单位（FCF）计数与健康骨髓捐献志愿者比较有着明显的下降，有统计学意义。

（2）骨髓细胞脂肪化：激素是导致股骨头缺血性坏死的重要原因，研究表明，长期运用激素可导致骨髓基质干细胞的脂肪转化，肥大的脂肪细胞使股骨头内压力增高，血流下降，从而使股骨头坏死。Cui 作了激素诱导骨髓基质干细胞脂肪化的研究。将鼠骨髓基质干细胞分别以 10^{-9}、10^{-8}、10^{-7} molar 的地塞米松诱导培养 48 小时～21 天，在无地塞米松存在的情况下 D1 细胞表现成骨，分化为成骨细胞，在有地塞米松的情况下，成骨分化下降，脂肪分化增加，并随地塞米松浓度增加脂肪化也增加。

Koo 通过 MRI 研究了股骨头缺血性坏死患者股骨近端的脂肪转化率，他用［股骨近端干骺端 T_1 信号/大转子 T_1 信号］×100% 来表示股骨近端的脂肪转化率。他调查了 28 例病人 42 侧坏死股骨头，并用 84 个正常股骨头做对照。发现病患组股骨近端脂肪转化率是 90.2%，对照组为 75.1%，差别有统计学意义。Conditioning Logistic 回归分析，股骨近端的脂肪转化率每增加 5%，股骨头缺血性坏死的危险度（OR）值提高 3.6 倍。股骨近端的脂肪转化率每增加 10%，股骨头缺血性坏死的危险度（OR）值提高 12.9 倍。并确定股骨近端脂肪转化率 84% 为诊断股骨头缺血性坏死的标准，其敏感度为 79%，特异度 83%，阳性预测值 87%，阴性预测值 67%。

2. 手术方法

（1）经皮钻空髓芯减压术：取仰卧位，局麻后大粗隆处做 2 cm 切口。在手术 C 形臂 X 线透视下，于大粗隆顶点下 2 cm 处向股骨头中心方向钻入一导针，再用带有管芯的减压器沿导针徐徐旋至股骨头下部，当旋到反应性新生骨区时，可感骨质坚硬，不易钻透，此时应密切观察位置，注意勿钻出股骨头软骨面。待达股骨头下 3～4 mm 时，拔出管芯，旋出减压器后，用切刮器通过减压骨髓道彻底刮除坏死病灶，充分减压，生理盐水冲洗，负压吸引，彻底清除死骨碎片，用骨蜡止血，准备行骨髓移植术。

（2）骨髓穿刺取髓术：于同侧髂前上棘穿刺抽取骨髓液 5～10 ml，将其直接经钻孔注入股骨头、颈软骨区，回植骨皮质芯于原位，骨蜡填塞，封闭外口，缝合切口。术后行皮牵引 2 周，3 个月后扶拐下地锻炼。

儿童股骨头坏死是一种自限性疾病，早期的主要病理改变为静脉淤血，骨内压增高，骨髓水肿。晚期可出现骨陷窝内骨细胞消失，髓细胞被一些无细胞结构的坏死碎片所代替。为了早晚期病变的同时修复，采用经皮钻空髓芯减压加自体骨髓移植术，既能改善局部血供、降低骨内压，又能补充骨髓细胞及骨生长因子，从而促进股骨头坏死的修复，而且该方法具有操作简单，创伤小，出血少，取材方便，效果确切等优点。

3. 骨髓移植与早期股骨头缺血性坏死的治疗

（1）骨髓移植对早期股骨头缺血性坏死的治疗意义：股骨头缺血性坏死的自然史和其他骨坏死一样，常常有一个较长时间的临床静默期。而当症状出现后，病程进展迅速，若不加治疗，80%的股骨头在4年内出现塌陷。髓芯减压是治疗早期股骨头缺血性坏死的常用方法，报告其有效率范围在30%～90%之间。一项文献回顾，总结了24篇文章，分析了1206个Ficat和Arlet Ⅰ～Ⅲ期行髓芯减压的坏死股骨头，临床成功率为63.5%，63%的髋关节无放射学进展，经平均30个月的随访，23%的髋关节需要行全髋关节置换。髓芯减压治疗早期股骨头缺血性坏死的目的主要是促进股骨头坏死的修复，但这种修复通常是不完全的，其中一个原因就是爬行替代过程中骨髓基质干细胞太少。Gonjon用兔做实验，发现了骨髓有诱导骨形成的能力。现在人们发现骨髓中存在着基质干细胞，红骨髓是基质干细胞的来源。Hernigou运用自体红骨髓移植方法治疗了116例病人，189个Steinberg Ⅰ～Ⅳ期髋关节，通过5～10年随访，57个Ⅰ期股骨头12个恢复到了0期，32个无进展，13个进入Ⅱ期。79个Ⅱ期股骨头59个未再进展，15个进入Ⅳ期，4个进入Ⅴ期，1个进入Ⅵ期。其余7个Ⅲ期股骨头和12个Ⅳ期股骨头全部有所进展。我国汪学松运用经皮骨髓移植治疗早期股骨头缺血性坏死27例，治疗后所有病人髋关节功能明显改善，4～12个月后X线表现死骨有吸收，坏死区明显减小或消失。12例Ⅰ级病人恢复正常；8例Ⅱ级病人5例恢复正常，3例恢复到Ⅰ级；5例Ⅲ级病人，2例恢复正常，2例恢复到Ⅰ级，1例恢复到Ⅱ级；2例Ⅳ级病人，1例恢复到Ⅰ级，1例恢复到Ⅱ级。严军等通过自体骨髓移植治疗兔Perthes病模型的实验研究，发现自体骨髓移植组坏死骨修复较空白对照组活跃，骺板损伤处可见少量软骨细胞，单纯钻孔组以纤维修复为主。认为由于骨髓中基质干细胞数目较少，每10万个骨髓有核细胞中才有1个基质干细胞，自体骨髓移植治疗兔Perthes病模型能力有限，体外培养增殖骨髓中基质干细胞，增加植入细胞数目，结合适当的细胞载体，或许更有利于股骨头坏死的修复。

（2）移植骨髓的处理方式：骨髓中基质干细胞的数目是治疗结果的关键，为了提高治疗效果，应尽量提高骨髓中基质干细胞的数目。George对每次髂骨骨髓抽吸量与其中含有的有核细胞和干细胞数目作了研究。选择32例无系统疾病患者，通过体外培养骨髓细胞，记数碱性磷酸酶阳性克隆集落数目来反映骨髓基质干细胞数目。他设计了两组实验，第一组每次抽吸量分别为1、2 ml，第二组每次抽吸量分别为2、4 ml。第一组1 ml骨髓抽吸量含有40×10^6有核细胞，碱性磷酸酶阳性克隆集落数目1451，2 ml骨髓抽吸量含有60×10^6有核细胞，碱性磷酸酶阳性克隆集落数目2101。第二组2 ml骨髓抽吸量含有72×10^6有核细胞，碱性磷酸酶阳性克隆集落数目2836，4 ml骨髓抽吸量含有100×10^6有核细胞，碱性磷酸酶阳性克隆集落数目3526。从以上数据可以看出，随着每次骨髓抽吸量的增多，有核细胞和碱性磷酸酶阳性克隆集落的数目也相应增多，但平均每毫升中有核细胞和碱性磷酸酶阳性克隆集落的数目逐渐减少。作者建议如骨髓中基质干细胞的数目是治疗结果的关键，最好每穿刺点、每次骨髓抽吸量不要超过2 ml，这样可使骨髓中基质干细胞保持较高的浓度。John等对兔全骨髓、简单离心骨髓、Ispopyknic离心骨髓和重力沉淀骨髓中有核细胞数目做了分析，每毫升全骨髓含有核细胞为2.0×10^6，简单离心骨髓为3.6×10^6，Ispopyknic离心骨髓为8.0×10^6，重力沉淀骨髓为8.6×10^6，但由于Ispopyknic离心和重力沉淀对骨髓活性影响较大，操作时间较长，故骨髓处理方法以简单离心为最优。分别将其植入兔胫骨缺损处，无论在骨的形成量，还是在生物力学上，简单离心骨髓都优于全骨髓。

随着诊断技术的日益提高，早期诊断股骨头缺血性坏死已经不是问题，人们对股骨头缺血性坏死的早期病理研究也进一步深入，骨髓的病变是股骨头缺血性坏死的早期改变，骨髓中基质干细胞也是股骨头修复的关键因素之一，骨髓移植为早期股骨头缺血性坏死的治疗提供了一条很具前景的方法。但是骨髓的水肿、坏死是股骨头缺血性坏死的原因亦或结果，尚不清楚。移植的骨髓是否能成活，股骨头修复到底需要多少干细胞，干细胞修复股骨头缺血性坏死的机制及过程如何，干细胞和生长因子及载体的关系，都需要进一步研究。

4. 自体骨髓移植　早在1869年Gonjon就已经发现自体骨髓移植具有成骨作用。近年来，自体骨髓移植在治疗骨缺损、骨折延迟愈合及骨不连方面都取得了良好的疗效。Battula等运用自体骨髓细胞移植治疗了13例（18个髋）按ARCO分类法评定为Ⅰ～Ⅱ期的股骨头缺血性坏死患者，患者随机分为两组，实验组采用髓芯减压加自体骨髓细胞移植，对照组则采用单纯股骨头髓芯减压，术后随访24个月后发现，骨髓移植组的疼痛及关节症状明显减轻；在此期间，对照组8个髋关节中有5个病情继续发展至Ⅲ期，而在骨髓移植组中10个髋仅有1个髋发展至此阶段，并且两组的关节面塌陷时间也有明显的差异；该实验还证实这种治疗方法具有较好的安全性。Burastero等也做了类似的研究，他们对经髓芯减压加自体骨髓细胞移植治疗的116例（189个髋）股骨头缺血性坏死患者进行了5～10年的随访后发现：在股骨头塌陷前（Ficat　Ⅰ～Ⅱ期）进行治疗的145个髋中有9个后来病情进展，后期实施了髋关节置换术，而在股骨头塌陷后（Ⅲ～Ⅳ期）进行治疗者，44个髋有25个后期进行了全髋置换术

（二）髓芯减压对骺板的影响

近年来，由于组织工程技术的应用以及对儿童股骨头坏死的转归和机制的进一步认识，干细胞治疗儿童股骨头坏死成为临床研究的热点，干细胞通过髓芯减压的方法可以有效减压和提供充分血供，在实施此类手术时首先要了解儿童股骨头骺板的解剖定位，这对手术成败至关重要，因此首先复习儿童股骨头骺板位置及形状。

骺板与股骨头、颈交界处软骨线的距离

（1）股骨头后方软骨缘中点与骺板距离（4.77±1.21）mm；股骨头前方软骨缘中点与骺板距离（6.46±1.18）mm；股骨头前、后方软骨缘连线（即头颈交界连线）与骺板中点的距离（7.04±2.17）mm。

（2）骺板类型在骨截面上观察到骺板的形状主要呈弧线形，少数呈直线和波浪形（图7-2-44）。①弧线型：骺板成弧线形，其凸面朝向头端，此型占82.6%；②直线型：骺板呈直线，与头颈线平行，占8.6%；③波浪型：骺板呈波浪形，其波峰朝向头端，波谷朝向干骺端，在头颈线的远侧，占8.6%。

恢复坏死股骨头血液供应是治疗股骨头缺血性坏死的首要问题。妥善保护骺板是股骨头缺血性坏死治疗的关键。由于股骨头骺板的形状和朝向偶有变异，如呈波浪形的骺板，其波峰位于头颈线上方，而波谷却在该线下方。如遇此型骺板，则术中有可能损伤骺板，为此，建议术中X线定位，以便进一步确定骺板位置。手术操作时，细克氏针钻孔应在骨骺线以下，禁止穿通骺板，影响股骨头发育。拆除石膏及皮牵引后，髋关节不负重的

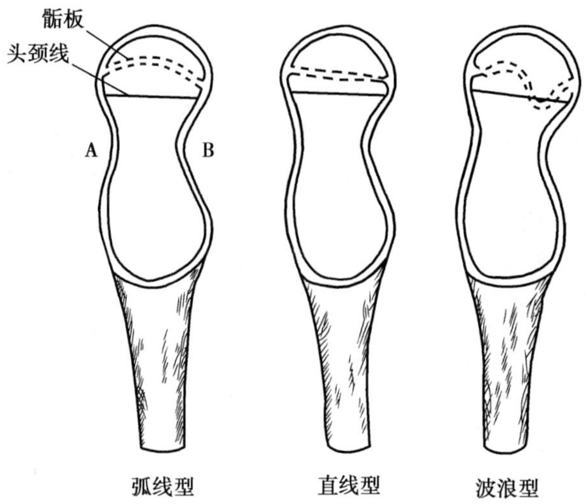

图 7-2-44　骺板类型示意图

A. 股骨颈前方;B. 股骨颈后方

功能锻炼很重要。合适的活动可提高关节内滑膜对骨骺软骨的营养,刺激骨骺和血管再生。股骨头因缺血而导致坏死的原理目前已基本达成共识。该术式的关键是要确定股骨头骺板的位置,只有对骺板解剖完全了解,才能确定在股骨颈开槽时向头部挖入的深度和骺板上方开窗的部位,以免误伤骺板。显微外科手术后,患肢皮牵引 6 ~ 8 周或半髋人字形石膏固定,是手术成功的重要步骤。

(三) BMP 人工骨植入术

1. BMPs 的功能　BMPs 是在啮齿动物体内的标准试验中能诱导异位骨发生的物质,除 BMP-1 外,其他均是转化生长因子 β(TGF-β)超家族的成员,现有 15 种以上,其中以 BMP-2、4、5、6、7 的作用最强,在骨组织的形成与修复中起关键作用。BMP 是酸性多肽,具有同源性,无明显种系特异性,有 100 ~ 200 个氨基酸,分子量约 16 ~ 20 kD,在羧基端有高度保守的 7 个半胱氨酸残端,这对二聚体分子的正确折叠起重要作用。BMP 存在于骨基质中,主要由成骨细胞、成软骨细胞、间充质干细胞(MSCs)等合成,低浓度时对 MSCs 有化学趋化及促进增生作用,浓度较高时能诱导未分化的 MSCs 分化为成骨细胞及成软骨细胞,从而诱导骨的形成,并可诱导细胞凋亡。有证据说明,各种 BMPs 可能有独特的作用。在大鼠胚胎模型中,不同类型的 BMP 基因缺陷可引起不同的骨与关节的发育异常,有些可伴有心、肾、眼、羊膜、绒毛膜的异常发育。在脊柱融合的兔动物模型中,依序检查 BMPs 的表达发现,48hBMP-6 最早增加,7dBMP-4 达高峰,21dBMP-2 达高峰。在大鼠成骨细胞培养时加入 rhBMP-6 可以提高 BMP-2 的水平,故认为各种 BMPs 的作用是有差异的。一般认为,BMP 的免疫原性弱,BMP 植入 Baib/c 小鼠肌肉 1 周及 2 周后,白细胞介素-2 生成明显降低,提示 BMP 能降低细胞免疫水平。

2. 手术方式　取仰卧位,行蛛网膜下腔阻滞(腰麻)或持续硬膜外阻滞,大粗隆外侧纵切口,长约 5 cm。沿肌纤维方向分开阔筋膜张肌和股外侧肌,显露大转子外侧面。在手术 C 形臂 X 线透视下,于大粗隆顶点下 2 cm 处向股骨头中心方向钻入一导针,再用带有管芯的减压器沿导针徐徐旋至股骨头下部,当旋到反应性新生骨区时,可感骨质坚硬,不易钻透，此时应密切观察位置，注意勿钻出股骨头软骨面。待达股骨头下3～4 mm时，拔出管芯，旋出减压器后，保留隧道内骨芯，用切刮器通过减压骨髓道彻底刮除坏死病灶，充分减压，生理盐水冲洗，负压吸引，彻底清除死骨碎片，取同侧髂骨优质骨松质与BMP（相当于骨松质量的1/5～1/4）混合物经股骨颈隧道植入股骨头，充填坚实，再将取下的柱状骨芯倒置后植入股骨颈隧道及股骨头下，冲洗，缝合切口。术后行皮牵引2周，2周后扶拐下地锻炼。术侧不负重2个月。

3. BMP在骨科的应用　对骨发生和修复的研究证实，成骨细胞的形成与成骨能力的增强是骨形成的关键环节，骨形态发生蛋白（bone morphogenetic protein-2，BMP-2）是其中关键的骨形成因子，不仅可以促进成骨细胞的再生、迁移、聚集，并且介导成骨细胞、软骨细胞、破骨细胞、破软骨细胞的分化及功能。因此，BMP-2促进成骨能力可望成为骨科疾病临床治疗的新途径。

Gregor Pache等应用大剂量激素造成兔股骨头坏死的模型，再进行坏死病灶清除，并于股骨颈前上方近关节缘处的骨皮质钻孔，A组填入吸附有BMP及TGF-β的聚磷酸钙纤维（CPPF）/聚乳酸（PLLA）的复合多孔生物材料；B组只填充聚磷酸钙纤维（CPPF）/聚乳酸（PLLA）的复合多孔生物材料；C组作为空白对照组不作填充。结果发现：A组的成骨反应较其他两组出现早且新骨形成数量多，于术后12周股骨头缺损区即已基本完成了修复。Theis等应用液氮冷冻法造成兔股骨头坏死的模型，从股骨颈后方头颈交界向股骨头凹处骨皮质下区处钻孔，实验组将含有BMP的重组合异种骨蛋白（RBX）植入，对照组则单纯植入同体积的牛骨松质载体，结果发现：实验组的骨密度值、新生骨及成骨细胞数量均明显高于对照组，爬行替代过程也明显快于对照组。Thorey等在实验中于狗的股骨头前侧方造盖，清除股骨头软骨下骨组织，造成直径为2 cm的软骨下骨缺损。在实验的第1阶段，第1组骨缺损区未做任何处理，第2组骨缺损区自体骨植骨处理；实验的第2阶段，将由于前期手术造成股骨头软骨下骨缺损而形成股骨头塌陷的狗分成3个组。第3组骨缺损区不做处理，第4组于骨缺损区自体骨移植处理，第5组缺损区骨移植加骨形态发生蛋白-2处理。结果发现：所有经植骨处理的（第2、4、5组）骨缺损区均获得修复，而未植的则未获得修复；第4、5组的股骨头外观完全恢复至正常态，而第3组的造盖部则遗留明显的凹陷；X线显示：第5组（植骨加骨形态发生蛋白-2组）的修复要明显快于第4组（单植骨组）。Aicher等在临床中运用髓芯减压结合BMP同种异体腓骨移植治疗15例（17髋）Ficat Ⅱ～Ⅲ期的股骨头缺血坏死患者，经随访26～94个月，Ficat ⅡA期的15髋中14髋获得成功（93%）。Wellmann等在透视下直接注射醇至羊的股骨头内造成骨坏死模型后，第1组植入可吸收体与重组骨形态发生蛋白-2（BMP-2）300 μg治疗，第2组生长分化因子-5（GDF-5），对照组只用载体，于术后3、6、12周处死动物并取股骨做相关研究后发现：使用BMP-2和GDF-5组于术后3周即出现新骨形成，明显快于对照组；在实验中未出现异位骨、炎症等严重的副作用。

（四）骺板下多血管束移植术

手术方法　在硬膜外阻滞下手术，改良Smith-Petersen切口，显露髂骨外板，不切断缝匠肌，只切断股直肌，显露旋股外动脉总干及升、横、降3个分支，小心游离总干及其分支5～6 cm，在远端切断，切开髋关节囊，切除部分滑膜，在股骨头骺板和股骨颈交界处，向股骨头方向用3～3.5 mm的钻头钻两个2～2.5 cm骨孔备用。由于旋股外动脉升、横、降3

个分支共干不一样，视情况可升支与横支，也可横支与降支并在一起分成两束支移植，在血管末端旁的软组织上系一个略小于骨孔的小骨块，用细克氏针或成形钩镊，将骨块连同血管束植入骨孔并嵌入其中，固定牢固后，缝合切口。术后屈膝20°平卧位休息，1个月后扶拐下床活动。

术中对儿童股骨头缺血性坏死伴有较大囊性变患者，用小刮匙伸入囊腔彻底搔刮后，取髂骨植骨，再做血管束植入。植骨要点：将所取髂骨切成颗粒状，因骨内有骨形成蛋白和生骨因子，加上有血管束植入，更有利于坏死骨的成活，使坏死的囊腔得以较快的恢复，术后2～3年坏死区80%可完成修复。对儿童股骨头缺血性坏死“新月征”明显的病例，大多因病情发展快，股骨头顶部受力大而发生股骨头碎裂和下陷，随着时间延长，致使股骨颈增粗，股骨头变为扁平呈蕈状是其规律，为防止畸形发生，对股骨头边缘骨骺增生严重的病例，术中我们常规行股骨头骺边缘修整术，经长时间的随访观察，此术对股骨颈增粗、股骨头蕈状畸形能起到有效的控制作用。

血管束移植的注意点：由于骨骺是骨生长发育的关键部位，损伤任何一层骨骺基底细胞都会造成生骨障碍，术前尤其要测好打骨孔的位置，以防骺板损伤影响股骨头的发育，有条件时应做计算机控制摄像，能准确测量其打骨孔的位置。游离血管束要做到：①血管两侧要保留2～3 mm的软组织，确保血管束动静脉间的自身血循环存在。②在解剖血管时有较大的血管分支需行结扎时，近端止血结扎尽量用细线，禁止电灼止血损伤血管，这样有利于血管移植后再生。故良好的血管束移植是确保手术成功的关键。

（五）骨髓基质干细胞治疗儿童股骨头坏死

1. 骨髓与骨髓基质干细胞　骨髓是充满在骨髓腔和骨松质内的软组织，成人总量大约1500 ml，分为红骨髓和黄骨髓两种。红骨髓具有造血功能，胎儿和婴幼儿的骨髓腔和骨松质充满了红骨髓，随着年龄的增长，至青少年时期，红骨髓逐渐减少，转化为黄骨髓，而失去造血功能。成人红骨髓主要分布在长骨的两端、短骨及扁骨和不规则骨的骨松质内，黄骨髓分布于长骨骨髓腔内，主要为脂肪组织，不具有造血功能，但当大失血时它们仍能转化为红骨髓造血。骨髓移植治疗某些血液病已是临床上较成熟的技术，近年来人们逐渐认识了它的成骨作用。1988年Maniatopoulos等首次报道了鼠骨髓基质干细胞在体外培养能形成钙化的骨样组织。国内陈富林等也证明骨髓基质干细胞体外培养具有成骨能力。骨髓的成骨能力来源于骨髓中的基质干细胞。

干细胞存在于各种组织内，是一种静止的细胞，它有两个重要特征：一为非对称分裂，二为自我更新。在某些信号的活化下，干细胞开始分裂，产生两个细胞，其中一个细胞对称扩增，产生大量后代，称作先祖细胞；另一个细胞又返回原来母细胞的静止状态，仍保持着干细胞的特性，等待着新的信号激活。与体细胞不同，干细胞有着自己独特的生物活动周期，在多种因素的作用下，它进行着周期性的变化：激活、增殖、迁移、分化、成活或凋亡。胚胎时期胚泡内的每个细胞都能发育成一个新个体，成为全能干细胞，随着发育，它们分布到多种特殊的组织器官中，这时每种组织器官内的干细胞严格按照其特定方向分化，称为定向干细胞，但有些干细胞仍具有多能特性。与成骨有关的结缔组织干细胞存在于运动系统的多个部位，如骨髓、骨膜外层形成层、骨松质的骨小梁及骨皮质的中央管（又称哈弗斯管）。最近研究表明，这些干细胞还存在于肌肉组织和脂肪组织内，然而获取这些干细胞最方便的地方还是骨髓。结缔组织干细胞在骨髓称骨髓基质干细胞。

Long 运用免疫组化、流式细胞术及细胞培养对骨髓基质干细胞进行了研究。他们发现骨髓源干细胞中包含非造血干细胞，它们不表达造血干细胞表面 CD34 分子，也不对造血生长因子起反应。通过免疫分离人骨髓非黏附低密度（NALD）细胞，获得大量的表达骨钙素（osteocalcin）、骨黏素（osteonectin）及骨碱性磷酸酶（bone alkalin phosphatase）的细胞。通过流式细胞术发现它们有三种类型：分别称骨原细胞（骨祖细胞，osteoprogenitor cell）、成骨前细胞（preosteoblast）和成骨样细胞（osteoblastlike cell）。细胞培养形成了两类克隆：一类称克隆形成细胞（colony forming cell），有着很强的增殖潜力；一类称簇状形成细胞（cluster forming cell），其增殖能力有限。并且这两类细胞对不同的生长因子起反应。他们得出结论，骨髓中存在着非造血的、可成骨干细胞，并推测骨髓基质干细胞按下列顺序分化：克隆形成细胞（colony forming cell）→簇状形成细胞（cluster forming cell）→成骨前细胞→成骨细胞。

2. 骨髓基质干细胞的分化与其分子调节　骨髓基质干细胞具有多向分化特性，可分化为成骨细胞、软骨细胞、成纤维细胞、心肌细胞、骨骼肌细胞、肝细胞、上皮细胞和神经细胞等。Pittenger 等通过体外培养对人骨髓基质干细胞的多向分化性进行了研究。他们发现 methy isobutylxanthine、地塞米松、胰岛素、吲哚美辛可诱导骨髓基质干细胞向脂肪方向分化。无血清培养，转移生长因子-2β（TGF-2β）可诱导骨髓基质干细胞成软骨，表达Ⅱ型胶原。地塞米松、β_2 甘油磷酸钠和维生素 C 可诱导骨髓基质干细胞形成钙化结节，表达碱性磷酸酶，向成骨方向转化。

3. 骨髓间充质干细胞移植术

（1）术前计划：

1）股骨头坏死范围的测量：将股骨头及每一层 MRI 图像都可看作球冠或球带，测量每一层面的坏死灶角度 α，及该层面股骨头所对应的圆心角度 β，再根据球带或球冠的表面积计算公式 $S=2\pi rh$，即可计算该层面 MRI（冠状面 T1）所对应的表面积，S 坏死 = α/2πrh，S 股骨头 = β/2πrh。坏死面积比例等于总坏死灶面积除以股骨头面积乘以 100%。r 为股骨头的半径，h 为 MRI 两层面的距离（图 7-2-45）。坏死面积小于 30% 的尚可进行干细胞移植手术。

2）相关辅助检查无心、肺、肝、肾等内科疾患，全身有感染性疾病者为手术禁忌证，

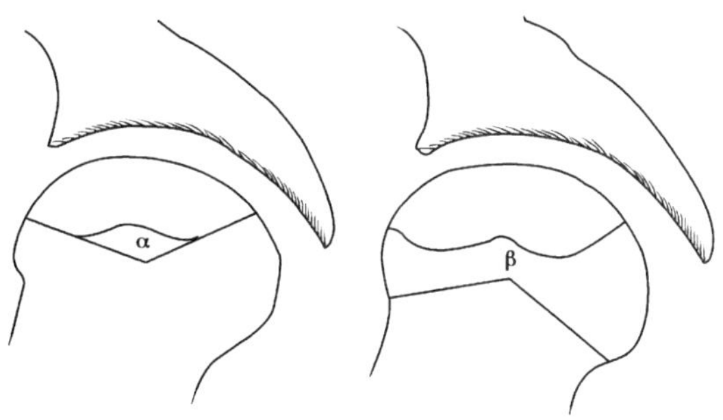

图 7-2-45　MRI 上 α 为坏死灶所对应的坏死角度；β 为该层面股骨头所对应的圆心角度

签署知情同意书。

（2）手术技术：关节镜下髓芯减压入路自体干细胞移植术。

1）麻醉、体位、切口：连续硬膜外阻滞，仰卧位，患侧垫高45°。

2）髓芯减压建立关节镜通道：沿皮肤切开，直到大转子，剥离大转子下方的股骨外侧骨膜约2.0 cm，在大转子下用直径4.5 mm电钻在皮质上钻孔，穿透皮质后，用直径8 mm的空钻从皮质孔钻入，方向对准股骨头的中心，股骨头部于摄片时用皮肤标记标明，待空心钻进入预计深度或感到钻入费力时，再摄X线片，了解空心钻的位置，股骨颈前倾角术前必须作出估计，手术亦可在C形臂X线机下进行，空心钻进达软骨面下4～5 mm为宜，退出空心钻，取活检标本送病理检查。用直径4 mm的空心钻经同一钻孔向另一方向钻入股骨头，使之成为另一减压道。关节镜监视下，证实有骨坏死，对股骨头内的坏死骨清除并取材送病理检查。关节镜监视下进行骨髓间充质干细胞的回植，将其注入坏死处下方新鲜的骨床内，并用骨蜡封口。关节镜及C形臂监视下对坏死骨进行清除，不穿破关节面（图7-2-46）。

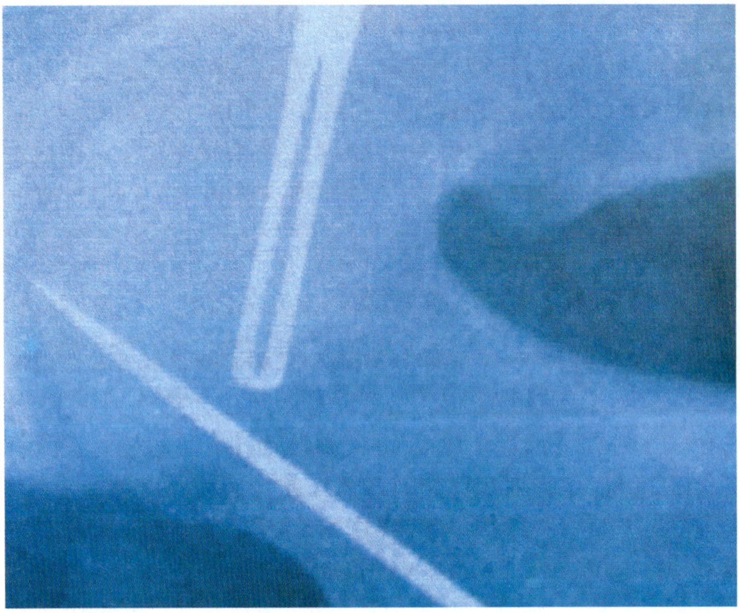

图7-2-46　C形臂下定位

骨髓间充质干细胞的分离：髓芯减压前两周于同侧髂前上棘处行骨髓穿刺，用内含2 ml肝素钠（100 U/ml）的30 ml注射器抽取骨髓20 ml，于GMP层流百级实验室进行细胞分离培养操作，密度梯度法分离单核细胞层，计数有核骨髓细胞数量达到1×10^6个/ml，并吸取少量细胞悬液，革兰染色镜检确认无污染，即可进行培养，培养液为自体血清与生理盐水配成10%的浓度，培养至第二代后于百级手术室内回植（图7-2-47）。

关节镜监视下干细胞移植：关节镜监视下确定坏死部位，再用特制小刮勺清除周边坏死骨，见有新鲜血流出，将硬膜外穿刺针置入骨道内，进入股骨头中心，确保穿刺针位于股骨头内，从穿刺针向股骨头内缓慢注入自体骨髓间充质干细胞悬液1.5～2 ml，骨蜡封口

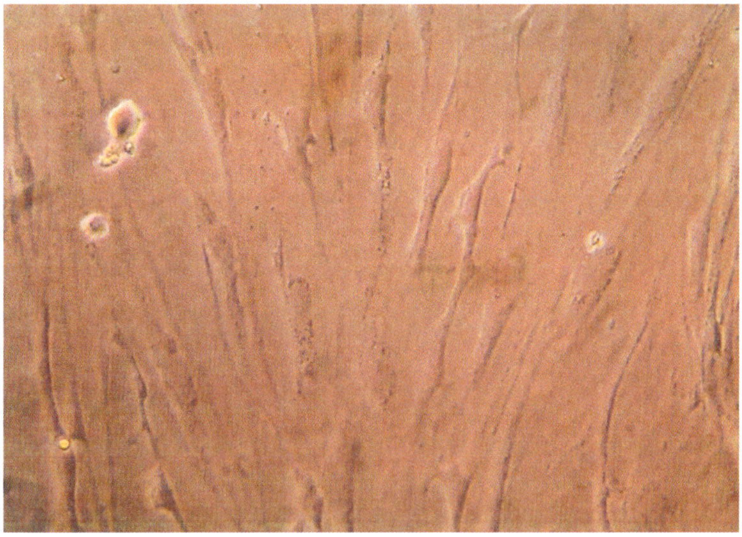

图 7-2-47　第二代细胞第 10 天，细胞圆饼形，多角形生长，无接触抑制（×40）

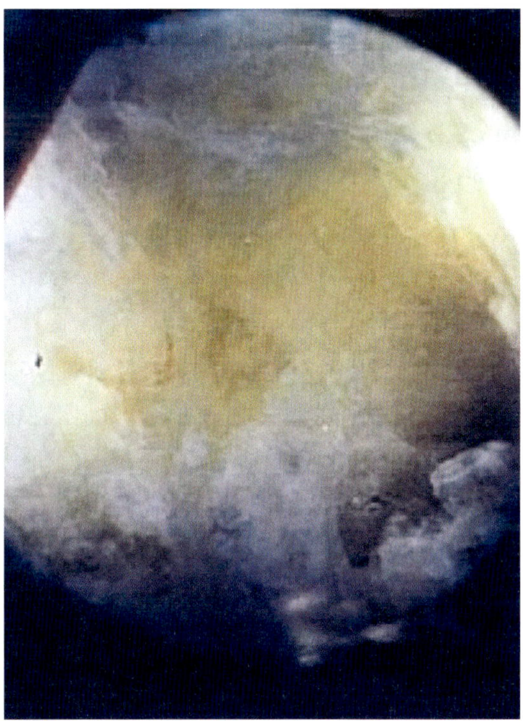

图 7-2-48　关节镜下见股骨头内颜色发暗，血供明显减少，骨小梁呈黄黑色，排列不规则，可见明显的死骨形成

（图 7-2-48、49）。

（3）术后处理：术后患肢外展 30°中立位，皮牵引 1 个月，之后扶双拐下地，术后 3 个月内患肢不负重，每月复查 X 线片，满意后方可下地活动，1 年内不做剧烈活动。

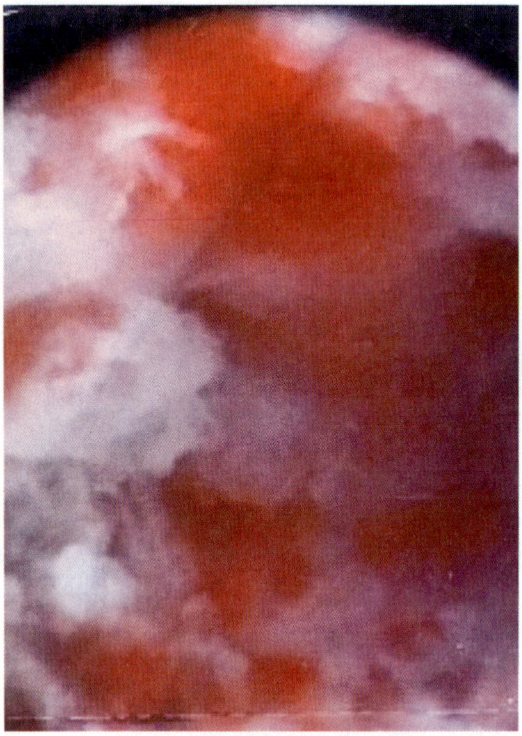

图 7-2-49　关节镜下对股骨头内的坏死骨进行清除，清除坏死骨后可见周围正常骨小梁有渗血

（4）小结：通过关节镜监视髓芯减压，将自体骨髓间充质干细胞回植入股骨头，在改善骨内高压、骨微循环障碍等病理状态的同时，提供股骨头修复重建的种子细胞，为新骨生成、替代死骨创造良好的环境，而且通过刺激血供丰富的大转子部的血管沿减压隧道长入股骨头内，促进坏死股骨头的修复。运用种子细胞载体对骨缺损或骨坏死进行修复，其作用有二：①种子细胞为液态，通过载体可以使种子细胞固定在需要的位置，而不流失；②种子细胞在载体环境中可以增大接触面积，使其呈现三维分布，从而扩大其作用。本课题运用关节镜微创技术，对以上载体的特点有其独特的替代作用，故本试验未使用细胞载体：

第一，可以关节镜放大 20 倍达到微创，将其直接注入坏死部位，真正达到“哪里缺少，补哪里”的效果；

第二，关节镜直视下将坏死骨完全清除，显露新鲜骨松质，并看见有新鲜血液流出，以保证血供；

第三，种子细胞直接渗入新鲜骨松质内，此骨松质可以起到载体作用；

第四，关节镜通道即髓芯减压通道用骨蜡封口，防止骨髓间充质干细胞的流失。

因此，关节镜监视下对坏死骨进行清理，同时进行骨髓间充质干细胞植入，可以达到有效清除死骨及准确植入的目的。新生骨的质量和数量直接影响到股骨头的支撑问题。术后 4 周即有明显的成骨反应和新骨形成。股骨头内血管数量增多，血管再生更进一步促进股骨头坏死的修复，新骨由四周不断向中心部延伸，说明转染 hBMP-2 基因的骨髓间充质干细胞产生了明显生物学效应。8 周基本修复了股骨头的骨缺损区。提高了骨形成的质量且缩短了骨修复的生理过程。从组织学上证明了转染 hBMP-2 基因的骨髓间充质干细胞对股骨头缺血坏死的修复作用。在实验观察的各时相未见对骨髓间充质干细胞的明显异物反应。本研究为临床治疗股骨头缺血性坏死提供了实验基础,但其治疗是一个极其复杂的过程,还有很多理论和实际问题尚待解决,如:①骨髓间充质干细胞的最佳剂量与浓度;②注射的最佳时间、频率;③成骨诱导方面的问题;④骨髓间充质干细胞在体内成骨能力的检测问题。骨髓间充质干细胞有较强的成骨作用,是修复股骨头缺血性坏死良好的种子细胞,可促进坏死区的修复,对股骨头缺血性坏死的治疗有较大价值,值得进一步研究。

典型病例

病例 1

病例摘要:患者女性,8 岁。以"双髋疼痛 1 年,跛行活动受限半年"为主诉入院。

病情简介:患者 1 年前无明显诱因出现双髋关节疼痛,以右侧为重,伴有双膝部不适,休息后双髋关节疼痛略减轻,曾到当地医院诊治(具体不详),20 天前到某医院就诊,行 MRI 检查示右股骨头内多处小囊性变,为求进一步治疗而收住院。自患病以来无寒战发热,无明显午后低热及盗汗,饮食好,睡眠差,二便正常,无消瘦。

既往体健,否认心脏病、高血压、糖尿病、肝炎、结核及其他内科病,否认髋部外伤病史。无食物药物过敏史。体格检查:T 36.5℃,P 78 次/min,R 20 次/min,BP 120/80 mmHg。

专科检查:全身一般状况良好,营养中等。双髋关节无肿胀,双侧腹股沟中点下方压痛,右侧为著,无大转子叩痛及纵向叩击痛,右髋 4 字试验(+),Allis 征阴性,托马斯征(Thomas)阴性(附表 1-1、2)。

附表 1-1 双下肢测量

双下肢测量	左侧(cm)	右侧(cm)
双下肢长度(内踝上棘)	41.5	45
双下肢周径(髌下 10cm)	19	18.5

附表 1-2 髋关节活动度

髋关节活动度	左侧	右侧
伸屈	0°↔140°	0°↔140°
内收外展	30°↔45°	30°↔45°
内旋外旋	30°↔45°	15°↔45°

辅助检查:附图 1-1、2。

实验室检查:血、尿常规,凝血功能,肝、肾功能,血糖,肝炎系列,HIV,梅毒,胸片,心电图,各项均未见明显异常(影像学图片见附件)。

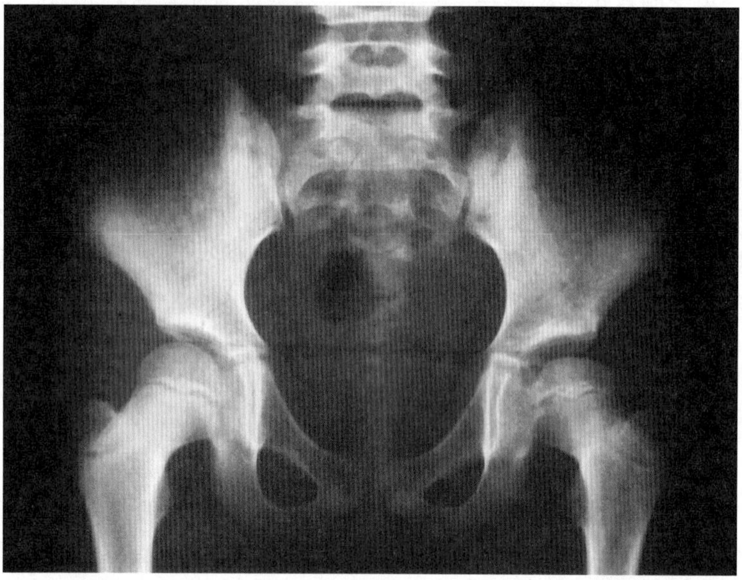

附图 1-1　髋关节正位 X 线示左侧股骨头见密度减低区，未见明显囊性变

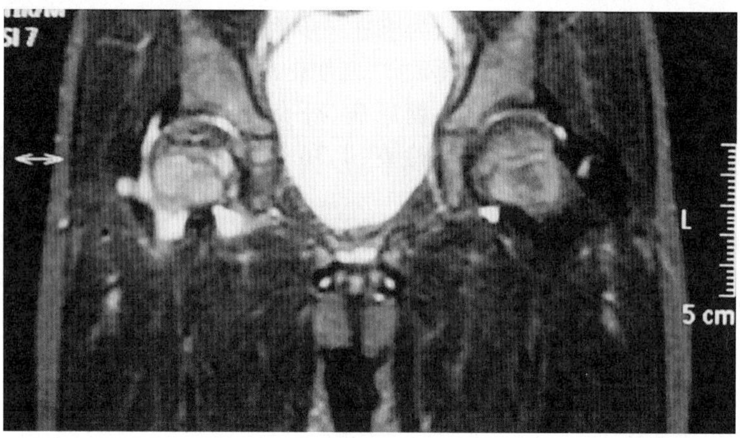

附图 1-2　术前 MRI 左侧为股骨头缺血性 ARCO Ⅰ C 期右侧为股骨头缺血性坏死 ARCO Ⅱ B 期

诊断：双侧儿童股骨头缺血性坏死。

治疗经过：患者入院后行双下肢持续有效皮牵引，完善相关辅助检查，查无手术禁忌后，在联合阻滞麻醉下行右侧病灶清除，带血运骨瓣植入，左侧髓芯减压术，并取材送病理检查，同时于手术中在髂骨处抽取骨髓 15 ~ 20 ml，同时需抽取静脉血 20 ml，术后进行细胞培养到第二代（附图 1-3、4）。然后在联合阻滞麻醉下行关节镜监视髓芯减压，左侧股骨头坏死清除并干细胞回植术（附图 1-5 ~ 7）。

术后下肢轻重量牵引，并维持左下肢于轻度外展，旋转中立位。病理证实为股骨头坏死（附图 1-8）。

8 周后扶拐保护下逐步负重，功能锻炼。术后 3 个月和 1 年随访 MRI（附图 1-9、10）。

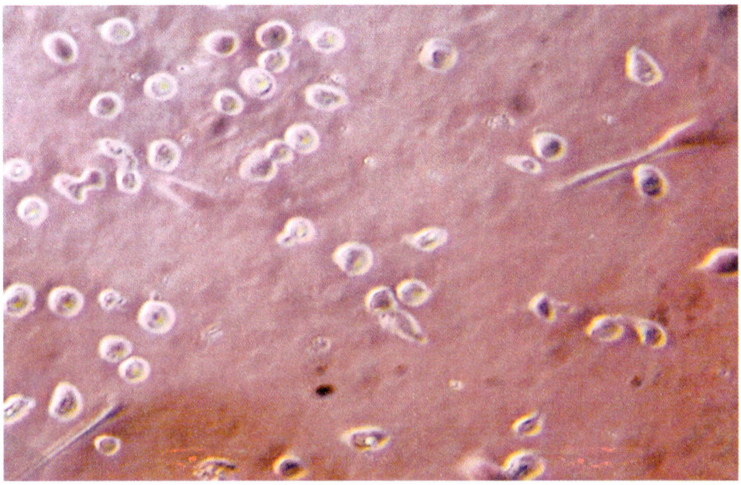

附图 **1-3** 第一代单核细胞 **24** 小时后部分贴壁，细胞呈圆形或椭圆形或不规则形状（×40）

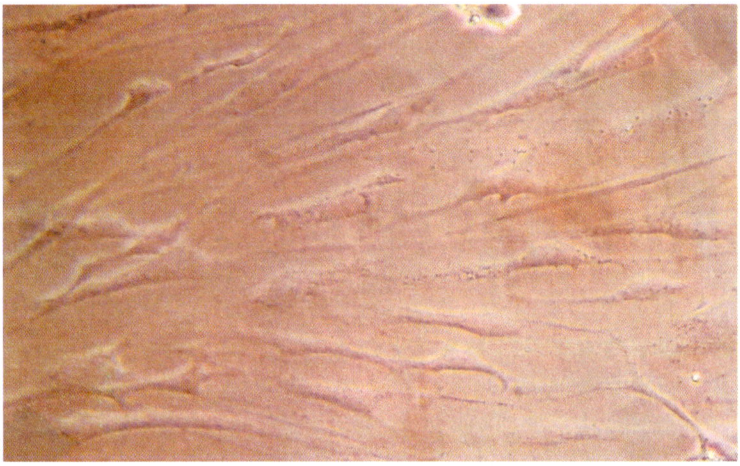

附图 **1-4** 第二代细胞第 **6** 天，细胞形态比较均匀，生长旺盛，稳定，无接触抑制（×40）

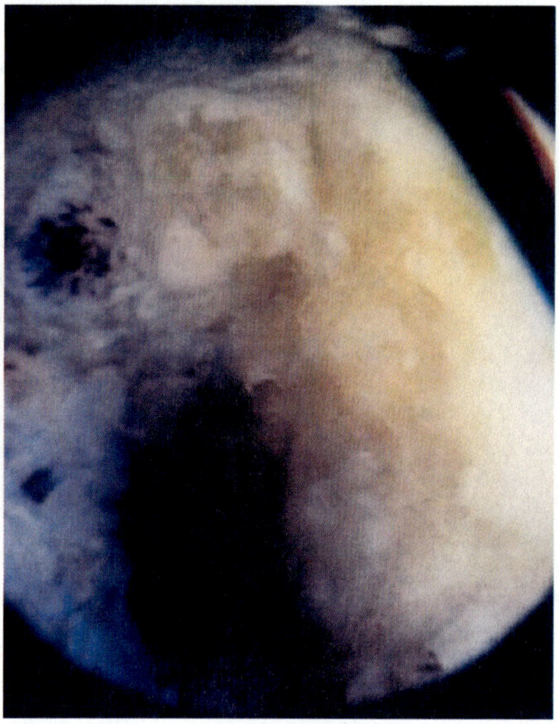

附图 1-5　关节镜下见股骨头内颜色发暗，血供明显减少，骨小梁呈黄黑色，排列不规则，可见明显的死骨形成

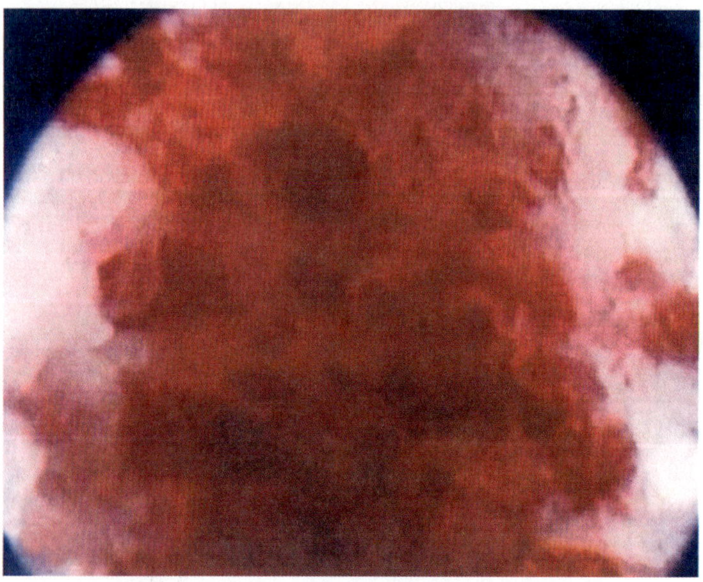

附图 1-6　关节镜下对股骨头内的坏死骨进行清除，清除坏死骨后可见周围正常骨小梁有渗血

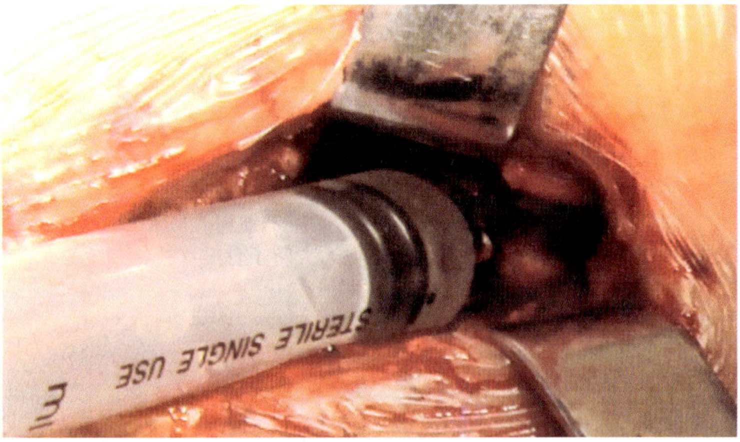

附图 1-7　骨髓间充质干细胞通过髓芯减压回植(1×10^6 个/ml)

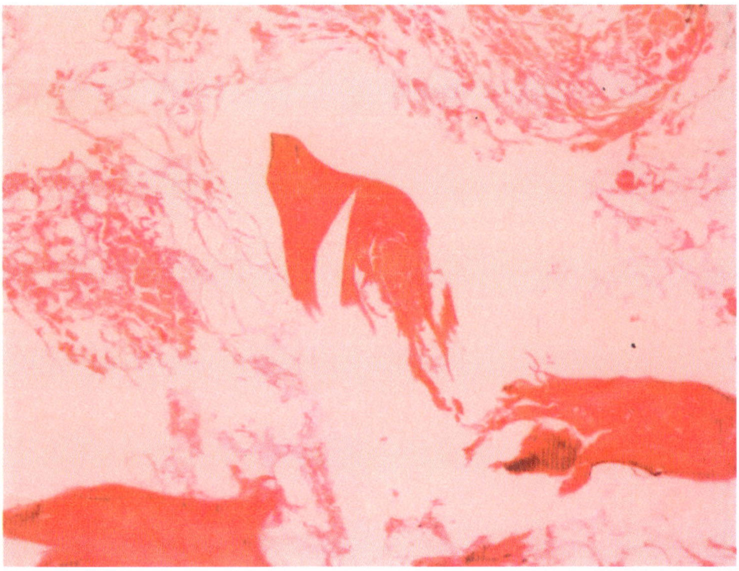

附图 1-8　股骨头坏死，细胞核消失，骨小梁紊乱、碎裂

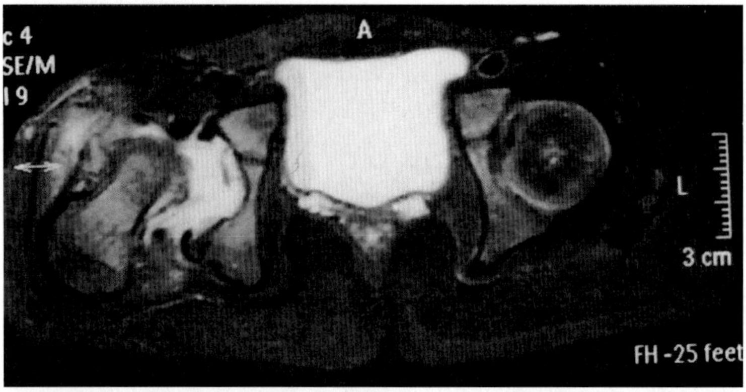

附图 1-9　术后 3 个月(左侧行髓芯减压干细胞移植术,中心处可见明显的成骨;右侧为带血运大转子骨瓣移植术)

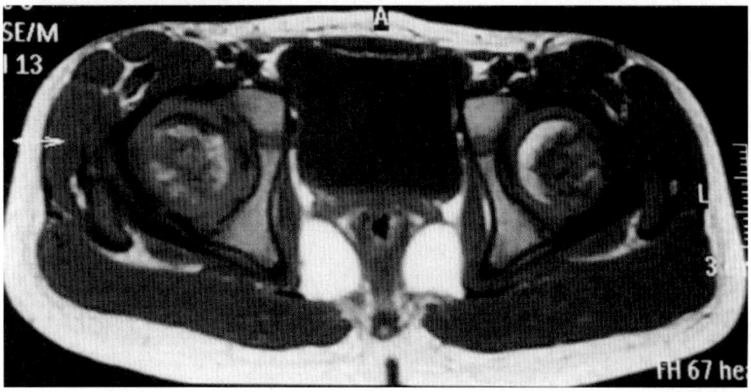

附图 1-10　术后 1 年,囊性变消失,骨细胞爬行替代后股骨头得到修复

病例 2

病例摘要:患者男性,6 岁。以“右髋部疼痛 2 个月,加重伴右下肢跛行 10 天”为主诉入院。

病情简介:该患儿于 2 个月前,在家中跳绳时,突感右髋部疼痛,不向下肢放射,无发热、寒战,无咳嗽、咳痰,无恶心、呕吐,无右下肢麻木感,活动时疼痛明显,休息后疼痛明显减轻,未给予特殊治疗。10 天前,患儿玩耍时再次出现右髋部疼痛,伴右下肢跛行,在外院行 CT 检查示:双侧股骨头坏死,右侧重。来院就诊,门诊以双侧 Perthes 病收入院。自患病以来,神志清醒,精神可,睡眠可,大小便无异常。

既往史:无特殊病史。

体格检查:T 36.2℃,P 110 次/min,R 18 次/min。发育正常,营养中等,跛行步态,自动体位,查体合作,问答切题。全身皮肤及黏膜无黄染及出血点,无肝掌及蜘蛛痣,浅表淋巴结未触及,头颅无畸形,心、肺、腹未见异常。双髋部外观无肿胀,无畸形,右腹股沟韧带中点下 1cm 处轻压痛,大转子轻叩痛,无下肢纵向叩痛,右下肢无肌肉萎缩,无肢体缩短,4 字试验阳性,Allis 征阴性,Thomas 征阴性,Trendelenburg 征阴性。左髋无阳性体征。双下肢测量如附表 2-1。

辅助检查:X 线片显示右侧股头骨骺变小、扁平及碎裂(附图 2-1);CT 示双侧股骨头坏死(附图 2-2)。

附表 2-1 双下肢测量

双下肢测量	左侧	右侧
长度(cm)	45. 5	45. 5
周径(cm)	25. 0	24. 5
双下肢活动范围		
屈曲→后伸(°)	120 ~ 10	90 ~ 10
内收→外展(°)	25 ~ 40	25 ~ 30
内旋→外旋(°)	20 ~ 30	15 ~ 20

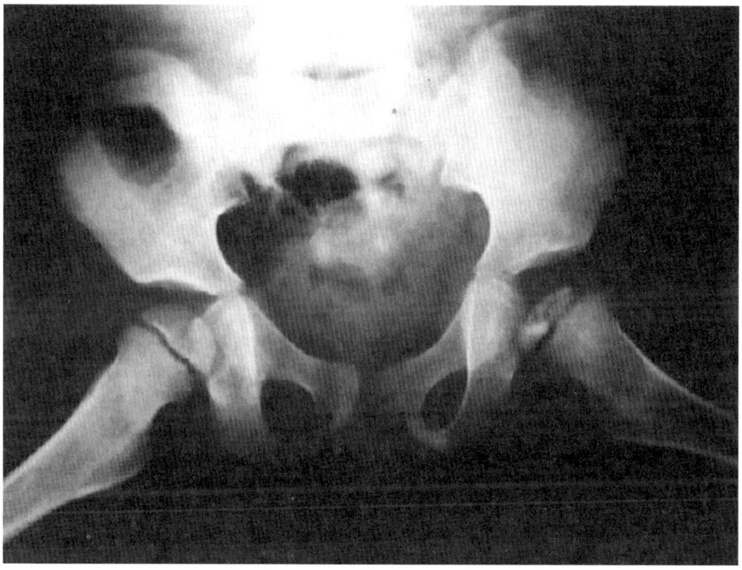

附图 2-1 术前 X 线片

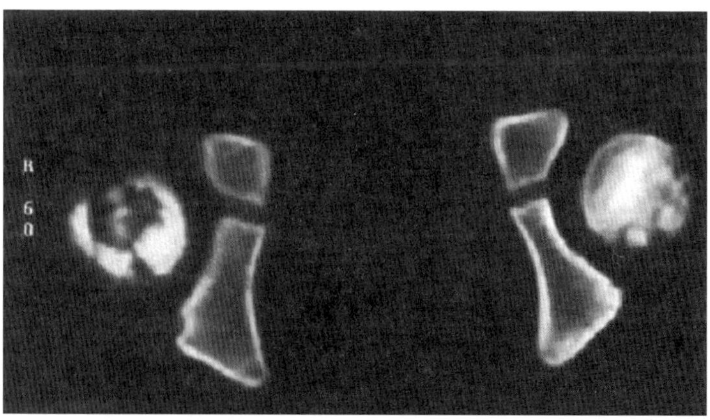

附图 2-2 术前 CT 片

诊断：双侧 Perthes 病。

治疗经过：麻醉生效后，取侧卧位，术区常规消毒，取右髋前外侧 S-P 切口，长约 8cm，逐层切开，以阔筋膜张肌、缝匠肌间隙进入，保护肌组织，于深面探查旋股外侧动脉升支髂嵴支，追踪至髂嵴，以骨刀取约 1 cm×1.5 cm 骨膜带少许骨骺备用。查见血管蒂骨瓣血供良好。同时取约 1 cm×1 cm 带髂前下棘支肌膜瓣备用。十字切开关节囊，暴露股骨头颈连接处，于骺板下开窗大小约 1 cm×1 cm，清除坏死骨，骺板上开窗 1 cm×0.5 cm，查见骺内有头颈部及头部的开窗处，以丝线缝合固定，术中活动髋关节，见骨瓣固定可靠。冲洗右股骨近端，用空套管针取骨髓，做细胞培养用。清点纱布器械无误，切口放引流管后逐层关闭，左髋大转子下以直径 4 mm 斯氏针进入，至骺板下 C 形臂 X 线机定位，三枚斯氏针髓芯减压，包扎针孔。手术完毕。术中出血少量，术后安返病房。

半年后行左髋手术。患者取平卧位，常规术区用 5% 碘酊、酒精消毒，铺无菌手术巾，静脉麻醉成功后，取左髋关节外侧切口，长约 5 cm，切开皮肤、皮下组织，探查见骨通路已愈合，取左髋关节正中颈干交线，在 C 形臂 X 线机定位再插入克氏针至干骺下，股骨头软骨下 0.3 cm，建立关节镜通道，关节镜监视下证实有骨坏死，有新鲜血液从创面渗出。关节镜监视下进行骨髓间充质干细胞的回植，将 1 ml 自体骨髓干细胞注入坏死处下方新鲜的骨床内，并用骨蜡封口。缝合切口，安返病房，术中出血约 50 ml（附图 2-3 ~6）。

术后随访显示疗效满意。根据 1996 年赵德伟制定的成人股骨头缺血性坏死修复与再造疗效评价方法进行评价。该患儿髋关节功能恢复正常，无疼痛，股骨头呈球形，股骨头骨骺发育接近正常，双下肢等长，无跛行，评级优（附图 2-7，8）

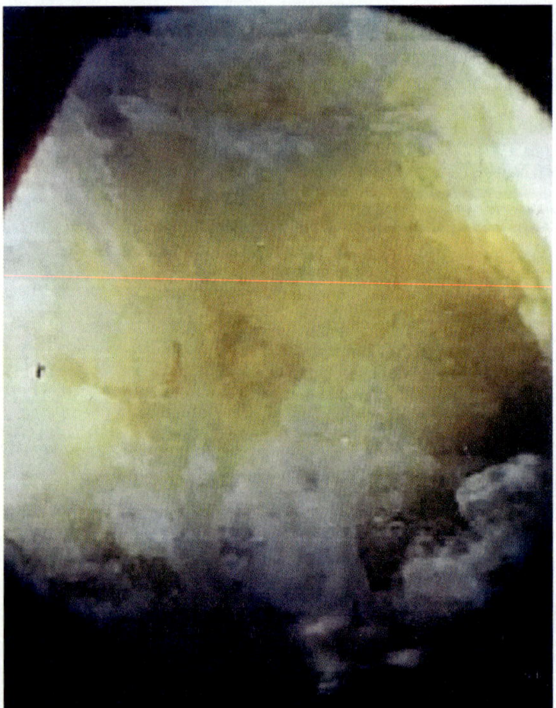

附图 2-3　关节镜下见股骨头内颜色发暗，血供明显减少，骨小梁呈黄黑色，排列不规则，可见明显的死骨形成

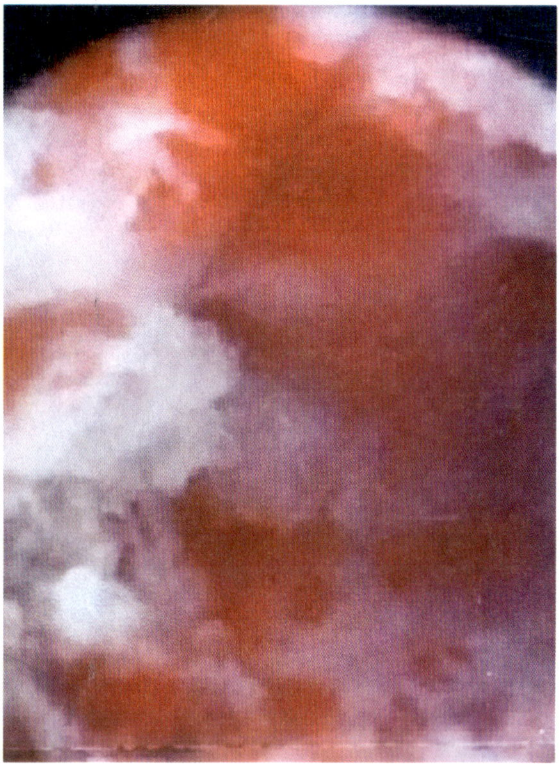

附图 2-4　关节镜下对股骨头内的坏死骨进行清除，清除坏死骨后可见周围骨小梁有渗血

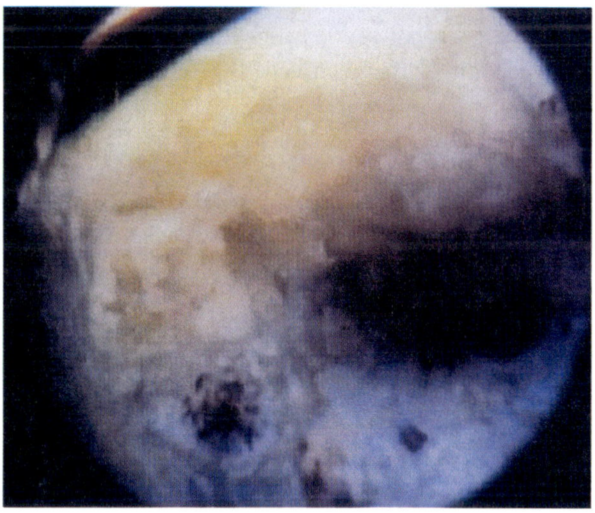

附图 2-5　关节镜下见股骨头内颜色发暗，血供明显减少，可见骨小梁呈黄黑色，排列不规则，部分骨小梁断裂或已不易分辨，可见到明显的死骨形成

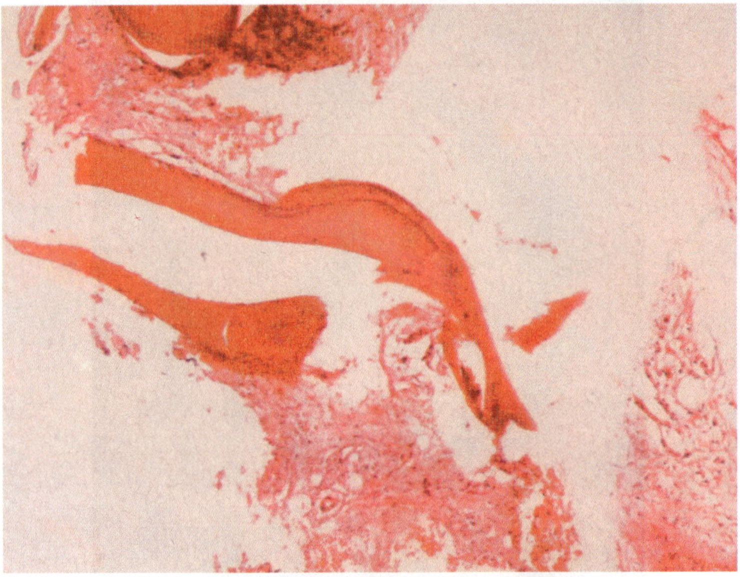

附图 2-6　术后病理检查示:骨组织坏死,细胞核消失,骨内血管破坏,伴有部分成骨细胞

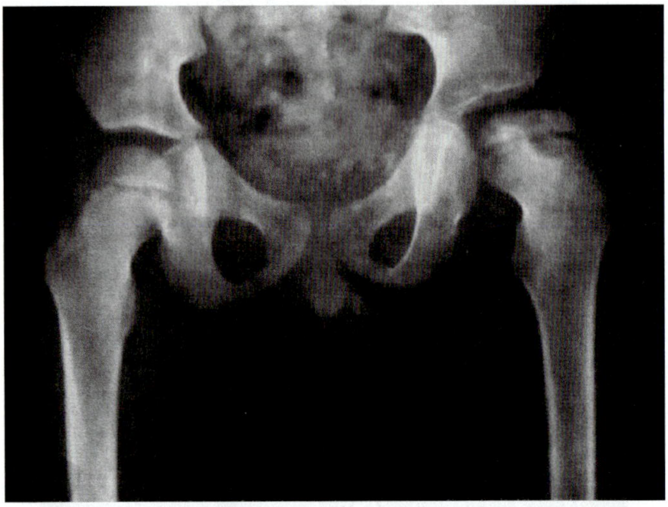

附图 2-7　术后 1 个月 X 线片

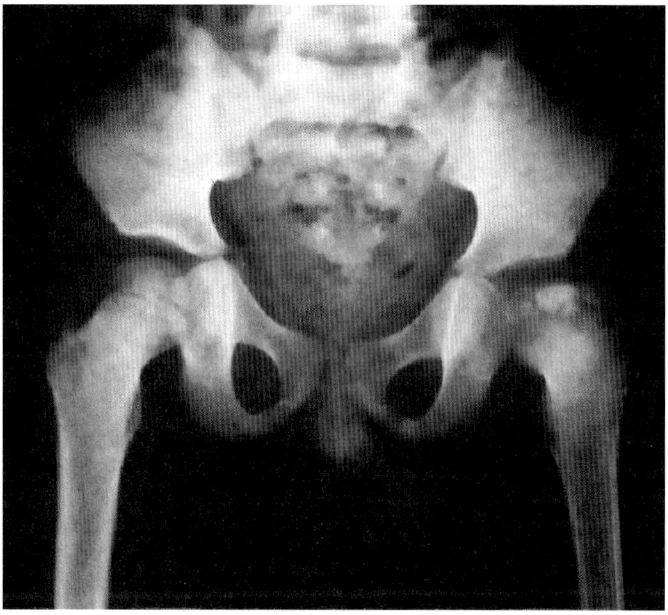

附图 2-8　术后半年 X 线片

病例 3

病历摘要：患者女性，16 岁。以“双侧髋部疼痛，伴双下肢跛行 2 年”为主诉入院。

病情简介：患者两年前无明确诱因出现双侧髋部疼痛，以活动或劳累后加重，休息可略缓解，且行走较长距离时出现双下肢跛行，外院诊断：双侧股骨头缺血性坏死。1 年前曾口服中药治疗 3 个月（中药成分具体不详），治疗过程中疼痛症状有所改善，但停药后症状反复并加重，再次摄片显示股骨头坏死范围加大。无发热，无盗汗，无消瘦，为进一步诊治来我院，门诊以“双侧股骨头缺血性坏死”收入院。患病以来精神佳，饮食可，二便正常。

既往史：既往曾有激素应用史（激素名称，用量及时间不详）。

体格检查：T 36.5℃，P 90 次/min，R 19 次/min，BP 110/75 mmHg。心、肺、腹未见异常。

专科检查：双髋及臀部皮肤正常，双侧腹股沟中点下方压痛阳性，大转子无叩痛，纵向叩击痛阳性，髋部活动范围受限，Trendelenburg 征阳性，Allis 征阳性，4 字试验阳性，Thomas 征阳性。双下肢测量见附表 3-1。

附表 3-1　双下肢测量

双下肢测量	左侧	右侧
长度（cm）	80.5	82.0
周径（cm）	35.0	35.0
双下肢活动范围		
屈曲→后伸（°）	120 ~ 10	120 ~ 10
内收→外展（°）	25 ~ 45	25 ~ 30
内旋→外旋（°）	20 ~ 30	20 ~ 30

辅助检查:X线示双侧股骨头塌陷变形,软骨下见小的囊样低密度影,局部骨密度增高(附图3-1、2)。DSA示旋股外侧血管升支及横支在髂嵴、大转子上的分支血管走行恒定,血供良好。

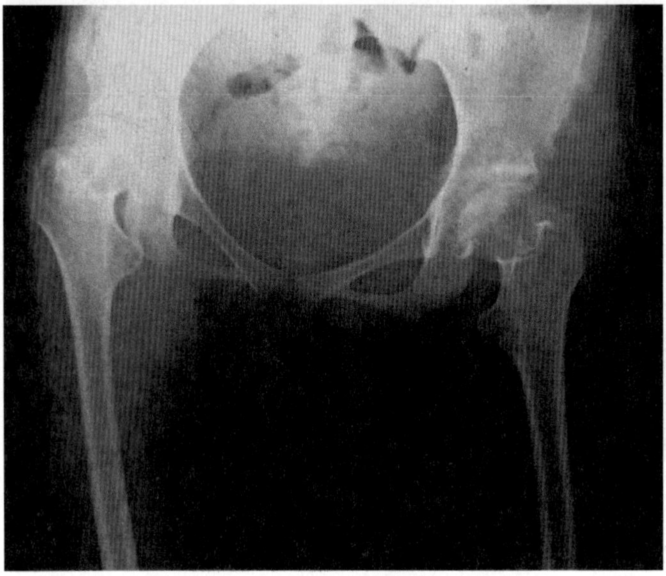

附图3-1　术前髋关节正位片

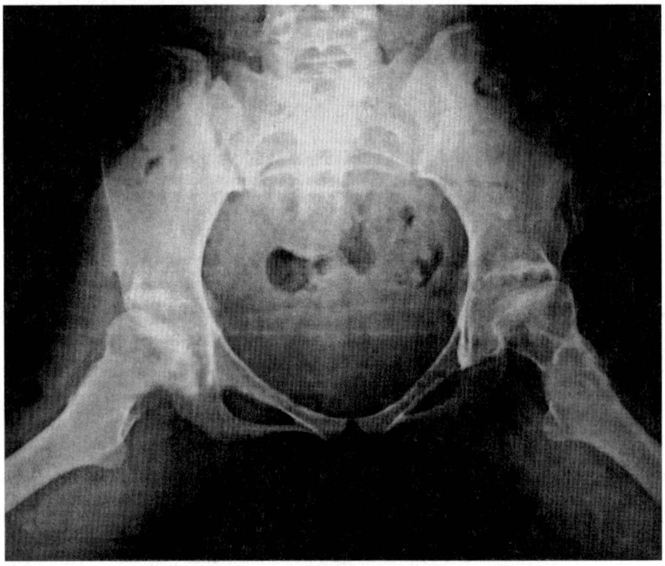

附图3-2　术前髋关节蛙式位片

实验室检查:未见异常。

诊断:儿童双侧股骨头缺血性坏死(左侧ARCO Ⅲ期,右侧ARCO Ⅱ期);扁平髋。

治疗经过及结果:入院后完善相关检查,行左下肢皮牵引2周,行术前患髋周血管DSA检查,明确髋周及股骨头血液供应。在连续硬膜外阻滞下行左股骨头坏死死骨清除，旋股外侧血管升支臀中肌支、横支大转子支双血管蒂骨瓣联合升支髂骨瓣转移股骨头修复术。半年后因右侧症状加重再次住院要求右侧行手术治疗。入院后完善检查，行右下肢皮牵引2周，行术前患髋髋周血管 DSA 检查，明确血管条件，在连硬外阻滞下行右股骨头坏死死骨清除，联合旋股外侧血管升支臀中肌支、横支大转子支双血管蒂大转子骨瓣及升支髂骨瓣双骨瓣转移股骨头修复术（附图3-3～7）。

术后下肢轻重量牵引，并维持左下肢于轻度外展，旋转中立位。病理证实为股骨头坏死（附图3-8）。

8周后扶拐保护下逐步负重，功能锻炼。左侧术后1年X线片及双侧术后2年随访X线片（附图3-9、10）。

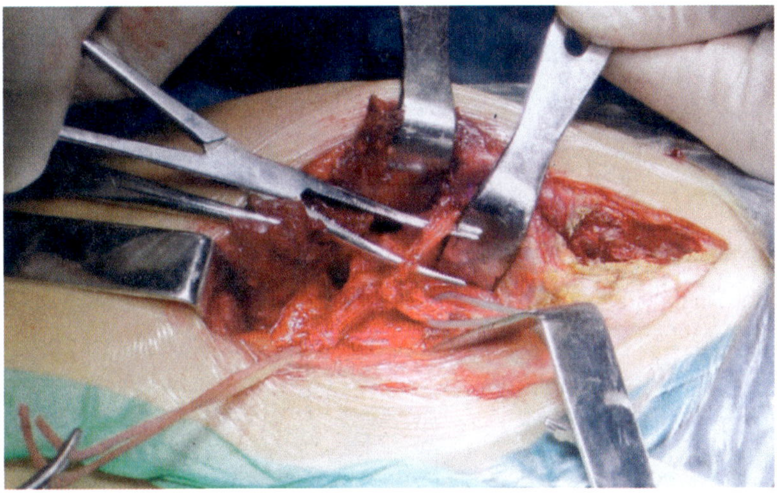

附图3-3 术中寻找血管蒂

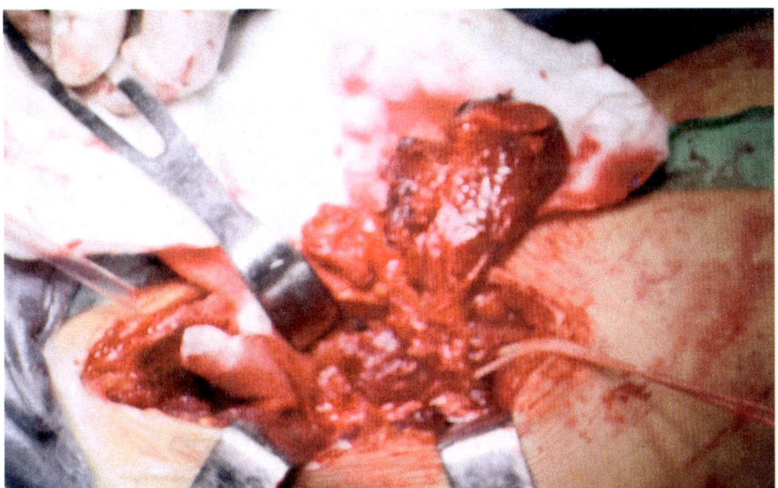

附图3-4 凿取双骨瓣

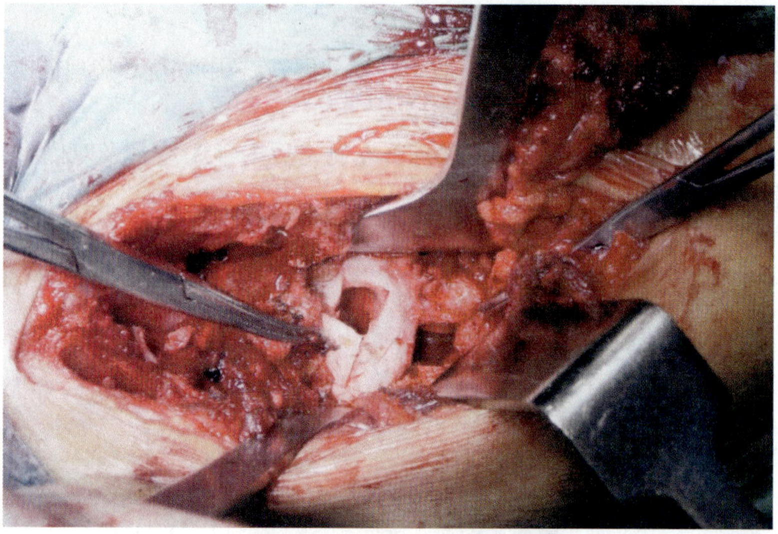

附图 3-5　股骨头开窗死骨清除

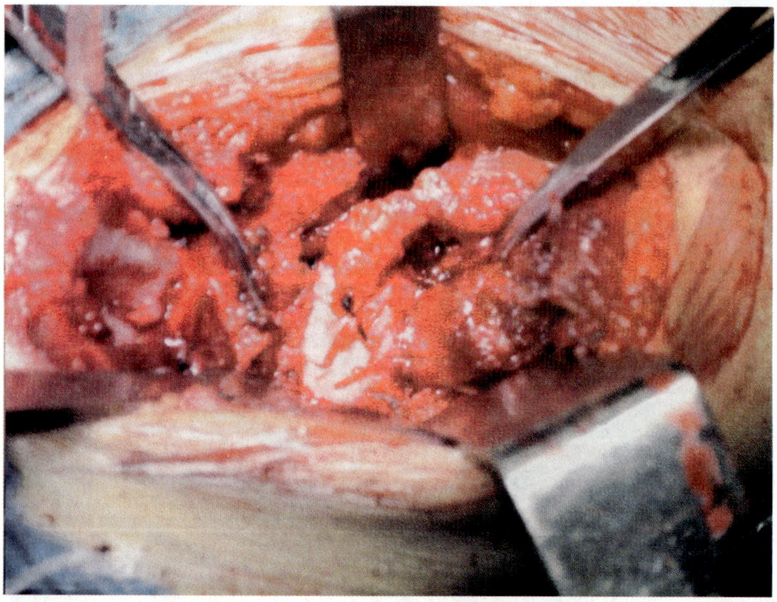

附图 3-6　带血运双骨瓣植入

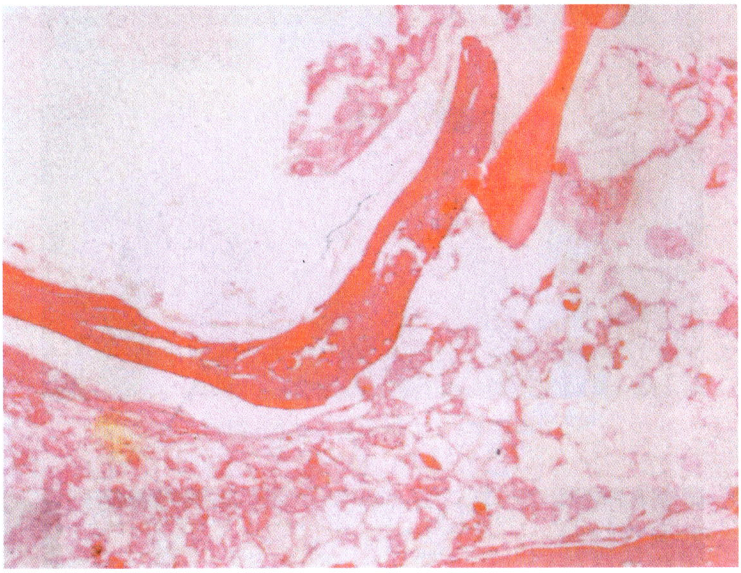

附图 3-7　第 1 次术后病理显示：骨髓腔内脂肪细胞增生和肥大，无典型骨小梁和骨髓坏死

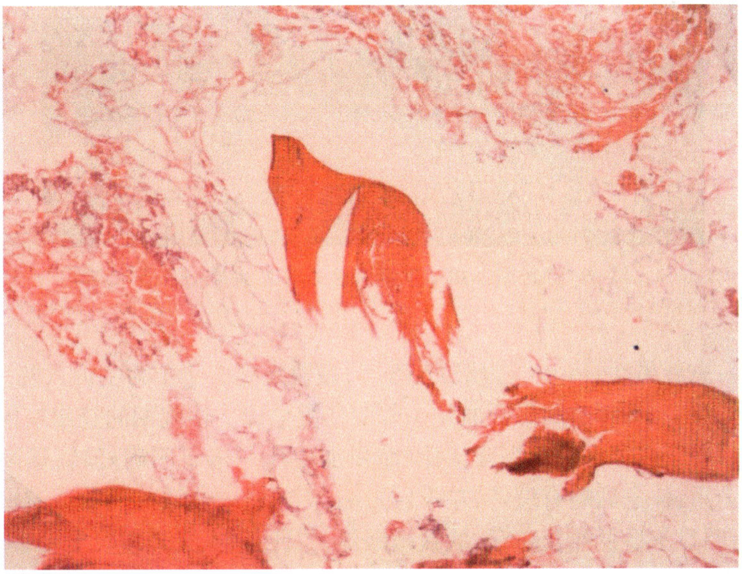

附图 3-8　第 2 次术后病理显示：骨细胞核固缩，空骨陷窝增多，细胞排列紊乱

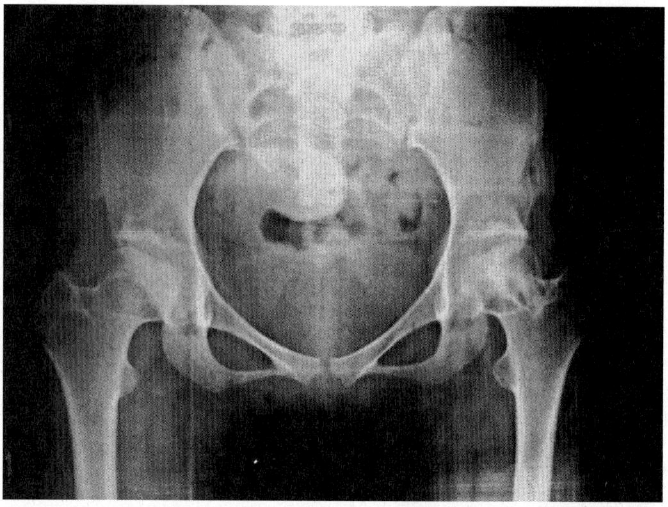

附图 3-9　左侧术后 1 年 X 线片

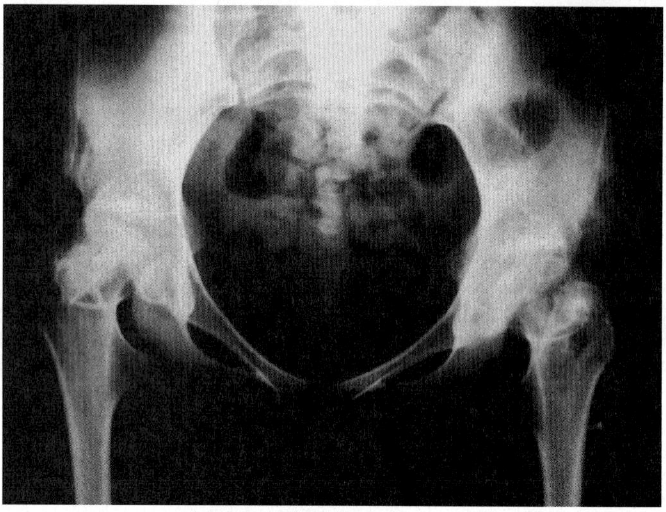

附图 3-10　双侧术后 2 年 X 线片

病例 4

病历摘要：患者男性，16 岁。以跛行 15 年，左髋疼痛 1 年半为主诉入院。

病情简介：患者 15 年前因患败血症于外院住院治疗。住院期间查出左侧股骨头无菌性坏死，出院后曾于多家医院行保守治疗（牵引加中药），未有明确好转，逐渐加重出现跛行，走长路时为重，休息后略有缓解，左下肢短缩，为求进一步治疗而收入院。患病以来无寒战、发热，无明显午后低热及盗汗，饮食睡眠佳，二便正常，无消瘦。

既往史：否认心脏病、高血压、糖尿病、肝炎、结核及其他内科病，否认髋部外伤病史。无食物、药物过敏史。

家族史：无家族性遗传病史。

体格检查：T 36℃，P 76 次/min，R 16 次/min，BP 120/75 mmHg。全身一般状况良好，营养中等。左髋关节轻度屈曲内收畸形，伸直位外展、内旋受限。旋转髋关节时有肌肉痉挛。左大腿及臀部肌肉有废用性萎缩。关节活动度左髋明显受限。左腹股沟中点压痛，左大转子压痛，左 4 字试验阳性，Allis 征阳性，Thomas 征阳性，左 Trendelenburg 征阳性。左下肢短缩约 10 cm。

辅助检查：髋关节 X 线提示左股骨头明显变形，碎裂，失去正常形态，左侧髋臼浅，残留的股骨头位于髋臼之上方，右侧髋关节组成骨未见明显异常（附图 4-1、2）。髋关节 SCT 提示：左侧股骨头变扁，碎裂，股骨干上抬，颈干角变直；其内密度不均匀，呈高低不等混杂密度影，关节面粗糙，边缘可见环行硬化带，左侧髋臼形态失常，左髋关节间隙内可见少许气体密度影，右侧股骨头形态尚可，右髋关节面光整，关节未见明显狭窄（附图 4-3）。

实验室检查：除碱性磷酸酶 145 U/L，尿酸 503 mmol/L 高于正常值外，其余各项均正常。

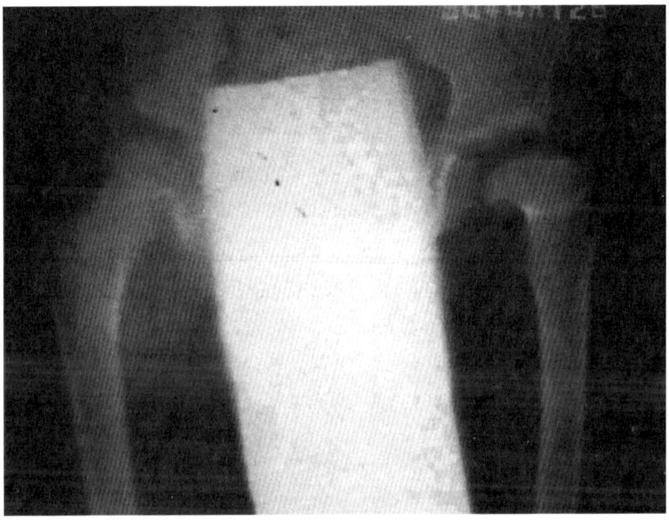

附图 4-1　术前 X 线片 1

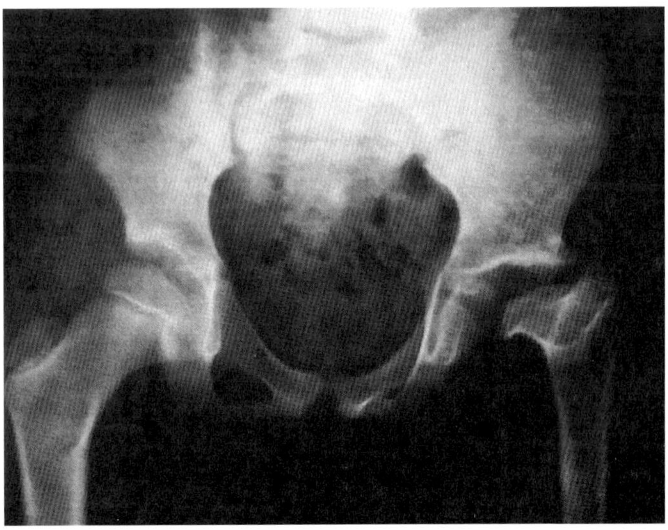

附图 4-2　术前 X 线片 2

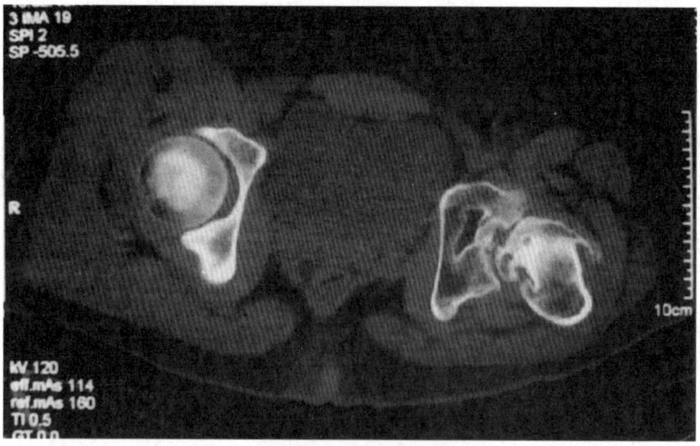

附图 4-3　术前 CT

诊断:左髋半脱位;左股骨头坏死缺如;Legg-Calvé-Perthes 病。

治疗经过:患者入院后完善相关辅助检查,查无手术禁忌后,行左股内收肌松解,股骨髁上牵引术。股骨颈牵引到原臼位置后,行术前患髋周血管 DSA 检查,明确血管条件。后在联合阻滞麻醉下,前外侧入路行带旋股外侧血管升支髂嵴支髂骨瓣联合带旋股外侧血管横支大转子骨瓣股骨头颈再造术。

手术经过:取左髋前外侧改良史密斯切口,长约 15 cm,依次切开皮肤、皮下组织及筋膜,纵行切开阔筋膜张肌,在股直肌与臀中肌交界处探查旋股外侧动脉横支及升支,予以橡皮条保护,沿血管蒂走行分别向外侧及上方分离至大转子及髂嵴,血管蒂周围保留部分肌肉保护,根据术前评估分别切取大转子骨瓣 3.0 ~ 1.0 cm、髂前下棘骨瓣 4.0 cm×2.0 cm×1.0 cm,见骨瓣血运良好,予以盐水纱布保护。十字切开关节囊,见左股骨头缺失,仅余股骨颈部与髋臼相接,髋臼窝扁平,其内可见大量纤维组织粘连,松解髋关节,清除粘连的纤维组织,髋臼锉清除硬化骨,加深髋臼。股骨颈部开窗 2.5 cm × 1.0 cm × 2.5 cm 骨槽,将髂前下棘骨瓣镶嵌其中,夯实,稳定后将大转子骨瓣叠于髂前下棘骨瓣之上,以 10 号线固定,见骨瓣血管蒂张力适中,骨瓣血运良好、固定稳定,彻底止血冲洗后依次缝合各层,置引流管一条。手术完毕。

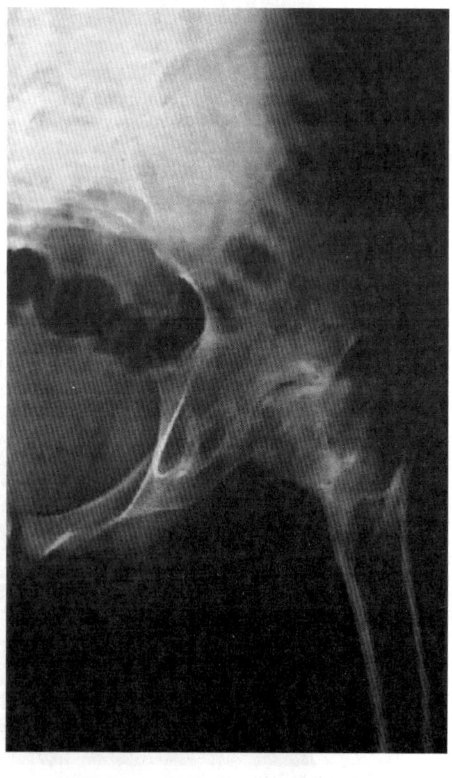

附图 4-4　股骨头颈再造术后 5 年

术后下肢轻重量牵引,并维持左下肢于轻度外展,旋转中立位。8 周后扶拐保护下逐步负重，功能锻炼(附图 4-4)。

病例 5

病历摘要：患者男性，10 岁。以“右下肢跛行 1 年余”为主诉入院。

病情简介：该患 1 年前无明确诱因出现右下肢跛行，无疼痛，家属带其至当地医院就诊，行 X 线片检查示：右侧股骨头缺血性坏死。给予卧床休息等保守治疗，跛行无明显好转，为求进一步治疗收入院。患病以来无发热，无盗汗，无消瘦，精神佳，饮食、睡眠及二便均正常。

既往史：体健，否认肝炎、结核等传染病史，否认手术外伤史，否认药物过敏史，按时预防接种。

体格检查：T 36.5℃，P 90 次/min，R 16 次/min，BP 100/70 mmHg。心、肺、腹未见异常。

专科检查：双髋及臀部皮肤正常，右侧腹股沟中点下方无明显压痛，大转子及足跟叩击痛均阴性。Trendelenburg 征阴性，Allis 征阴性，4 字试验可疑阳性，Thomas 征阴性。双下肢测量如附表 5-1。

附表 5-1　双下肢测量

双下肢测量	左侧	右侧
长度(cm)	59.0	59.0
周径(cm)	35.5	35.5
双下肢活动范围		
屈曲→后伸(°)	135 ~ 10	135 ~ 10
内收→外展(°)	30 ~ 30	30 ~ 30
内旋→外旋(°)	20 ~ 30	20 ~ 30

辅助检查：X 线示右侧股骨头塌陷，骨骺内见小的囊样低密度影(附图 5-1)。MRI 示右侧股骨头骨骺内可见斑片状稍长 T_1、稍长 T_2 信号影(附图 5-2)。

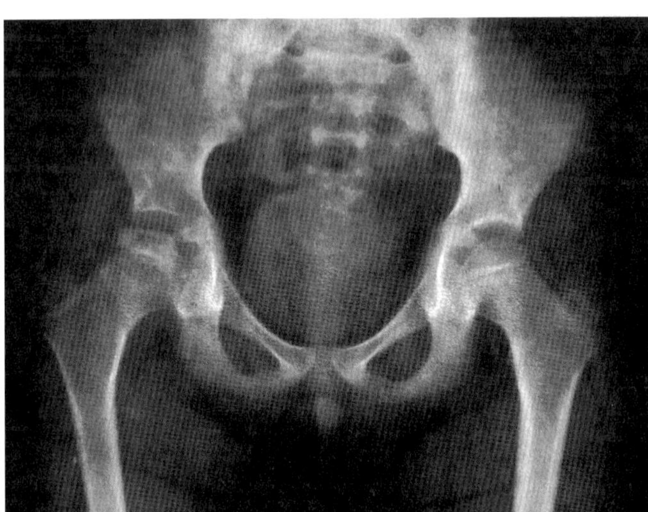

附图 5-1　术前髋关节正位片

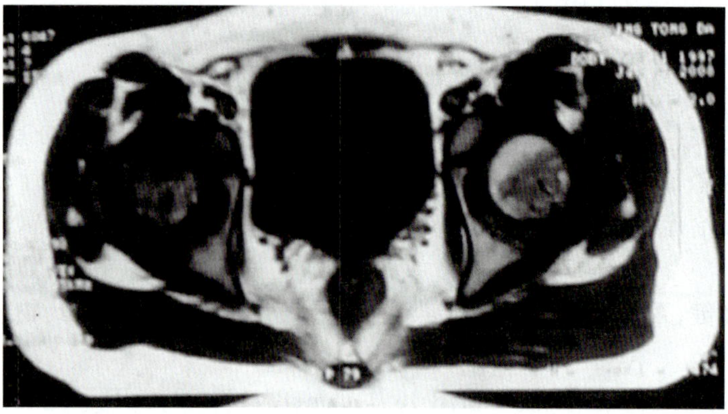

附图 5-2　术前 MRI

实验室检查:未见明显异常。

诊断:儿童右侧股骨头缺血性坏死。

治疗经过及结果:入院后完善相关检查,行右下肢皮牵引 2 周,术前行患髋周血管 DSA 检查,明确髋周及股骨头血液供应。在联合阻滞麻醉下行右侧股骨头坏死死骨清除,旋股外侧血管升支髂骨骨膜瓣转移股骨头修复术。

手术过程:麻醉生效后,取仰卧位,右髋部垫高 30°,术区常规消毒,取右髋前外侧入路,切口长约 9 cm(附图 5-3),逐层切开,将阔筋膜张肌向外拉开,从阔筋膜张肌、缝匠肌间隙进入,保护肌组织,在股直肌深面透过筋膜下探查到旋股外侧动脉升支主干(附图 5-4),沿该血管走行,带部分阔筋膜张肌肌袖分离升支的髂嵴支至髂嵴,中途结扎臀中肌支及阔筋膜张肌支。以骨刀取大约 1 cm×1.5 cm 带旋股外侧升支骨膜瓣备用。术中见带血管蒂骨膜瓣血供良好(附图 5-5)。十字切开关节囊,暴露股骨头,于骺板前上方开窗 1 cm×0.5 cm(附图 5-6),见骺内有坏死骨,予以清除,常规送病理检查。将带血管蒂骨膜瓣转移入开窗处,以丝线缝合固定(附图 5-7)。术中活动髋关节,见骨瓣固定可靠。清点纱布器械无误,切口放引流管后逐层关闭,手术完毕(附图 5-8)。术中出血少量,术后安返病房。

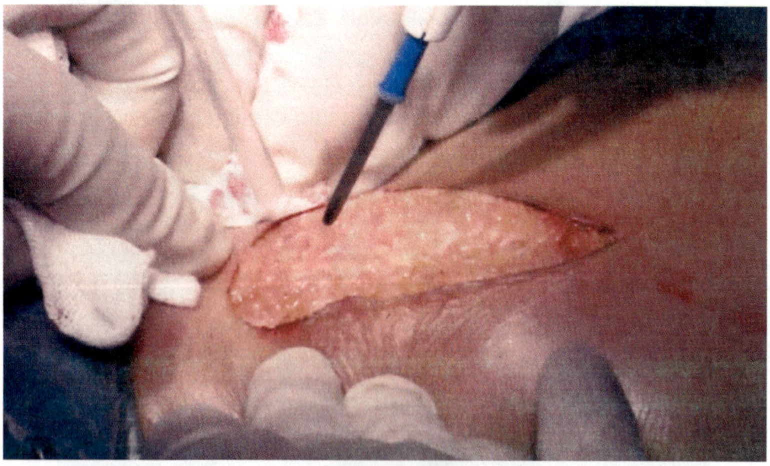

附图 5-3　切口

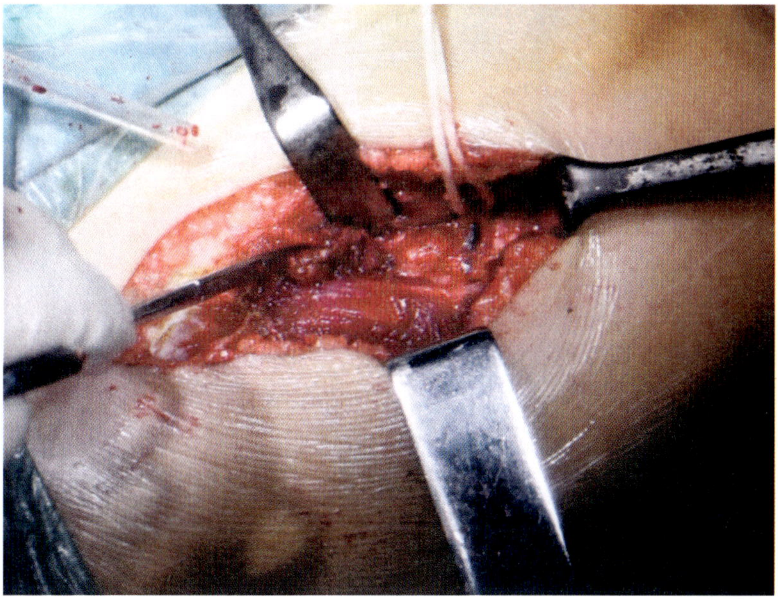

附图 5-4　分离血管蒂

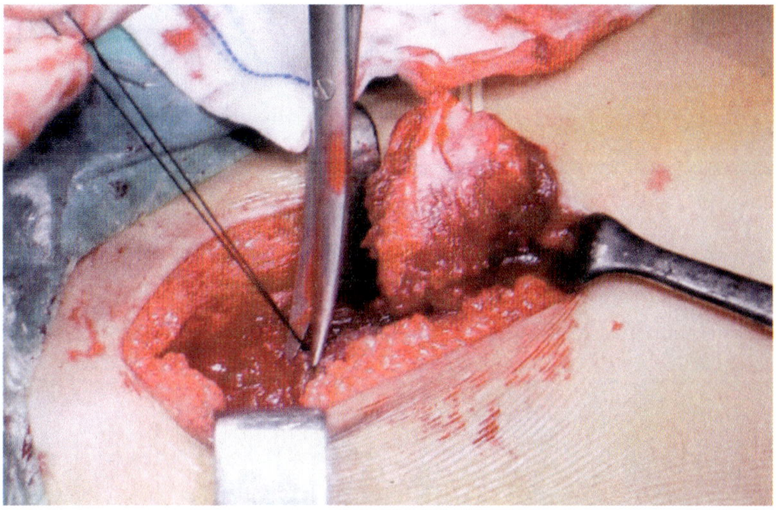

附图 5-5　取骨膜瓣

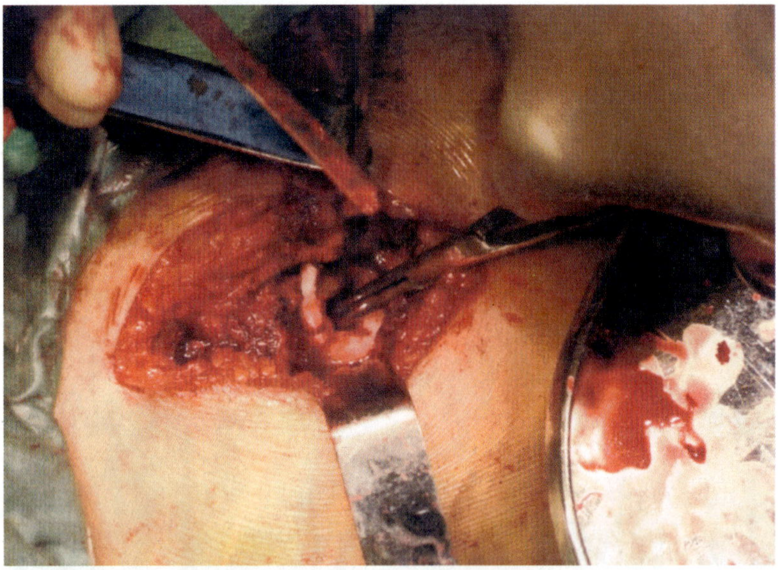

附图 5-6　股骨头开窗

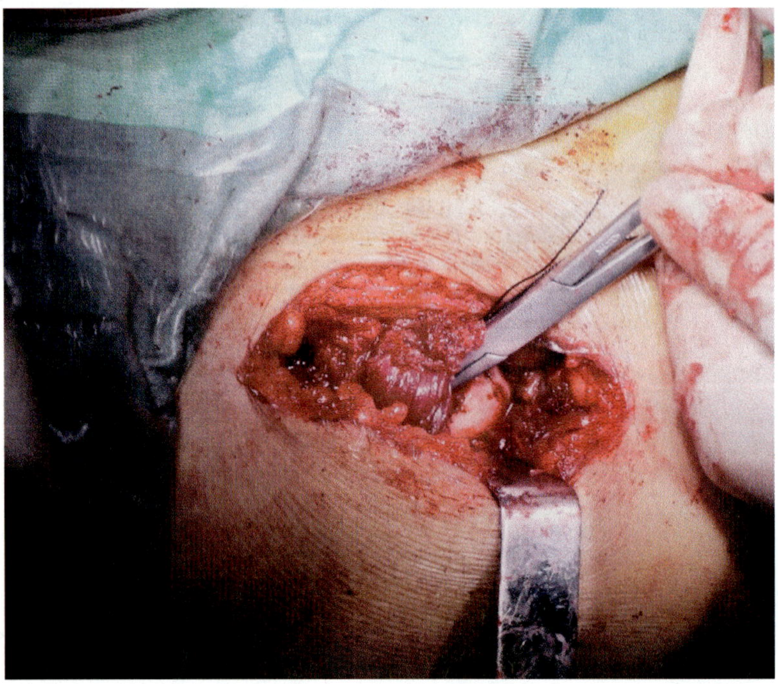

附图 5-7　血管蒂植入固定

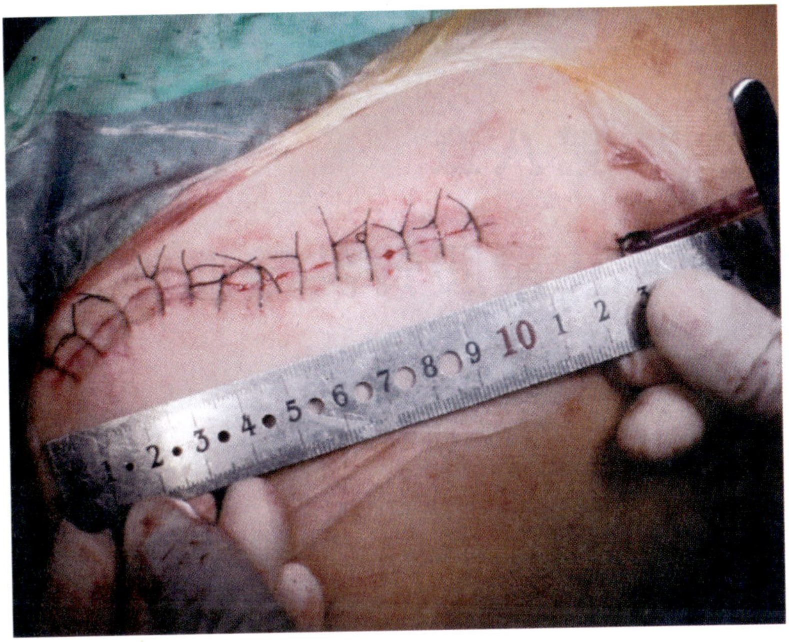

附图 5-8　术终切口长度 10 cm

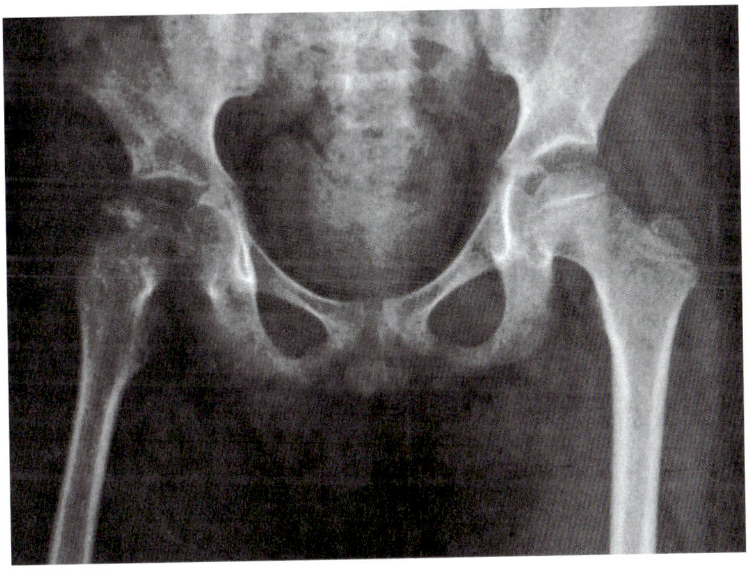

附图 5-9　术后 X 线片

术后下肢轻重量牵引，并维持右下肢于轻度外展，旋转中立位。病理检查证实右侧股骨头坏死。8 周后扶拐保护下逐步负重，功能锻炼（附图 5-9）。

第八章 儿童股骨头缺血性坏死的预后

Perthes 病可能残留的畸形有髋内翻、骨骺早闭、股骨头形态不规则等，最终发展为：①大转子上移；②患肢短缩；③双头畸形；④骨性关节炎。其发生与股骨头骨骺受累范围、发病时患儿年龄、股骨头重塑潜力、治疗时机和方法有关。一般认为术后 20 ~ 40 年 X 线片很少显示完全正常的髋关节，但多数(70% ~90%)髋关节活动好，无疼痛。而术后超过 40 年髋关节功能明显变差。当 60 ~ 70 岁以后，多发生髋关节退性行变。目前尚无较好的治疗方法。所以 Perthes 病患儿在初期，若能发现各种后遗症的早期细微征兆，及时治疗，或许能阻止其后遗症的发生，为此归纳各种影响预后因素如下。

第一节 影响短期预后因素

一、发 病 年 龄

年龄是判断本病预后最重要的因素。年龄越小，预后越好。因为在 8 ~9 岁，髋臼、股骨头在骨骺闭合后才失去塑形能力，所以年龄越小的患者，其髋关节重新适应、塑形的时间越长，因而获得髋关节良好形态与功能的机遇就大，预后就好。<6 岁发病，预后好，6 ~8 岁为灰色区，8 岁以上患儿髋臼和股骨头的生物塑形潜力已逐步丧失，预后不佳。因此，发病时年龄越大预后越差。Joseph 报道一组对 >12 岁发病的患儿治疗随访结果表明，12 岁以后发病的股骨头骨骺没有再生性，因此股骨头圆形结构在再血管化后没有恢复，治疗效果差，大部分患儿在术后 3 年内因无法忍受的疼痛而需要行骨关节融合或关节成形术。发病年龄 >8 岁的患儿，由于髋臼和股骨头再塑形潜力逐步丧失，预后差。但 Fabry 等研究发现发病年龄 <5 岁的患儿亦有 33.3% 预后很差。

二、股骨头包容情况

一般认为，股骨头形态和股骨头与髋臼的匹配程度，是评价股骨头缺血性坏死预后的重要因素，多数学者将 Stulberg 评定标准视为判断预后最可靠的方法(表 8-1-1)。

表 8-1-1 Stulberg 关于最终结果的评定标准

级别	正位和蛙式位 X 线片表现
Ⅰ	股骨头形态基本正常
Ⅱ	股骨头高度有所减低，但在正位和蛙式位 X 线片上，股骨头圆形轮廓改变均在同心圆的 2 mm之内
Ⅲ	股骨头为椭圆形，其圆形轮廓偏离同心圆 2 mm 以上，与髋臼相匹配，因为髋臼发生适应性改变，即所谓“匹配中有不匹配”
Ⅳ	股骨头出现扁平样改变，其扁平部分 >1 cm，但与髋臼相匹配
Ⅴ	股骨头塌陷，但髋臼轮廓没有改变，产生所谓的“不匹配中不匹配”髋关节，相似于成人股骨头坏死的中央塌陷

股骨头与髋臼之间的相互刺激是影响二者发育的一个重要因素，是保证其正常形状和二者之间匹配性所必需的。半脱位是预后不良的一个重要指征，必须早期发现，积极治疗，以避免头、臼畸形及头-臼不匹配的发生。髋关节半脱位，表明股骨头承重力作用于某一处，关节接触面不均匀，压力不平衡，造成股骨上端非对称性生长，大转子上移，在骨愈合期导致扁平髋和嵌顿性外展畸形。头被臼包容的程度越小，头臼匹配度越差，预后越差。

临床观察发现，当大转子上移高达髋臼缘，肢体短缩 >2 cm 或有明显半脱位伴双头畸形时，患儿才会出现明显的临床症状。而绝大多数患者即使 X 线片上存在上述后遗畸形，也往往没有明显的不适和髋关节功能受限，但可能将来会提前出现骨性关节炎。因此，在评价治疗效果时，不应将临床与 X 线表现分别计分，然后再计算总分来划分等级，而应将二者均直接与预后联系起来。即临床表现差者，不论 X 线表现如何，治疗效果均应评为差(因 X 线本身存在一些局限性，如某些双头畸形及软骨病变在 X 线上就很难发现)；临床表现好者则再根据 X 线表现加以评价。在 X 线的评价方法中，目前 Mose 环已成为评价股骨头形状的常用标准，然而对髋臼的形状及头-臼匹配性的评价却各不相同。故 Stulberg 分级较全面地考虑了以上三点，且与将来骨性关节炎的发生密切相关，可以较好地评价预后。

三、髋关节功能

持续性的髋关节功能受限，是造成股骨头畸形、扁平髋的重要因素。疾病早期，髋关节滑膜炎的刺激，使内收肌和髂腰肌痉挛，可影响髋关节功能；晚期功能受限则由于肌肉挛缩和髋关节半脱位所致。

四、性　　别

女性患儿的后遗畸形比男性患儿严重，其确切的机制尚不得而知，可能与女性患儿骨成熟年龄早，股骨头再塑形的潜力相对较低有关。但 Guille 等研究认为 Perthes 病特别容易发生在白种人男孩 4 ~ 8 岁间，男/女孩为 4.5∶1，性别对 Perthes 病的预后无明显影响，且年龄分布无性别差异。

第二节 影响长期预后因素

一、股骨头畸形程度的分型

不同分期对股骨头观察的内容不同，采用的治疗方法不同，即对提示预后的效果不同。Ismail 和 Macnicol 对 73 位患儿长期随访至骨成熟期，比较 Catterall 分型、Salter-Thompson 分型、关节镜下股骨头的形状及 Herring 分型的预后价值，认为后两者的预后价值意义最大，若将两者联合判断，预后价值将进一步提高。长期随访显示：疾病愈合时股骨头畸形程度和发病年龄，与晚期退行性髋关节炎密切相关。股骨头轻度畸形，头-臼呈同心圆关系，成人仅发生轻度退行性关节炎。股骨头畸形严重，头-臼不对称，呈扁平髋时，患者在 50 岁之前将发生严重的退行性关节炎。此外，发病年龄与退行性关节炎有关，6 岁以前发病，成年后几乎不发生髋关节退行变。6 ~ 9 岁发病的患儿，成年后约 40% 出现退行性关节炎；而 10 岁以上发病者，成年后全部出现退行性关节炎。因此，采取有效的措施预防，在骨愈合期产生股骨头畸形和扁平髋是治疗的基本原则。特别是头的外侧柱受累，塌陷越重，预后越差。股骨头受累越明显预后越差，所以 Catterall Ⅲ、Ⅳ和 Herring B 型预后较差。

（一） Catterall 分型

是根据股骨头受累部位与面积而采取的分类方法，具体见第六章，其中Ⅰ型、Ⅱ型预后较好，不需特殊处理，Ⅲ型Ⅳ型预后较差，应给予包容治疗。Kelly 等认为虽然 Catterall 分型是判定预后的有效指标，但发病后平均 8.1 个月才能确定准确的分型，这样就可能失去了股骨头塑形的黄金机会，所以它对治疗和判断预后的指导作用有限。通常应选择碎裂最明显的时期进行分型，但由于股骨头碎裂期一般为 6 ~ 8 个月，不同医生选择不同的时期作为最大碎裂期，甚至同一医生不同时段所选择的最大碎裂期也会不同。所以这种分型难以用于病变的活动期，而且分型结果可重复性较差。Hristensen 等采用 4 位有经验的观察者对 100 例髋进行 Catterall 分型，研究结果表明观察者间的一致性低，其中Ⅱ型和Ⅲ型容易混淆。总之，Catterall 分型Ⅰ、Ⅱ型预后较好，Ⅲ、Ⅳ型预后较差。但此方法需同时摄取患髋正位及侧位 X 线片才能作出判断，且观察者间一致性及可重复性均较低，其预后价值尚难确定。

（二） 头危象征

包括临床危象与 X 线危象，临床危象指患髋有进行性持久性关节活动范围丧失；髋内收肌挛缩加重和患儿肥胖。1971 年，Catterall 还根据大量的 X 线片分析，总结出五个 X 线危象：①股骨头向外侧半脱位；②股骨头碎裂；③骺板水平状；④股骨颈囊性变；⑤Gage 征（股骨头颈出现 V 形的缺损区），又称作头危象征，是手术治疗的指征。Cotles 认为如果患儿 >6 岁，又具有以上两个 X 线危险信号，应进行手术治疗，而且预后不良。然而，后来学者们发现除股骨头向外侧半脱位及干骺端囊性变外，其余危象并不具有预后意义。过去认为干骺端囊性变是长入干骺端的骺板软骨钙化延迟，而 Johnson 等报道 1 例 Perthes

病患者取干骺端囊性变活检并未发现软骨组织。Hoffinger 通过实验研究认为，干骺端囊性变是 X 线摄片时造成的一种人为伪象，是股骨头骨骺中囊性变投照在干骺端的结果，并没有临床和解剖证据。1997 年 Eckerwall 等活检发现囊性变组织为坏死脂肪、再生血管及纤维组织，由此认为干骺端的囊性变与骨骺的囊性变本质相同，均是干骺端骨组织坏死后肉芽组织长入修复的结果（图 8-2-1）。

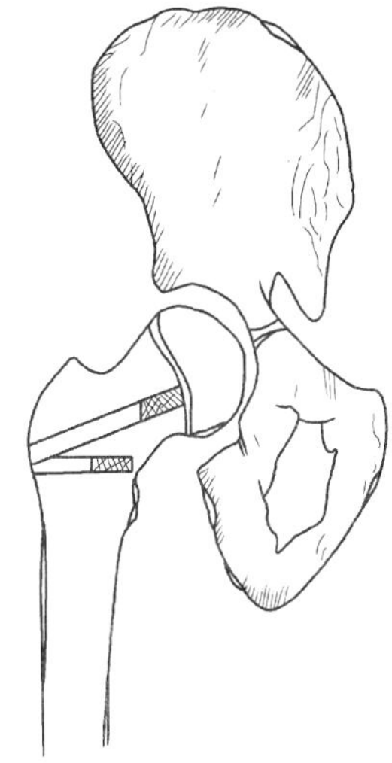

图 8-2-1　活组织检查样本提取区域示意图

近年有学者认为股骨头半脱位较头危象征更具有提示预后的作用，头危象征并非是疾病进展及了解预后的重要指征。McAndrew 等通过对 36 例 Perthes 病患者平均 46 年的长期随访后认为，两项以上的头危象征、关节间隙变窄及股骨头较正常增大，约 19% 提示远期功能差。这些高危征的出现预示结果不佳，需手术治疗。Kelly 等报道的病例中，有 41 例髋出现了两个或两个以上的高危征，其中 26 例预后良好，并没有体现出它们判断预后的价值。而且由于高危征难以在病程早期发现，所以指导治疗的意义不大。近年，不少学者指出与其他高危征相比，股骨头半脱位在预测结果方面更有意义。Forster 等研究了高危征的可靠性，只有股骨头半脱位在观察者间和观察者内的一致性均较满意，而其他的指标却难以应用于临床实践。

（三）Salter-Thompson 分型

将本病分为 A、B 两型。A 型预后较好，B 型预后较差。此分型在疾病坏死期就能够对预后作出判断，但软骨下骨折线出现者仅 25% ~33%，因而严重限制了本分类方法的临床应用。1984 年，Salter 建议以股骨头外侧软骨下骨折的范围进行分型。软骨下骨折影又称新月征，是发生在 Perthes 病早期的暂时现象，持续 2 ~9 个月。如果骨折范围小于股骨头上穹顶的 50%，定为 A 型，相当于 Catterall Ⅰ型和Ⅱ型，预后好。如果 >50%，则定为 B 型，相当于 Catterall Ⅲ型、Ⅳ型，预后差，应手术治疗。在 X 线平片上，A 型和 B 型的区别在于股骨头骺外侧部分是否完好。Mukherjee 等经过对 116 例髋的研究分析，认为 Salter-Thompson 分型可在疾病的早期应用，操作简单准确，而且与预后相关性好。虽然这种软骨下骨折更容易早期在 X 线片上观察到，但是持续时间短，而且多数患者就诊晚，所以只有少数病例存在。出现软骨下骨折线的病例数量，在 Salter 等病例组中占 30%，在 Herring 等病例组中仅占 15%。这种分型对摄片质量和体位也有较高的要求，故不易应用于预后的预测。

（四）Herring（股骨头外侧柱）分型

外侧柱存在是预后良好的基础，只要股骨头外侧柱存在，即便头中心坏死，但由于外侧缘的支撑使股骨头不至于塌陷、变形，Herring 等依据 X 线片上股骨头骺外侧部分的变化，于 1992 年提出外侧柱分型，此部位比整个头骺受累的百分比更具有预测价值。具体分型见第六章。A 型者预后佳；B 型发病年龄 <9 岁者预后较好，>9 岁者预后不良；C 型不论年龄大小，预后都很差。此分型第一次将年龄因素与X线征象结合起来判断预后，并且此分型只需在碎裂期行一次骨盆正位摄片即可获得，简便易行，可重复性亦好。近年来，很多学者对Catterall分型及Herring分型做了对比研究，一致认为Herring分型在判断预后方面较Catterall分型意义更大，但此分型方法需与正常侧股骨头骨骺高度做对照，因此只适用于单侧患者。

Herring等报道93例髋，随诊到骨骼发育成熟，外侧柱分型与Stulberg结果明显相关。A型结果都很好(全部为Stulberg Ⅰ型和Ⅱ型)。B型，9岁以下(Stulberg Ⅰ型和Ⅱ型占92%，Stulberg Ⅲ型占8%)比9岁以上(Stulberg Ⅱ型占30%，Stulberg Ⅲ型占50%，Stulberg Ⅳ型占20%)预后好，C型明显比前两型预后差(Stulberg Ⅱ型占29%，Stulberg Ⅲ型占52%，Stulberg Ⅳ型占19%)。分型的可重复性也很满意。观察者间的一致性为78%，观察者内的一致性为79%。其他学者的研究也得出了相同的结论。外侧柱分型易于在疾病活动期中应用，特别是碎裂早期。Lappin等报道出现症状后平均7个月就可进行准确的外侧柱分型。Ritterbusch随访71例髋至骨成熟期，和Catterall分型相比，外侧柱分型与Stulberg结果相关性更好，可以更准确地评价预后。在观察者间的一致性方面也优于Catterall分型。

Nanthan Sambandam等选择44例髋，比较了Catterall，Salter-Thompson和外侧柱三种常用的分型，两名观察者间的一致性分别为0.433，0.163，和0.722；观察者内的一致性分别为0.38和0.577，0.313和0.699，0.707和0.658。由于外侧柱分型标准易于量化，所以无论是组间还是组内一致性都要优于其他两种分型。目前，外侧柱分型已成为临床常用的，能够指导治疗，评价预后的分型方法。但在实际应用中，有一部分病例正好处于B组和C组之间。为了提高分型的精确程度，Herring于2004年又提出了“B/C”边界组：外侧柱高度虽在50%以上，但外侧柱很窄(2.0~3.0 mm宽)或骨化很少、其内存在囊性变；或外侧柱高度恰好为原始高度的50%，但高度低于中央柱。改良的外侧柱分型在出现症状后6个月时就可以应用，可靠性和一致性好，结合年龄能够更准确地反映预后。观察者间的加权Kappa值在两组试验中分别达到0.71和0.79；观察者内的加权Kappa值平均为0.81。通过大样本多中心前瞻性研究(共345例髋)表明，A组预后最好，不需特殊处理。其次是B组中8岁以下的病例，只需对症处理。而B/C组中8岁以下的病例预后略差，手术效果不明显。对于B组和B/C组中年龄8岁以上的病例，采用包容手术效果好。C组预后最差，手术效果差。

(五) 骨扫描分类

微孔放大技术(pinhole magnification techniques)的应用，使骨扫描在Perthes病的预后预测上有了质的飞跃，成为能最早诊断本病的无法代替的手段。近年来，^{99m}锝骨扫描也开始应用于Perthes病的预后预测。由于骨扫描影像代表了局部骨骼血流和骨盐代谢的情况，所以在病变早期就可有明显的表现。与X线平片相比，骨扫描对Perthes病的诊断可以提前2~5个月，而且确诊率高达95%。另一方面，骨扫描能够早期获得股骨头骺缺血程度的精确信息，预测坏死的严重程度。Convey根据其特殊的成像原理及修复期股骨头骺血运重建机制的不同，结合图像所见，将本病按转归分为三型：A型、B型和转换型。A型在血管重建过程中出现外侧柱，其血运的恢复可能以栓塞血管的再通为主，股骨头骺外侧柱出现浓聚，代表血管再通，恢复过程短，此型患者预后好。B型在血管重建过程中出现基底填充(basefilling)和蘑菇化(mushrooming),其血运恢复以血管再生为主,此类患儿愈合时间较长,易发生骨折、塌陷和外突等并发症,预后不良。第Ⅲ型转换型是在骨重建的再吸收期出现并发症,致使 A 型转变为 B 型,预后亦不良。Tsao 对 44 例患儿采用 ^{99m}锝骨扫描检查,平均随访 4.4 年。Conway A 型 20 例髋,最终的 Mose 分型平均为 1.2,Catterall 分型平均为 2.4,没有出现头危象,而且不需要手术治疗。Conway B 型 20 例髋,最终的 Mose 分型平均为 5.2,Catterall 分型平均为 3.5,其中 18 例出现头危象,11 例需手术治疗。研究证实骨扫描可以比 X 线片提前 3 个月判断预后,从而早期选择治疗方案。但它难以获得清晰的股骨头骺形态和头-臼关系,诊治中还需结合 X 线片。van Campenhout 等认为在 Perthes 病的病程中,骨扫描不仅可以较早地观察到股骨头的病理生理改变,而且 Conway 分型与外侧柱和 Catterall 分型密切相关,能够早期指导治疗。对于 Conway B 型和 C 型的病例,预后较差,应采取积极的治疗。van Campenhout 还研究了 Conway 分型的可靠性,观察者内和观察者间的加权 Kappa 值分别为 0.573 和 0.525,可靠性优于 Catterall 分型和股骨头高危征,但低于外侧柱分型。

(六) MRI 的预后评价

MRI 能清楚显示软骨、关节囊等软组织,能更确切地反映出髋臼对股骨头的包容状况。应用钆增强动态减影造影,MRI 对本病可以作出早期预后预测。一般来说,发病 3~8 个月时 MRI 才能清楚显示出骨骺坏死范围,但若在疾病早期出现下列情况,往往预示着广泛骨骺坏死的发生:① T_1 和 T_2 图像的低信号区均超过骨骺的 2/3;②股骨颈及干骺端骨髓弥漫性水肿。MRI 上股骨头外形的改变,有些研究借鉴了 X 线片的方法。Yazici 等研究 20°屈曲外展内旋位和中立位 MRI 表现,用造影指数(AI)和髋臼头指数(AHI)评估包容性。Tsuchida 等用头骺商评估头的外形,即患侧的头骺指数(头的高度除以头的宽度)除以正常侧头骺指数。得分在 75 分以下则需要限制性治疗或外科手术。Cho 等研究显示股骨头的包容性是重要的预后因素,在 MRI 上矢状位塌陷的范围比冠状位大,但冠状位曲率半径的变化明显,在矢状位虽然塌陷范围大,但包容好。他们认为这与人类的矢状位生理活动范围有关,正支持了目前包容和塑形疗法的概念。

人工位的 MRI 可显示不同体位的等高线变化及髋横韧带、股圆韧带、纤维软骨的臼唇、关节囊,更好显示包容性。外侧股骨头未被覆盖、臼唇内翻、股骨头变形是包容性不好。Weishaupt 等用开放配制的 MRI 系统可以进行动力位的髋关节成像,和造影同样显示出外展铰链征。当出现外展铰链征则是传统支具和手术的禁忌证。de Sanctis 等观察了 35 例 MRI 上股骨头骨骺坏死的范围、外侧突出、骺板的改变、干骺端损伤的变化,认为骺板受累(骺板的形状改变、骺板消失或囊性变穿过骺板)程度和股骨头向外侧突出,对预后判断有很高的价值。他们的进一步研究根据 MRI 上骨骺受累和外侧突出程度分为两大组六小型,在 A 组中的两型因骨骺受累和外侧突出轻而预后好,B 组 0~3 型因受累范围变大和外侧突出渐重而预后逐渐变差。并对每种类型提出了个性化的预后和治疗方案(表 8-2-1)。

MRI 上股骨头信号强度改变的范围　股骨头的发育和骺板密切相关,小儿骨科的一个挑战就是要尽量避免损伤骺板。一旦该区受累,则可导致生长受抑制,以致短颈、扁平髋等畸形。干骺端囊肿按是否累及骺板区分真假囊肿,前者仅局限于干骺端。用钆增强可区分假囊肿为肉芽组织;真囊肿为含水较多的纤维组织。骺板桥(损伤通过骺板的部分)在梯度回波脂抑像和质子密度像最明显,在矢状位骺板前半部可见延伸出的 T_1 加权像与骨骺不同、T_2 加权像较骨骺高的信号,易引起生长抑制。

表 8-2-1 磁共振对 Perthes 病愈后的影响

分组	分型 MRI 危险因子	危象	预后	治疗
A 组(坏死≤50%)	A_0骺板损伤 0 外侧突出 0	无	非常好	不需
	A_1骺板损伤 1 外侧突出 0 或骺板损伤 0	骨骺指数轻微下降	好	不需,限制体育运动和生理活动
B 组(坏死>50%)	B_0外侧突出 1 骺板损伤 0 外侧突出 0	过渡分型:在以后的 MRI 上发展为更为严重的 B 型	一种新的 B 型	不负重,参考以后的 MRI 表现不负重,卧床休息
	B_1骺板损伤 1 外侧突出 0 或骨骺缺损 0 外侧突出 1	头增大,短颈,骨骺高度降低	较差	石膏固定
	B_2骺板损伤 1 外侧突出 2 或骨骺缺损 2 外侧突出 1	头增大,头不圆	差	包容位减轻负重,随后行包容手术
	B_3骺板损伤 2 外侧突出 2	外展伴随半脱位	很差	早期行包容手术

注:MRI 危险因子列中 0 指没有危险征象。1 指危险征象较小;骺板损伤是指骺板损伤的表现不超过 2 个连续层面;外侧突出指髋臼唇抬起但不到水平位。2 是危险征象明显;骺板损伤是指骺板损伤的表现超过 2 个连续层面,且累及骺板超过 1/3;外侧突出是指髋臼唇水平甚至向上翘。

二、髋臼形状对预后的影响

在 Perthes 病进展中,髋臼也常常出现髋臼顶钙化,形状不规则,三角软骨早期融合,关节软骨肥大等改变。Cahuzac 等研究发现,凡开放角无增大,或虽有增大,但髋臼指数和深度角对称增大者预后较好;反之,开放角增大以髋臼指数为主者,预后不良。过去有人提出髋臼的双房征是预后不良的表现,但在后来的研究中并未得到证实。王云钊通过观察 75 例 Perthes 病,有髋臼顶平直、倾斜和明显发育不良,乃至股骨头髋臼底泪痕线与干骺端的间距比健侧增宽,以致股骨头外移、包括脱位者共 46 例(61%),其中 Shenton 线不连者 28 例(37%)。髋关节间隙增宽 44 例(59%)。有 13 例合并有髋内翻和髋外翻畸形(17%)。值得提出的是有 10 例既有股骨头骨骺干骺坏死,又有关节间隙狭窄(见图 8-2-2),考虑为儿童 Perthes 病合并强直性髋关节炎。髋臼顶平直倾斜,干骺端变粗变短,髋臼底关节间隙增宽,股骨头外移(61%),即 Waldenstrom 征,以及髋臼角增大,股骨颈前倾角增大,致使股骨头脱位。这些都表明 Perthes 病属于软骨内成骨障碍疾患。还有文献报道 Perthes 病有遗传性,约 6% 的患者有家族史,因此,考虑上述综合征,Perthes 病不仅是股骨头骨骺坏死，而且还有髋关节软骨内成骨障碍。

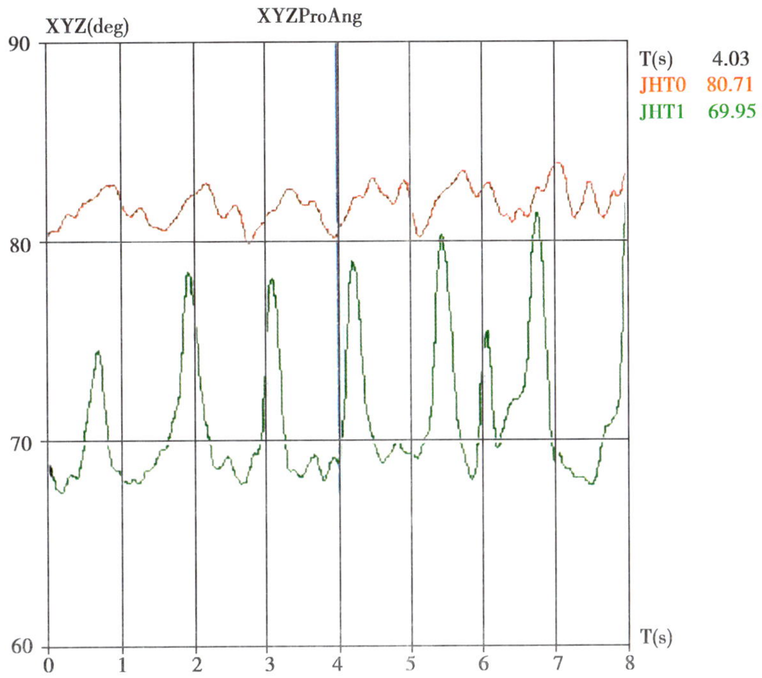

图 8-2-2 术前髋关节角度变化提示减痛步态、臀中肌步态和短缩步态（上方为患侧）

三、其他一些具有预后价值的因素

Yrjonen 和 Poussa 等通过随访发现五个具有预后价值的早期 X 线征象，即：①骨骺外侧钙化并延伸到大转子；②股骨头畸形、增宽；③股骨颈畸形、增宽；④干骺端硬化带；⑤Saturn现象：一个低密度的骨组织包绕着硬化的骨骺。凡在疾病早期出现以上任何一个征象者，无论其年龄大小及骨骺受损程度的轻重，结局都很差，绝大多数会在早期出现骨性骨关节炎，而且这类患儿的预后不会因治疗的干预而有所改善。此五种征象还需在临床中进一步研究证实。此外，vanden Bogaert 等认为患儿双侧受累的预后较单侧受累为差。de Sanctis 等研究发现，股骨体生长部（physis）受累与否及受累程度，亦对预后有很高的预测价值。

四、三维步态分析对儿童股骨头坏死预后的影响

步态分析是生物力学的特殊分支，是对人体行走时的肢体和关节活动进行运动学观察和动力学分析，提供一系列时间、几何、力学等参数值和曲线。由于步态分析可将骨外科检查中沿用已久的定性分析和直观描述转换为客观、精确的定量评定，所以，三维步态分析被用来对儿童股骨头坏死患者的行走功能进行定量分析。

赵德伟等对 21 例患有儿童股骨头坏死行 Salter 骨盆截骨治疗患者，手术前后采用三维步态分析系统（东方新锐 DVMC-8801 三维运动分析系统）进行了步态分析。通过观测

患者行走中的步长、跨步长、步宽、步速、步频、步态周期时间、站立相时间、迈步相时间、躯干运动、关节运动角度的变化(图8-2-2、3),得出三维步态分析结果:

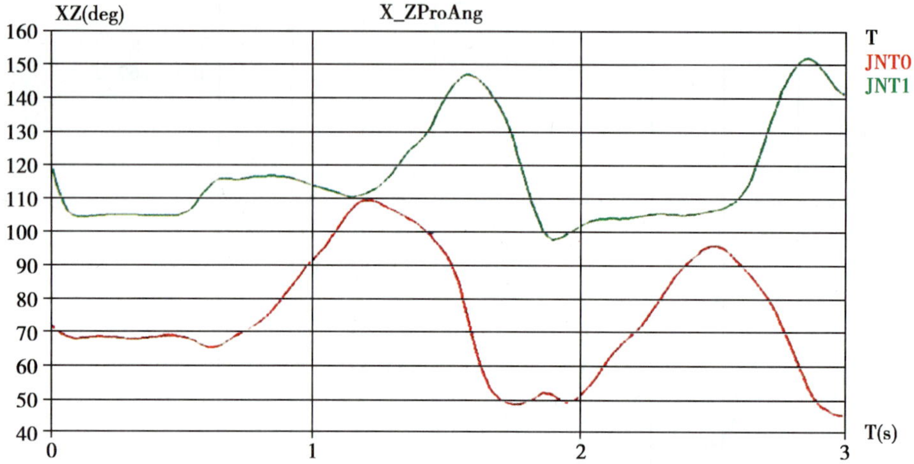

图8-2-3 术后1年髋关节角度变化提示减痛步态、臀中肌步态和短缩步态消失(下方为患侧)

1. 行走速度、步频、步长术后较术前均有明显改善($P<0.01$),患者的步态6个月基本达最高水平,术后1年步态分析各参数仍未达到正常水平。

2. 术后患肢站立相较术前明显延长。

3. 角度时间曲线。术前髋关节最大曲度为15°,后伸为8°,膝关节最大屈曲度70°,踝关节最大屈曲度15°。髋、膝与正常相比有差异;术后髋关节最大屈曲度为27°,后伸17°,膝关节最大屈曲度50°,踝关节最大屈曲度14°;髋、膝与术前相比差异有显著性($P<0.01$)。

4. 加速度时间曲线。术后3个月患肢前、后足前后方向加速度的站立相负波及棘波较术前明显减小,摆动相术后出现双峰波,术前为3个正相波。并对儿童股骨头坏死四种步态进行分析。

(1) 减痛步态:一侧下肢出现疼痛时,常呈现出减痛步态,其特点为患侧站立相时间缩短,以尽量减少患肢负重,步幅变短。此外,患者常一手按住疼痛部位,另一上肢伸展。疼痛部位不同,表现可有些差异。髋关节疼痛者,患肢负重时同侧肩下降,躯干稍倾斜,患侧下肢外旋、屈曲位,尽量避免足跟击地。膝关节疼痛患者膝稍屈,以足趾着地行走。

(2) 短腿步态:患肢缩短达2.5 cm以上者,该侧着地时同侧骨盆下降,导致同侧肩下降,对侧迈步腿髋膝关节过度屈曲、踝关节过度背屈。如果缩短超过4 cm,则缩短侧下肢以足尖着地行走,其步态统称短腿步态。这是由于双下肢不等长所致,轻者以骨盆倾斜代偿;重者出现骨盆下降性跛行或正常一侧屈膝而病侧以马蹄步态来代偿。

(3) 臀中肌步态:臀中肌的作用包括外展髋关节,前部内旋,后部肌束外旋大腿。稳定骨盆,后伸并外旋大腿;下肢固定时,可伸直躯干,防止躯干前倾,以维持立姿。在日常活动中的弯腰、直立、行走、下蹲中都会涉及臀中肌。臀中肌损伤会造成站立时下肢外旋位,不能完全靠拢。行走常有外八字、摇摆步态,快步呈跳跃状态。坐下时双腿不能并拢,双髋分开蛙式位，一侧大腿难以搁在另一侧大腿上（交腿试验）。下蹲活动时轻者蹲时双膝先分开，然后下蹲后再并拢（划圈征）。重者只能在外展、外旋位下蹲，蹲下时双髋关节呈外展、外旋姿势，双膝不能靠拢，足跟不着地，呈蛙式样。我们在测试时发现患者在支撑相早期和中期骨盆向患侧下移超过5°，髋关节向患侧凸，患者肩和腰出现代偿性侧弯，以增加骨盆稳定度。而且臀中肌损伤，患侧不能固定骨盆，也无力提起、外展和旋转大腿，髋关节侧方稳定受到影响，表现为行走中患腿站立相时，躯干向患侧侧弯，以避免健侧骨盆下降过多，从而维持平衡。故患肢负重支撑时上体向患侧侧弯，使重力线经过髋关节外侧，以便依靠内收肌的力量来维持髋部稳定。

（4）屈髋肌无力步态：屈髋肌是摆动相主要的加速肌，其肌力降低造成摆动相肢体行进缺乏动力，只有通过躯干在支撑相末期向后，摆动相早期突然向前摆动来进行代偿，患侧步长明显缩短。

总之，步态分析是提取与人体行走有关的生命活动信息、仿制人体行走功能不可缺少的一种整体分析评价手段，它有广阔的前景。随着光、电测量技术及信息处理技术的不断发展，这一方法定会沿着多指标、集成化及专家分析、诊断、评价综合系统的方向发展。运用三维步态分析对儿童股骨头坏死的患者进行功能量化评价，可以更为准确的了解髋关节的生物力学变化，进而探索最佳的治疗手段和手术后的康复方法。

第三节　治疗方法对预后的影响

许多临床研究结果显示，治疗方法是影响 Perthes 病最终 X 线结果的重要因素。Fried-Lander 于 2000 年对股骨近端内翻截骨治疗的 116 例 Perthes 病做了回顾性分析。应用 Stulberg 评定标准和 Mose 估计股骨头形态的方法，对这组骨骼发育成熟的病例进行评价。发现 Stulberg Ⅰ级和Ⅱ级的病例中，年龄 <9 岁、Herring 分型 B 组为 86%，但 >9 岁和 Herring 分型 B 组为 67%，而 Herring C 组，9 岁以下评定为Ⅰ级和Ⅱ级只有 30%，但 9 岁以下者为 43%。Grze-Gorzewski 对 261 例 Perthes 病进行长期随访观察，目的是确定肢体不等长的发生率，以及与发病时年龄、性别、受累范围和治疗方法的关系。随访时都达到了骨骼发育成熟。治疗方法包括卧床休息、外展牵引、Petri 石膏固定、股骨近端内翻截骨、Salter 骨盆截骨，以及造架手术，最后依照 Stulberg 标准进行评价。其中只有 33 例（12.6%）出现肢体不等长，其差值介于 1～5.2 cm，平均为 2.51 cm。Herring B 组平均短缩 2.18 cm，C 组平均短缩 2.82 cm，但 Herring B 组的年龄比 C 组更小，股骨近端内翻截骨者的肢体短缩比其他组也更明显，因此，受累范围与发病年龄有着密切关系。

许多欧美文献资料支持年龄 6 岁以上，股骨头坏死范围 >50%，即 Catterall Ⅲ和Ⅳ型，HerringB 和 C 组的儿童股骨头缺血性坏死，采取手术治疗有助于防止股骨头变形，恢复髋关节功能。Salter 骨盆截骨和股骨近端内翻截骨，是实现上述目标的两种常用方法，但是，至于哪种手术方法更好还有不同的意见。最近 Takahiko 对 46 例股骨近端内翻截骨与 30 例 Salter 骨盆截骨的结果做了比较研究，发现在股骨头形态，股骨头与髋臼匹配方面，两组没有明显的不同。而在髋臼对股骨头的覆盖面积，颈干角和股骨头-大粗隆间距等方面，Salter 骨盆截骨术后的病例更接近正常，而且也没有明显的切口瘢痕。

值得重视的是 Herring 等的一项前瞻性有对照的临床研究结果，将 337 例 345 髋分成非手术(包括没有任何治疗 19 髋;支具治疗 129 髋;功能训练 77 髋)和手术治疗(股骨近端内翻截骨 52 髋;Salter 骨盆截骨组 68 髋)两大组。病人年龄为 6 ~ 12 岁,均为发病初期阶段,而且在此之前都未曾接受任何治疗。337 例 345 髋随访至骨骼发育成熟,并采取改良的外侧柱分类方法界定股骨头坏死的严重程度,应用 Stulberg 评价标准对治疗结果作出评价。结果证明非手术治疗的 3 组之间没有明显的区别;手术治疗的 2 组之间也没有明显的区别;对于年龄 <8 岁(骨龄 <6 岁),治疗与不治疗的结果没有区别;发病年龄 >8 岁、外侧柱分类为 B 型和 B/C 型者,手术治疗明显优于非手术的结果。

第九章

儿童股骨头缺血性坏死的护理和康复指导

第一节　儿童股骨头缺血性坏死的护理

虽然部分学者认为儿童股骨头缺血性坏死是一个自愈性疾病，但其病理过程多需1～2年，研究结果表明并不是所有的儿童股骨头缺血性坏死都能等到坏死股骨头自然恢复，如得不到有效的治疗与护理，致残率非常高。儿童处于生长发育阶段，生理及心理状况均不成熟，本身对疾病存在认识能力、理解力不足等情况，患病时，由于疾病引起患儿身体不适、疼痛等原因，患儿常常会对疾病产生恐惧感，造成患儿身心伤害，治疗主动配合性差，这往往会影响日后的病情恢复以及人格发展。因此，在患儿诊疗过程中，日常护理工作尤为重要，这就要求护理人员不仅清楚认识患儿生理情况、疾病病因及治疗，还要了解患儿的心理状态、主要心理压力来源及各年龄阶段儿童对住院的反应等情况，并给予相应的指导及护理，这样才能促使患儿身心早日康复。

一、儿童股骨头缺血性坏死早期非手术治疗的护理

（一）心理护理

由于年纪小，对疾病存在认识能力、理解力差；对各种检查、治疗（如抽血、打针、牵引制动等）具有恐惧感，对陌生环境缺乏安全感，治疗过程中患儿往往表现为焦虑、紧张等不良的心理反应，严重影响治疗及康复效果。因此，日常心理护理非常重要，一方面需要医护人员密切与患儿的关系，稳定病人的情绪，减轻患儿的压力，增强患儿的信任感和安全感。另一方面还需要对病人及家属耐心讲解疾病的知识，治疗的方式及必要性。使患儿家长了解病情及患儿对疾病治疗的反应，并介绍同种疾病治愈的病例，增强病人信心，发挥家长对患儿帮助教导作用；另外，了解患儿喜好，根据情况适当允许患儿携带部分物品或适当改善病房环境，增加病人舒适度，使病人以最佳的心理状态接受治疗、配合治疗，往往会起到事半功倍的效果。

（二）体位

非手术治疗患儿需避免负重，卧床休息，采取平卧位，患肢牵引以缓解症状，腘窝处垫以软垫，增加病人舒适度，以适应较长时间卧床的需要。患儿大多好动较难坚持，可以适当引导患儿看书、做作业、绘画等活动，把患儿的思想和情感引导到正确方向。鼓励患儿适当从事自我护理和个人卫生工作等。如患儿无法配合采用石膏托固定时，需随时观察肢端血运，防止卡压伤。以做游戏方式督促患儿床上功能练习，指导家长按摩受压部位。

（三）牵引护理

有效的皮牵引可以松弛髋关节周围组织，解除肌肉痉挛，改善股骨头血供，是非手术治疗中主要部分之一。护理人员应向患儿及家属说明牵引的目的及重要性；患儿平卧位，患肢保持外展中立位，牵引要尽量使躯干、骨盆、患肢处于同一轴线上，牵引重量根据病情及患儿体重决定，一般在2～5kg之间。在牵引治疗期间，要严格执行交接检查制度，随时检查牵引的重量，体位是否标准，牵引带松紧是否适宜，认真倾听病人主诉，尤其牵引带边缘处感到疼痛者应检查有无水疱破溃发生。要随时观察肢端血运，包括：皮肤色泽、温度、足背动脉搏动、足趾活动情况，如有异常，及时查明原因，给予相应处理。膝关节外侧腓骨小头下方有腓总神经通过，位置表浅，如牵引带卡压过紧，会导致神经损伤垂足畸形，应密切观察。叮嘱患儿及家属不能擅自改变体位和加减牵引重量，以确保牵引的有效性。

（四）日常输液观察及护理

保守治疗药物多选用活血药物，如低分子右旋糖酐、复方丹参等，其作用机制是扩张血管，抑制血小板凝集，增加骨组织的血液供应，改善骨缺血状态。用药根据患儿体重给予相应剂量，要求护理人员严格按照“三查七对”原则执行医嘱，配药无菌操作；输液过程中严密观察用药后反应，当病人出现异常情况如皮肤瘙痒、有出血倾向等时，及时报告医生，给予处理。

（五）高压氧护理

高压氧可不同程度地改善骨缺血状态，加快骨坏死自愈过程，对骨坏死的疗效临床上已得到公认，治疗期间，要求患者严格遵守高压氧治疗的各项要求，如出现头晕、恶心、耳鸣、听力障碍等情况时，应及时反馈信息，防止发生副损伤。

（六）功能锻炼

功能锻炼是促进功能恢复的一种有效手段，锻炼时可根据股骨头坏死的分期，骨关节固定软组织的功能受限程度及体质，选择适宜的卧、坐、站立位进行锻炼；日常锻炼时，指导患儿采取自动活动为主，被动活动为辅，动作协调，循序渐进，由小到大，由少到多，逐步增加。特别强调早期患肢不负重，仅于床上做髋关节周围肌肉伸屈、外展，内收、内旋、过伸等动作，循序渐进。恰当的功能锻炼可有效地防止肌肉萎缩、关节粘连、关节功能受限的发生，关节在应力作用下促使软骨的再生修复，恢复股骨头血循环及供养。

二、儿童股骨头缺血性坏死手术护理

（一）术前护理

外科手术作为心理性和躯体性应激原，可引起一系列心理生理反应，患儿常有恐惧，焦虑等不良心理，影响其睡眠、饮食及内分泌系统功能，从而降低机体免疫功能和对手术的耐受力。所以术前要使病人做好各方面的准备，包括身心两方面，需要家长和社会的配合。

1. 心理准备　股骨头缺血性坏死病人手术治疗，患儿往往表现较强恐惧心理，因此，日常护理时护士要针对患儿生活习惯、语言、文化、病残程度的不同，充分了解患儿术前心理状态，妥善、及时解除其不必要的心理负担，主动关心照顾病人，体贴病儿，给予安慰和温暖，以解除其顾虑，增强信心；另外，护士还须有针对性地对病人进行疾病知识教育，并介绍同种病例的治愈患者，让他们以现身说法消除病人的疑虑，使其身心处于最佳状态下接受手术。

2. 术前皮牵引护理　同非手术治疗皮牵引护理。

3. 一般常规准备

（1）皮肤准备：股骨头缺血性坏死手术部位深达髋关节，所以对术区的无菌程度要求高，应在手术前一日行皮肤准备，范围：患侧上至肋缘，向下包括整个下肢，两侧均超过前后正中线，包括会阴部及植骨供区皮肤。备皮时要注意不要损伤皮肤，并用温皂水彻底清洗手术局部，手术当日早晨再用75%乙醇（酒精）消毒术区皮肤，更换无菌衣裤送入手术室。

（2）术前常规理化检查：完善各项理化检查，出、凝血时间，肝、肾功能，血糖，备X线片，必要时摄CT、ECT，并于手术日随病人一同带往手术室备用。

（3）根据医嘱，做好药物过敏试验，常规备血，术前日夜协助病人排便，为保证病人睡眠，耐受手术，可给予镇静药。

（4）手术当日早晨禁食禁水，测量生命体征，记录于麻醉单，如女病人应了解有无月经来潮，将病人饰物取下妥善保管，遵医嘱术前用药后，送往手术室与手术室护士交接班。

（二）手术中的护理

1. 术前访视　手术相关人员术前访视有助于减轻患儿心理负担。术前访视内容根据病人具体情况而不同，一般在患儿家长在场的情况下对患儿进行访视，自我介绍后，询问病人以往有无疾病及近期有无感冒发热，对大概情况有所了解，并做简单易懂的讲解和一些必要的解释，使患儿消除紧张、焦虑、恐惧的心态，愉快地接受并配合治疗。对小儿应有耐心，体贴入微，使其对手术相关人员感到放心。

2. 物品准备

（1）室内物品准备

1）无菌物品：敷料包；器械包；特殊器械包；一次性灭菌物品（冲洗器；吊桶；导尿引流管；引流袋；骨蜡；注射器；硬膜外包等）。

2）其他用物：氩气刀；吸引器；关节镜；骨牵引床等。

3）体位垫：小方枕；小圆枕；沙袋；固定支架；盆托等。

4）皮肤消毒用品：5%碘酊；4%硫代硫酸钠；75%酒精；0.1%柳硫汞酊。

（2）器械准备

1）基本器械：海绵钳3把；14 cm止血钳10把；18 cm止血钳10把；敷布钳4把；皮钳4把；持针器2把；大解剖镊1把；组织镊2把；大中爪钩各1把；大中小板钩各1对；4号刀柄1把；组织剪1把；直剪2把；缝合针（10×28角针、10×28圆针、9×24圆针、8×

20 圆针、10×28 圆针)。

2) 特殊器械:手摇钻一套;髋臼手摇钻;髋臼凿;圆头骨凿;5~20 mm 骨刀;骨锤;骨剪;骨锉;骨冲;钩针;克氏针若干;鸭嘴咬骨钳、三关节平头咬骨钳各 1 把;带齿长把拉钩(髋臼撬)4 把;股骨头长把起子 3 把;股骨头刮匙 3 把;骨膜剥离子 3 把;线锯 1 套;老虎钳 1 把,阴锉、阳锉各 2 把;螺丝钉若干。电锯、电钻。

3) 关节特殊器械准备:美国 Stryker 咬钳,刮匙;软骨刨削器;锉;剪子;刀。

4) 骨科显微器械。

3. 麻醉与体位

(1) 麻醉:全麻。

(2) 体位

仰卧位:患侧臀部垫一方枕,将术野抬高 20°~40°。

侧卧位:可使用盆托,患侧在上,髂部必须以盆托前后支架固定,患侧的大小腿放置在两个特制的、上下呈凹面的工字形托架上,使托架上凹面支撑住患侧下肢,其下凹面恰好骑跨于健侧下肢而放置在手术床上,以便保持患肢处于严格的中立位或外展位,同时也有利于掌握下肢的内外旋转,也可使用沙袋来固定侧卧体位。

侧卧于牵引床者,先将手术床患侧腿板撤掉,将牵引床与手术床连于一体,病人侧卧位 90°,腋窝处垫一软橡皮垫,并用沙袋固定,两手伸直固定于托手架上。

4. 消毒、铺单　消毒范围以切口为中心,上至脐水平,下至踝关节处,对侧至大腿上 1/3 处,包括会阴部。

患侧臀下及下肢各铺四层无菌敷料(敷料要足够大,而数量尽量少),膝关节下用四层无菌敷料包裹,绷带包扎,手术野四周铺小敷布,最后盖上剖腹被(将患侧下肢穿出剖腹被,便于术中牵引、操作)。酒精消毒术野皮肤,干后皮肤贴保护膜保护。

5. 带血管蒂的骨(膜)瓣转移术手术配合

(1) 切口:在髂前上棘和髌骨外缘连线上,髋前部取双 S 形切口。

(2) 切开皮肤皮下组织,电凝止血。

(3) 分离皮瓣:将切口两侧皮瓣钝性分离后,切开阔筋膜张肌前缘的深筋膜,找到髂前上棘下方,术者持电刀,助手用 18 cm 止血钳协助解剖缝匠肌、股直肌之间的间隙,并分离或部分切断缝匠肌、股直肌,断端用 8×20 圆针 7-0 线缝扎,14 cm 止血钳夹线尾并固定。

(4) 游离血管蒂:术者用弯组织剪、解剖镊,助手用 18 cm 止血钳协助分离,方法有四种。

1) 切取带旋股外侧血管升支髂骨(膜)瓣:助手用爪钩将阔筋膜张肌向上分开,筋膜下可见旋股外侧血管升支主干,用橡皮条协助牵引,沿髂嵴方向分离直到阔筋膜张肌起始处,用组织剪切开阔筋膜,臀中肌连同升支的臀中肌肌支一并带上,用骨刀在髂前上棘外侧取髂骨(骺/膜)瓣 1.5 cm×2 cm,将骨膜向外翻转,用 8×20 圆针,4-0 线缝合 1~2 针,做成蘑菇状,用盐水纱布保护备用。

2) 切取带旋髂深血管蒂髂骨(膜)瓣:沿切口向上,髂嵴前段切开腹外斜肌,腹内斜肌、暂时切开腹股沟韧带,解剖腹股沟管,拉开精索肌或圆韧带,切开腹横筋膜附着处,可见旋髂深血管,橡皮条协助牵引,向外分离血管时,分别用丝线结扎升支和肌支血管,在髂骨内侧面保留肌肉 0.5 cm，以血管走行为中心切取相应大小骨（膜）瓣（1.5 cm×2 cm），切取骨膜时带少许骨组织，外翻骨膜用 4-0 丝线，8×20 弯圆针缝合 3 针，以血管蒂为轴，沿髂腰肌隧道转移至股骨头处备用。

3）切取带旋股外侧动脉横支大转子骨（膜）瓣：用中爪钩拉开阔筋膜张肌，分离旋股外侧动脉，向上距血管下 1.5～3 cm 处切开并露出横支血管，橡皮筋协助牵引，测量长度，4-0 线结扎升支股骨颈前支及向外后侧的横支血管，游离血管蒂，为了保护大转子分支可带部分肌肉，在大转子上的臀中肌、臀小肌和部分臀大肌附着处，用电刀或弯剪刀切断。然后用骨刀将带血管的外侧大转子骨（膜）瓣 2 cm×1.5 cm×2 cm～3 cm×2 cm×4 cm 大小一并取下，取骨处用骨蜡止血，盐水纱布包裹备用。

4）切取带旋股外侧血管外侧血管降支骨（膜）瓣：向下延长切口解剖出降支，橡皮筋协助牵引，向下分离降支血管，4-0 线结扎分支血管，分离血管蒂长 6～8cm，然后用骨刀将带旋股外侧血管降支骨（膜）瓣一并取下，盐水纱布包裹备用。

（5）切开关节囊 21 号刀片呈十字切开，继续用电刀或组织剪剪开关节囊，屈曲髋膝，大腿内收外旋，充分暴露股骨头颈部。

（6）开窗在股骨头颈交界处用峨眉凿凿开一 2.0 cm×1.5 cm 骨窗，视股骨头病变程度，用刮匙和磨钻彻底清除病灶，尽量保留骨骺；将带血管蒂骨（膜）瓣转移至头颈开窗术，视情况用鸭嘴或三关节平头咬骨钳修剪骨缘，骨冲协助将骨瓣嵌入开窗处。

（7）冲洗关节腔，还纳股骨头，复位后试验屈曲、内旋、外旋活动，以不影响关节稳定性为佳。

（8）检查切口止血，清点纱布无误后，放置引流管，逐层缝合。

其余手术方法详见儿童股骨头缺血性坏死的手术治疗。

6. 术中注意事项

（1）巡回护士要做好巡察工作，防止患儿下滑，并注意会阴部长时间压迫，损害皮肤。保护好硬膜外导管，防止脱出。

（2）器械护士在术者切取大转子骨瓣时，传递宽刃的骨刀，保证取下的骨瓣质量，避免发生医源性骨折。分离好血管蒂后，要用湿纱布包好，手术进行过程中要随时观察带血管蒂骨瓣的血运情况，防止扭转受压，如发现以上情况要及时提醒报告医生。

（3）妥善保管骨块及切下的病灶，对于切下的骨块单独放于弯盘内保管，以待术中使用。在清除坏死的股骨头时，要及时收取所切下的坏死骨质，放入量杯内，以供诊断参考及术后进行病理检查。手术所需植入的骨块，须与病理标本分开放置保管，严禁随意丢弃。

（4）严格执行纱布的清点制度，杜绝遗留现象的发生。由于此手术出血量多，常需用纱布填塞压迫止血，所以必须严格执行纱布清点制度，并有助于计算病人的出血量。

（5）术后护送病人时，要注意保持患髋呈外展中立位。搬运病人时需有专人保护患肢，防止牵拉损伤血管蒂。

（三）手术后的护理

1. 观察生命体征变化　带血管蒂的骨（膜）瓣修复与再造坏死的股骨头，手术难度大，手术时间相对较长，术中出血较多，应严密观察生命体征的变化，每 15～30 分钟测量一次，并认真观察病人颜面，口唇及意识状况，尤其要注意血压的变化，小儿患者因反应能力低下，休克前期症状表现得不典型，在观察上要引起重视，对表现淡漠，心率加快者，要行血氧饱和度及心率监测，严密观察病情变化，及时处置。给予吸氧，建立两条静脉通路，及时给予补血补液，以纠正血容量的不足，防止发生低血容量性休克。

2. 切口引流观察及护理　术后要密切观察切口敷料渗出情况，对渗出较多者，局部应以无菌棉垫敷盖并及时通知医生处理，对于切口放置引流者，要保持引流的密闭状态，引流管通畅，引流袋固定位置可靠，防止逆行感染，观察引流液的颜色、性质、量，做好记录。术后出血量较多，立即通知医生采取相应措施，切不可盲目使用止血药，以免影响移植骨(膜)瓣的血液供应。

3. 术后患肢牵引制动护理　术后患者的体位要求严格，仰卧位，患肢呈外展 30°中立位(或稍内旋位)，穿矫正鞋，视病情给予重量 1 ~2 kg 的持续皮牵引固定，不可随意搬动病人改变体位，更不能放松牵引，确实需要做某些检查搬动病人时，必须将患者髋关节和患肢整个托起，避免出现可能引起髋关节脱位的不正确体位，如髋关节屈曲，患肢的内收、外旋等。

4. 术后疼痛的护理　手术切口疼痛在麻醉消失后即可出现，由于个体差异，患儿对疼痛的耐受力也不同，护理时需注意观察疼痛出现的时间、性质及程度。术后 48 小时内，疼痛影响休息时，可通知医生根据患儿体重酌情给予镇痛药，正确及时应用镇痛药可以防止疼痛致血管痉挛而影响移植骨的成活率。此外，还可采用分散疗法，转移患儿的注意力，进行心理疏导，指导患儿做缓慢的深呼吸放松动作，以使紧张的肌肉松弛，减少产生疼痛的刺激因素。护理人员做各项操作，动作要轻稳，以免加重疼痛。同时要为患儿创造一个安静、舒适、温暖的治疗环境，增加舒适感，保证患儿充分休息。

5. 术后腹胀、便秘的护理　股骨头缺血性坏死手术后常因麻醉影响胃肠道功能及取髂骨的过程中刺激腹膜等原因出现腹胀、便秘。腹胀可造成膈肌上升和运动受限，可使患儿感到呼吸困难，下肢静脉血液回流受阻，易引起下肢深静脉血栓形成等并发症，要求患儿术前 1 日进易消化的食物，不可进食过多，一般麻醉前 12 小时内禁食，4 小时内禁水。术前 1 日还应协助患儿排便，减少术后腹胀可能性；如术后患儿出现腹胀，要及时做好解释工作，同时行腹部按摩，少量多次进清淡高纤维饮食，常可达到刺激肠蠕动以减轻或消除腹胀的目的，对于严重腹胀者可行肛管排气或遵医嘱肌注新斯的明。

6. 术后功能锻炼指导　术后恢复训练对于改善肢体血运，促进骨质修复，恢复关节活动功能，提高手术疗效，缩短疗程，是必不可缺的一个环节。详见本章第二节

三、并发症的预防及护理对策

股骨头坏死病人在治疗上需要较长一段时间的平卧、牵引和制动，发生并发症的机会甚大，因此要做好病情观察及护理，最大限度地预防并发症的发生。

(一) 压疮的预防及护理

患儿由于长期平卧，体位不变，局部组织受压过久，发生缺血缺氧，营养不良而导致组织溃烂坏死，尤其是骶尾部、足跟等骨突出部。

1. 指导患儿每 1 ~2 小时利用双肘及健侧下肢三点支撑抬臀运动，或利用牵引架上把手抬起身体受压部位，以缓解压力，避免长时间受压。

2. 床铺要保持平整、干燥、无渣屑，污染被服及时更换，对于尿、便刺激及时清洗干

净，保持皮肤清洁干燥，免受潮湿刺激。

3. 受压局部给予按摩，可用50%乙醇以手掌大小鱼际做压力均匀的离心按摩，避免揉搓。

4. 严格床头交接班，重视病人主诉，尤其是牵引的病人，要经常检查牵引带周围及足跟部皮肤，防止压疮。

（二）肺部感染的预防及护理

患儿因术后疼痛等原因使呼吸幅度减弱，气体交换量减少，分泌物阻塞气道不能或无力排出，容易引起肺部炎症，应加以注意。

1. 术前帮助指导患儿练习深呼吸运动。

2. 注意保暖，防止着凉，鼓励病人多做深呼吸，定时咳嗽、咳痰，协助排出支气管内分泌液。

3. 对麻醉药物过敏者，恶心、呕吐时，头应偏向一侧，防止呕吐物误吸。

4. 对于痰液黏稠，不易咳出者，可给予雾化吸入，以利痰液咳出。

5. 鼓励患者床上运动，如扩胸运动。或利用牵引架上拉手抬起上身，以加强呼吸，促进血循环。

（三）泌尿系感染的预防及护理

牵引病人由于长期需要仰卧位，易引起排尿不完全、尿渣沉淀，及术后尿潴留出现，常可出现尿路感染症状。

1. 首先应指导病人习惯于床上排尿，建立良好的床上排尿习惯。

2. 应鼓励病人利用牵引架上的拉手抬起上身，以促进血循环，有利于排净膀胱中尿液。

3. 鼓励病人多饮水，以促进代谢，减少残余尿。

4. 术后尿潴留是继发尿路感染的主要原因，凡术后6～8小时未排尿，膀胱区膨隆，应考虑尿潴留存在，要积极鼓励安慰病人，增加自行排尿的信心，当诱导排尿无效时，应在严格的无菌技术操作下行导尿术。

（四）切口感染的预防及护理

切口感染往往发生于术后3～7天内，病人自觉切口疼痛加剧，查体局部出现红、肿、压痛，并伴有体温升高，白细胞数量增多。

1. 术前应协助医生做好病人全面检查，除理化检查外，还应排除糖尿病及其他重要脏器疾患，以防术后诱发感染。

2. 术后密切观察切口敷料渗血情况，如敷料外渗应以无菌棉垫敷盖并及时通知医生换药，以保持敷料清洁干燥。

3. 对于切口放置引流者，要保持引流的密闭状态，引流袋或负压引流鼓位置设置可靠，防止逆行感染，并观察引流液性质、量，做好记录。

4. 注意患儿二便护理，避免尿便污染切口造成感染，如发生应及时更换消毒。

第二节 儿童股骨头缺血性坏死的康复指导

康复医学与保健、预防、临床共同组成全面医学(comprensive medicine)。是整个医学的一个组成部分,研究有关功能障碍的预防,评定和处理(治疗、训练)等问题。随着医学理念转移,人们对健康问题的高度重视,越来越多的人认识到康复医学的必要性和重要性。目前康复医学同临床治疗医学密切结合,同时注重病理和生理功能,大大提高了疾病的治愈率,最大程度减轻或消除残障发生,最终达到满意的功能恢复。儿童股骨头缺血性坏死是一种可自愈性疾病,康复治疗原则是:尽量使患髋休息,避免股骨头负重,减少股骨头塌陷畸形发生可能,促进病变的恢复。

一、康 复 评 定

康复评定(Rehabilitation evaluation and assessment)是康复治疗计划的科学基础,没有评定就无法制定治疗计划及评价治疗效果。

(一) 术前评定

1. 疼痛分析与评估　在人类至今还没有一种简单可靠的办法,不需被试者报告而客观地记录疼痛的性质及程度。人们认为,也许疼痛报告最接近疼痛的主观体验,因此应当作为最重要的疼痛指标。对临床疼痛的心理物理测量,可以采用言语评价量表,视觉类比量表,数字量表,药物定量,疼痛行为剂量分析等。然而对于儿童来讲,该分析往往受其语言表达能力的限制,结果可信度低。

2. 残疾的分析和评估

(1) 关节活动范围分析和评估:髋关节因股骨头坏死而伸展障碍,使身体重心在髋关节前方通过,所以坐位时髋关节经常需要屈曲的力量,引起髋伸肌的疲劳,脊柱前弯也增强。

(2) 肌力的分析与评估:髋关节受累时,臀肌的肌力很重要,患侧单脚站立时,臀中肌肌力低下,造成健侧骨盆下沉和躯干向患侧屈。臀大肌的肌力低下,站立时使髋关节保持在过伸位。

(3) 日常生活活动能力评定:包括淋浴,穿衣,使用厕所,转移,大小便控制,进食,行走等。

(4) 步态分析与评估:确定步态类型是否有跛行,是否需要助行器。

(二) 术后评定

1. 术后 3 ~ 10 天

(1) 测定肌力:粗略测定患肢肌力,观察等长收缩肌力。

(2) 神经检查:检查患肢感觉。

(3) 检查心肺功能。

2. 术后 3 周

(1) 评定使用助行器时的步态。

(2) 评定转移等活动功能。

（3）再评定下肢肌力。

（4）评定患髋在允许方向的活动范围(仅限髓芯减压)。

3. 术后6周~8周

（1）评定肌力。

（2）评定患髋主动、被动活动范围。

（3）评定使用助行器时的步态。

（4）下肢长度测量。

（三）门诊病人评定

1. 评定肌力。

2. 评定患肢髋、膝、踝关节活动范围。

3. 分析步态。

4. 评估功能性活动。

5. 下肢长度测量,观察 Trendelenburg 征。

二、康复治疗

（一）非手术治疗

1. 心理康复　儿童正处于性格形成的最初阶段,他们的心理成长受到先天遗传、环境影响和经验的制约。尤其在病后其心理变化很大,常表现为情绪不稳,自卑感很强,恐惧,依赖性强,难以独立生活、学习。此时对于康复治疗的患儿,仅仅对身体上的治疗是不够的,必须兼顾身心两方面。因此,对患儿的心理康复应从就诊之初就开始,积极了解患儿的心理状态,建立良好的医患关系,使患儿产生良好的就医心态,充分发挥患儿的主观能动性,使其积极配合治疗;同时医护人员应尊重患儿,对待患儿应宽容、耐心,让其尽可能充分表达内心感觉,去除心理性防御,积极参与到治疗中来,承担治疗中应尽的责任,提高康复效果,早日返回家庭和社会。

2. 不负重治疗

（1）患肢皮牵引:股骨头缺血坏死患儿皮牵引,其目的是使髋关节周围组织松弛,拉开关节间隙,使关节软骨得以休息、修复;另外,牵引产生的负压效果可以促进血循环、淋巴回流,消除肿胀,加速组织修复与重建;还可以缓解痉挛及疼痛,预防粘连等并发症,减轻患儿痛苦。牵引重量一般在2~5 kg,牵引绳与肢体长轴在一条直线上,牵引体位要正确,躯干要直,骨盆要正,脊柱与骨盆垂直,患肢外展、内旋位,以保证牵引的有效性。牵引过程中应密切观察患肢的血循环情况,牵引带松紧适宜,过松达不到牵引目的,过紧会导致神经损伤。一般起始重量一般为体重的1/13,根据具体情况相应地增减重量,牵引1~2小时撤掉牵引,行下肢肌肉等长收缩,按摩等功能练习。

（2）不负重支架:用支架将患肢固定于外展、内旋位,支架有一垂直负重杆,站立时重力直接由骨盆向下传导,可避免患髋承重及股骨头受压。此架优点在于既可维持患肢外展、内旋,保护股骨头,又可以离床行走活动,有利于患儿的日常生活。国外早期应用的髋关节不负重支架(坐骨负重支架),患儿脚不固定,肢体有外旋倾向,股骨头可导致半脱位,故有人加以改良。此改良支架加上矫正鞋,使患足处于内旋位,从而克服了上述缺点。

近年来又有学者介绍,双下肢外展支架,该架具有上述支架优点,而且材质轻,患儿能够佩戴支具坐轮椅活动或扶双腕拐步行,达到康复治疗的目的。

在牵引或支架应用阶段,应加强康复护理,防止血栓、压疮等并发症,以顺利达到康复目标,同时还应考虑患儿的教育、文娱等方面的问题,使其身心得到全面的康复。

3. 药敷　选当归 30 g、桃仁 20 g、红花 20 g、苏木 30 g、千年健 30 g,混合分装于两个纱布袋中,用水煮沸 20 分钟,将其中一袋捞出,适当降低温度后,将药袋热敷于环跳穴周围,温度控制在 37 ~41℃,两药袋交替应用,每次热敷治疗半小时,每天 1 次。一般情况下,每剂中药可连续使用 5 天,3 剂为一个疗程。

4. 高压氧疗法　高压氧可迅速提高血氧张力,增加弥散量和弥散距离,促进侧支循环的形成,所以对于新生血管的形成和成骨细胞的生长有促进作用。据认为高压氧治疗时,血管纤维组织长入到能存活的骨髓的边缘,并进入骨小梁间隙,使死骨很快吸收,新骨沿无生命的骨小梁生长,故高压氧能使死骨吸收,骨坏死愈合。治疗方案:一般采用 200 kPa氧压 30 分钟 ×2 次,间歇 10 分钟,每天治疗 1 次 ×20 ~30 次方案。可连续实施,也可分阶段实施。

5. "包容"(containment)治疗　Perthes 病治疗的"包容"概念最初由 Perker-Brooke 提出,后由 Harrison、Pelrie、Bitenc、Sather 及其他作者进一步阐明。认为 Perthes 病属自限性疾病(self-limited disease),在骨修复过程中,最初形成的新骨是交织骨,具可塑性。此外,作用在股骨头上的剪应力加上骨吸收,可导致软骨下区的原始交织骨发生软骨下骨折,软骨下骨折逐渐发生骨吸收,由血管纤维组织代替,再被原始交织骨沉着,这被 Salter 称为生物性塑形。认为如果股骨头的生物性塑形在良好的髋臼包容下进行,则股骨头将可获最佳的恢复,这就是"包容"下负重治疗的依据。治疗的关键是股骨头在髋臼内的包容。临床常用的包容标准是:①股骨头对准髋臼;②髋臼覆盖整个骨骺,骺板外侧处于髋臼缘或髋臼缘之内。根据作者的经验,当髋关节外展 40° ~45°,内旋 10° ~15°时股骨头得到了最佳覆盖,这能尽量使关节接触面均匀,压力平衡,避免承重力集中于某一处而分散在整个关节面上,有利于股骨头的生物性塑形。只要股骨头包容在髋臼内,有足够时间和塑形能力,可使髋臼和变形的股骨头相谐或称为非球形调谐。

另外,还有按摩、物理治疗,如超短波电疗法、短波电疗法、蜡疗法、磁疗法等方法,可以根据病人不同情况选择应用。

(二) 手术治疗

1. 术前康复

(1) 心理康复:详细向病人介绍手术的意义、预后,消除患者的恐惧、担心等心理负担,为术后顺利进行康复计划奠定基础。

(2) 患肢皮牵引:股骨头缺血坏死患儿手术前患肢一般需行 1 至两周皮牵引,其目的是使髋关节周围组织松弛,减少术中创伤出血、缩短手术时间,牵引重量一般在 2 ~5 kg,牵引绳与肢体长轴在一条直线上,患肢外展、内旋位,以保证牵引的有效性。牵引过程中应密切观察患肢的血循环情况,牵引带松紧适宜,过松达不到牵引目的,过紧会导致神经损伤。一般起始重量为体重的 1/13,根据具体情况相应地增减重量,牵引 1 ~2 小时撤掉牵引,行下肢肌肉等长收缩、按摩等功能练习。

(3) 日常锻炼:特别强调患肢不要负重,为防止肌肉萎缩、关节粘连、关节功能受限,要求做髋关节周围肌肉伸屈、外展、内收、内旋、过伸等运动，以卧位较稳妥，循序渐进，每种动作每天50次起步，到1500次左右，在关节磨合的应力下促使软骨的再生修复，恢复血循环及供养。为防止肌肉萎缩，肌张力失衡，保持关节及功能改善和恢复，特别强调动静结合，于牵引间期进行为佳。

2. 术后康复 术后早期功能锻炼，对保证手术效果，使病人患肢功能恢复及减少术后并发症至关重要。功能恢复训练对于改善肢体血运，促进骨质修复、恢复关节活动的功能，提高手术疗效、缩短疗程，是必不可少的一个环节。一般情况下，术后3天（有内收肌切断者需术后一周）可进行股四头肌静力等长舒缩活动，每次持续2～10秒，重复5～10次，每天2～3次。此方法有防止腿部肌肉萎缩的作用。定时做足的背伸，跖曲及踝关节的环转运动。每次锻炼20～40次，此动作有促进下肢血循环和防止踝关节粘连、强直的作用。据有关资料统计，踝关节的环转活动，可以提高下肢静脉血液流速的平均速度及峰速度40%，此方法是预防下肢静脉血栓形成的有效方法。术后2～3个月是瘢痕挛缩期，对抗瘢痕挛缩是功能恢复的关键，晚上患肢在小腿套牵引下，拉开关节间隙，使关节软骨得以休息、修复。白天进行主动和被动对髋周围肌肉的训练，经过2个月的训练，功能要达到屈髋90°，外展20°，内收10°，内旋10°，外旋15°～20°，后伸5°，这是功能重建的最低要求。术后经过3个月左右住院治疗、康复，功能恢复已打下基础，此时将进入瘢痕软化期，患者必须坚持功能锻炼，功能将不断好转，练功中要求必须感到轻中度疼痛（自己能耐受），经过2～3年的锻炼，可取得较满意的功能，此时股骨头坏死已临床基本治愈，达到了治疗目的。

（1）转子间旋转截骨术的康复治疗：

1）术后第3天开始做卧位保健操，踝关节和趾关节主动运动及股四头肌静力性收缩。

2）术后第2周增加髋关节和膝关节主动屈伸运动，股四头肌抗阻练习，上肢支撑能力练习。

3）术后第3周逐步增大髋关节和膝关节主动屈伸的运动幅度，开始做髋关节主动内收、外展运动，髋关节和膝关节屈伸肌群的抗阻练习，起坐练习和坐姿练习等。

4）第4周增加髋内收，外展肌群的抗阻练习，斜板站立练习。

5）第5周开始做双下肢同时负重的扶杆站立练习，扶双腋杖练习，增加髋、膝关节活动度的牵引。

6）第6周练习双腋杖步行，之后逐步改为单腋杖步行，手杖步行练习。

（2）带旋股内侧血管深支为蒂的股骨大转子后部骨膜瓣植入方法（陈振光）（Perthes病股骨头修复术）的术后康复：采用本方法修复Perthes病的股骨头后，多行石膏外固定，患肢下肢取伸髋外展35°，内旋10°位，范围达对侧大腿中段，认为该体位将使骨骺得到充分的包容，避免植入的骨膜瓣脱出，并使后关节囊得到完全修复。术后第3天开始做踝关节和趾关节主动运动及股四头肌静力性收缩，逐渐根据具体情况在医生指导下增加肌力抗阻练习；待2～3个月拆除石膏，行髋关节和膝关节主动屈伸运动，疗程为6～9个月。

（3）带旋股外侧血管升支髂嵴支及髂前下棘支双骨膜瓣植入术（赵德伟）的康复治疗：该方法将带旋股外侧血管升支髂嵴支及髂前下棘支双骨膜瓣植入股骨头骺板上下病灶，修复Perthes病的股骨头，术后患髋外展30°，内旋10°皮牵引。

1）术后第3天开始做踝关节和趾关节主动运动及股四头肌静力性收缩。①踝趾屈伸：患者仰卧或坐位，将患肢的踝关节尽量跖屈和背伸，每次锻炼20～40次，每次持续3～10秒，中间休息2～3分钟，此动作有促进下肢血循环和防止踝关节粘连、强直的作用。②股肌收缩：患者仰卧，做股部的肌肉收缩和放松锻炼。此动作有防止股部肌肉萎缩的作用。

2）术后第2周在医生指导下增加髋关节和膝关节主动屈伸运动，股四头肌抗阻练习，上肢支撑能力练习。

3）术后第3周逐步增大髋关节和膝关节主动屈伸的运动幅度，开始做髋关节主动内收、外展运动，髋关节和膝关节屈伸肌群的抗阻练习，起坐练习和坐姿练习等。

4）第4周撤掉皮牵引，开始做CPM功能锻炼，每日两次，每次半小时。同时进行ADL训练，学习使用拐杖或助行器，进行健肢支撑三点式步行，患肢不负重。

5）第5周开始做双下肢同时负重的扶杆站立练习，扶双腋杖练习，增加髋膝关节活动度。

6）术后2～3个月可在助行器辅助下练习下肢负重行走，并逐步过渡到完全自主行走。

目前虽然多种手术方式能够恢复股骨头血供、外形及其与髋臼的解剖关系，但往往由于手术本身创伤及术后髋关节周围软组织水肿等原因，造成髋关节功能恢复不佳，临床疗效受影响，因而术后综合康复很重要。良好的康复计划能够弥补手术的不足，促进功能恢复，提高患儿生存质量。患儿年纪小，术后疼痛明显，不愿意主动配合，医护人员必需反复耐心的教会家长及患儿主动、被动活动，减轻心理负担，并根据情况采用高压氧、CPM、按摩等治疗方式；鼓励患儿，早期康复以游戏的方式进行，以提高患儿对功能练习的兴趣。

总之，恰当的功能康复练习对患儿功能恢复非常重要，常需贯彻整个治疗的始终，需要有足够的耐心，切忌暴躁，防止再损伤发生，这样才能提高患儿生活质量，与临床治疗相结合，取得事半功倍的效果。

参考文献

[1] 赵德伟.股骨头缺血性坏死的修复与再造.北京:人民卫生出版社,1998,121
[2] 胡永善.康复医学.北京:人民卫生出版社,2001,200
[3] 南登昆,郭正成.康复医学临床指南.北京:科学出版社,1999,447
[4] 肖德明,等.股骨颈骨折手术患者的康复治疗.中国康复,1996,11(1):27
[5] 华雷.全髋关节置换术的康复护理.中国康复医学杂志,2000,15(5):308
[6] 周谋望.股骨头缺血坏死的显微手术及康复治疗.中国康复医学杂志,2001,16(2):95
[7] 贾勤.康复护理在人工髋关节置换术中的临床意义.中国康复医学杂志,2001,16(2):120
[8] 俞辉国.Perthes 病的保守治疗.中华小儿外科杂志,1994,15(3):184
[9] 肖增明,雀全军等.非创伤性骨坏死的病因及发病机制国外研究概况.广西医学,1998,20(6):1070
[10] 郑裕庆,戴尅戎等.股骨颈骨折后股骨头缺血坏死.骨与关节损伤杂志,1992,7(1):17
[11] 李维礼,曾立源.创伤理疗学.北京:人民军医出版社,1985,288-297
[12] 南登昆,缪鸿石.康复医学.北京:人民卫生出版社,1997:260-266
[13] 冉春风,董秀兰,王中彬.现代康复医学.北京:科学技术文献出版社,2000
[14] 石秉霞,吴海生.临床康复学.青岛出版社,1998,105
[15] 马奎云,王玉龙,等.康复医学.郑州:河南医科大学出版社,2000,242-249
[16] 陈振光.带旋股内侧血管深支为蒂的股骨大转子后部骨膜移位植入和骨骺后部开窗为主的综合术式.中华显微外科杂志,2000,22(4)250
[17] 卓大宏.中国康复医学.北京华原出版社,1990,637-643
[18] Arlet J. Nontraumatic awascular necrosis of the femoral head past, Prsesnt and future Clin

Orthop,1992,227:12

[19] Chang CC. Ostiwnecrosis: Current perspectires on pathogenesis and treatment Semin Arthroplasty,1991,2:241

[20] Mikkelsen SS. Gelineck J Poor Function after nonoperative treament of kienbocks disease. ACTA Orthop Scand,1987,58:241-243

[21] Steinberg ME. Osteonecrosis of the hip: Summary and Conbusiou. Semin Arthroplasty, 1991,2:241

[22] 中村蓼吾,堀井惠美子,枯植哲. Kienböck 病. Joint Surg,1991,10:51-61

图书在版编目(CIP)数据

儿童股骨头缺血性坏死的诊断与治疗/赵德伟主编.
—北京:人民卫生出版社,2009.12
ISBN 978-7-117-11598-8

Ⅰ.儿… Ⅱ.赵… Ⅲ.小儿疾病-股骨-骨坏死-诊疗 Ⅳ.R726.818

中国版本图书馆 CIP 数据核字(2009)第 127826 号

门户网:www.pmph.com	出版物查询、网上书店
卫人网:www.ipmph.com	护士、医师、药师、中医师、卫生资格考试培训

儿童股骨头缺血性坏死的诊断与治疗

主　　编:赵德伟
出版发行:人民卫生出版社(中继线 010-67616688)
地　　址:北京市丰台区方庄芳群园 3 区 3 号楼
邮　　编:100078
E-mail:pmph @ pmph.com
购书热线:010-67605754　010-65264830
印　　刷:北京人卫印刷厂
经　　销:新华书店
开　　本:787×1092　1/16　印张:10.25　插页:4
字　　数:249 千字
版　　次:2009 年 12 月第 1 版　2009 年 12 月第 1 版第 1 次印刷
标准书号:ISBN 978-7-117-11598-8/R·11599
定　　价:62.00 元

版权所有,侵权必究,打击盗版举报电话:010-87613394
(凡属印装质量问题请与本社销售部联系退换)

10 检

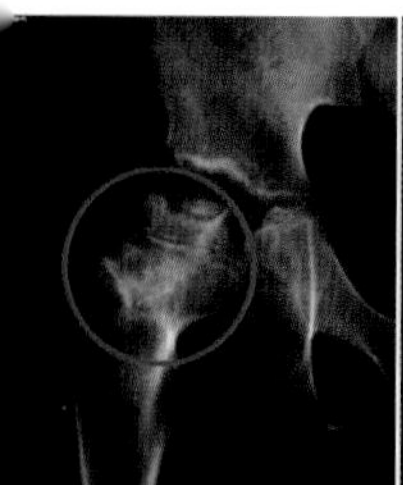

DIAGNOSTICS AND

THERAPEUTICS OF

DIAGNOSTICS AND

THERAPEUTICS OF

PERTHES DISEASE

DIAGNOSTICS AND

THERAPEUTICS OF

PERTHES DISEASE

DIAGNOSTICS AND

THERAPEUTICS OF

PERTHES DISEASE